神经内科疾病诊断与治疗

主编　柏燕燕[等]

吉林科学技术出版社

图书在版编目（CIP）数据

神经内科疾病诊断与治疗 / 柏燕燕等著. -- 长春 : 吉林科学技术出版社, 2023.5
ISBN 978-7-5744-0487-8

Ⅰ. ①神… Ⅱ. ①柏… Ⅲ. ①神经系统疾病－诊疗 Ⅳ. ①R741

中国国家版本馆 CIP 数据核字(2023)第 105673 号

神经内科疾病诊断与治疗

作　　者　柏燕燕[等]
出 版 人　宛　霞
责任编辑　赵　兵
幅面尺寸　185 mm × 260mm
开　　本　16
字　　数　459 千字
印　　张　20
版　　次　2024 年 7 月第 1 版
印　　次　2024 年 7 月第 1 次印刷

出　　版　吉林科学技术出版社
发　　行　吉林科学技术出版社
地　　址　长春市净月区福祉大路 5788 号
邮　　编　130118
发行部电话/传真　0431-81629529　81629530　81629531
81629532　81629533　81629534
储运部电话　0431-86059116
编辑部电话　0431-81629518
印　　刷　北京四海锦诚印刷技术有限公司

书　　号　ISBN 978-7-5744-0487-8
定　　价　120.00 元

前 言

神经系统是统率和协调全身各系统器官的重要部分，神经系统疾病对人们的生命和社会活动有着不可忽视的影响。神经内科患者发病率高，死亡率高，致残率高，给个人、家庭、社会带来了沉重负担。随着医学科学的发展，人们对人体各系统、各器官疾病在病因和病理方面认识的逐渐明确，加之诊断方法和手术技术的不断改进，神经内科学的范畴也在不断地更新变化。

本书首先讲述了神经系统疾病诊断与影像学检查方法，分章节论述了脑血管疾病、中枢神经系统感染性疾病、脱髓鞘疾病、周围神经疾病、癫痫、神经肌肉接头与肌肉疾病、颅脑肿瘤、帕金森病等神经内科疾病的病因、临床表现、诊断和治疗方法等。在本书编写过程中，编者吐故纳新并吸收中外最新神经科学术研究成果，以求与广大同人共同学习，为社会民众提供更高水平的医疗服务。

本书在编写过程中，参考了许多神经内科学相关书籍文献，在此对相关作者表示衷心的感谢。由于编者身担神经内科一线临床诊治工作，故时间及精力有限，虽然已尽最大努力，但难免出现错误及不足之处，还望各位读者朋友给予谅解并提出意见及建议，以起到共同进步，提高神经内科综合水平的目的。

目 录

第一章　神经系统疾病与体格检查

第一节　神经系统疾病概述

一、神经系统疾病症状

神经系统疾病的症状，按其发生机制可分为缺损症状、释放症状、刺激症状和休克症状。

（一）缺损症状

神经系统受到破坏性损害后，丧失了正常功能，其所产生的症状往往是瘫痪、痛觉消失、视力或听力丧失等。这类症状多指示神经结构的完全性损害。

（二）释放症状

高级中枢神经系统受到损害，解除了它对低级中枢神经系统的抑制作用。例如，锥体束损害后，瘫痪肢的肌张力增高与腱反射亢进。

（三）刺激症状

神经系统的局部病灶引起神经组织的不全性损害，或对病灶附近区域的影响，促使神经系统有关感觉或运动等结构受到刺激或尚未达到完全损害的程度所带来的症状。如脑缺氧引起的惊厥，脊神经后根早期受压所致的根性疼痛等皆为刺激症状。

（四）休克症状

中枢神经系统遭受急性损害时，往往出现广泛的一时性神经功能抑制状态，亦即暂时性功能障碍，从而失去了原来的生理作用，即产生休克症状。如壳核内囊出血后初期的弛缓性偏瘫就是大脑休克现象；又如急性脊髓炎或急性横贯性脊髓损伤后，暂时或永久丧失的反射活动，进入无反应状态，表现弛缓性截瘫称为脊髓休克等，均属休克症状。后者主要是由于丧失了中枢神经系统高级部分经常对脊髓发放的冲动。一般休克症状过后即逐渐出现受损组织的缺损症状及释放症状，如痉挛性瘫痪、腱反射亢进，并出现病理反射。

二、神经系统病变分类

神经系统病变，按部位可分为肌肉、肌神经接点、周围神经、神经根、脊髓、脑干、丘脑、小脑或大脑半球等类型。按部位的分布又分为以下三类：

（一）局限性病变

病变仅是侵及某一局限的部位。如正中神经、脊髓上胸段、小脑蚓部、额叶等。

（二）系统性病变

病变仅侵及某一功能系统，如运动系统、前庭小脑系统等。系统性病变部位的确定常可指示在一定程度上特定性质的病变，如运动神经元疾病是运动系统上、下运动神经元的变性疾病，脊髓空洞症则着重损害浅感觉（痛、温度觉）系统等。

（三）弥漫性病变

病变范围广泛，呈散在多发性损害，其所产生的临床症状表现多样化。弥漫性病变损害的部位多无规律，如多发性硬化、脑脊髓蛛网膜炎等。

神经系统病变的部位主要依靠神经系统的症状和体征来确定。神经系统的解剖部位和生理功能密切相关。感觉系统、运动系统、反射系统、颅神经、大脑等特定结构或部位的病变都有其特定的一些临床表现，而这些临床表现通常也能够反过来说明存在相对应的神经系统结构或部位的病变。因此，掌握不同结构和部位神经病变的临床特点，对神经系统疾病的诊断十分重要。神经系统病变首先要区别是反映原发于神经系统的疾病，还是其他系统疾病的并发症。人体各个系统和器官无不受神经系统的影响与支配，大多数疾病迟早都会出现神经系统的症状，正因如此，有时使得神经系统病变变得复杂化。在日常医疗实践中，头痛、头晕、感觉缺失、无力、意识障碍等神经系统症状相当常见。头痛可能是高血压、青光眼、鼻窦炎等疾病的主诉。头晕也可能是贫血、心脏病等疾病的首发症状。因此，在诊断神经系统疾病时，应强调全身整体观念。

三、神经系统疾病诊断

神经系统疾病的诊断依靠对神经系统疾病的认识，及对有关症状和体征的了解。临床医师必须仔细了解病史和进行详尽体格检查与神经系统检查，并全面掌握病情的发展过程，然后再结合必要的辅助检查做出正确的临床诊断。神经系统疾病诊断的一个基本方法是，首先进行定位诊断或称解剖学诊断，然后再进行定性诊断。这是因为许多神经系统疾病只是选择性地损害神经系统某些特定的结构或部位，而神经系统其他结构或部位不受损害。因此，如果确定了神经系统疾病的病变部位，就可将诊断缩小在较小的范围内。病史往往对神经系统疾病的诊断起着最重要的作用。病史、体格检查（包括神经系统检查）和辅助检查对确定神经系统病变的部位均有帮助。电子计算机 X 线断层扫描、磁共振成像（MRI）等现代先进检查手段，已能很清晰地显示脑和脊髓的结构，从而大大地改进了神经系统疾病的定位诊断技术。但辅助检查无法取代病史和体格检查（包括神经系统检查）的作用。应该全面、综合和妥善地应用临床检查方法，避免滥用和盲目依赖辅助检查。一般情况下，应该将患者的所有症状与体征归结于用一个病来进行解释。但是，同一个患者偶尔可以存在两个并不相关的神经系统疾病。

四、神经系统疾病治疗

神经系统疾病的治疗是临床医学中最有挑战性的领域之一。目前，在治疗和预防神经系统疾病方面已有一些引人注目的进步，如超早期溶栓疗法治疗急性脑梗死可以避免一些患者终身瘫痪甚至死亡；采用遗传工程方法进行多巴胺基因转移和脑内移植，已被证明是一种治疗帕金森病的有效措施，将有可能从根本上治疗帕金森病。然而，在防治神经系统疾病方面尚有许多问题有待解决，至今仍有许多神经系统疾病无法治疗。从治疗的角度看，神经系统疾病可区分为三类。①可治愈或根治的疾病，如大多数炎症性疾病、营养缺乏病、良性肿瘤等。②不能根治但症状或病情能够完全得到控制或缓解的疾病，如三叉神经痛、癫痫、重症肌无力和周期性瘫痪等。③尚无有效治疗方法的疾病，如阿尔茨海默病、运动神经元疾病、遗传性共济失调、朊蛋白病、艾滋病所致神经系统损害、晚期恶性肿瘤等。

神经内科医务工作者的一个重要职责就是，要区别出可治愈性和不可治愈性神经系统疾病，且千万不可耽误可治愈性疾病的治疗。在临床医疗实践中，很多都是以保护脑功能为目的的，有时甚至不得不因此暂时牺牲其他脏器。因为脑组织如受损害，生命也就失去意义，而且脑组织还不能承受代谢“亏空”，如果不能通过有效循环源源不断地提供大量氧和葡萄糖，以满足代谢需要，脑组织就很容易造成不可修复的损害。因此，在紧急情况出现时，不论相继采取什么措施，首先要保护脑。

神经系统疾病患者也许比其他疾病患者更需要这样的临床医师：他不只是看到某一症状或疾病，更要透过这些，看到具体的患者：得病的是什么人？为什么会得这样的病？许多神经系统疾病患者就诊，并不是因为存在器质性疾病，而是出于一种恐惧心理：怕瘫痪、怕失去记忆和理智、怕孤独、怕疼痛、怕死。因此，神经内科医务工作者特别要注意心理因素对患者的影响，尤其是对那些尚缺乏特效治疗的患者，通常更需要医师的帮助而非药物或手术，医师在诊疗过程中的每一步都应注意给患者自信和希望。

急性自限性疾病，如多数急性炎症性神经炎，多在发病后几天就可预测其可能的后果。一些预后中等的疾病，如多发性硬化，能否完全恢复尚不肯定，还有复发和慢性致残的危险。严重的疾病，如重型脑卒中，可能永远也不能恢复生活自理，常需要医师评估患者生活的所有方面，并指导家属来调整其未来的社会和经济计划。医师如何解决这类复杂的问题和尽早确定正确的预后，取决于其作为医师的实际能力。

除临床工作外，神经内科医务工作者有责任应用神经科学的方法来开展神经系统疾病的研究。研究人类神经系统疾病提供了一个了解人脑的极好机会。例如，正确地观察和描述各种脑血管病损害，诸如了解语言、言语、知觉和思维等脑功能的一个主要来源，许多这种观察曾促进和提出了科学的一些新方向。近年来，人类对神经系统疾病的病因和发病机制的认识已有了很大的进步，如已明确100多种神经系统遗传病与染色体上的特定位点有关，并描述了其中的50多种异常基因产物；随着人类基因组图谱的完成及进入后基因组时代，可以预见人们对神经系统遗传病本质的认识将会更加迅速。目前，神经科学的发展正处在一个关键的时期，人类已有可能对脑和神经系统疾病的认识产生突破。20世纪的最后10年已被作为“脑的十年”载入史册，21世纪作为“神经科学的世纪”必将掀开更加光辉灿烂的一页。

第二节　神经系统检查

神经系统检查应包括七部分：高级神经活动、脑神经、运动系统、感觉系统、反射系统、脑膜刺激征及自主神经系统功能等。应与全身体格检查同时进行。一般情况下，必须自上而下，即头部、颈、胸腹、四肢的顺序，如果患者病情严重、昏迷状态，特别是危重患者，抓紧时间重点进行必要的检查、立即抢救，待脱离危险后再作补充。

一、高级神经活动检查

高级神经功能十分复杂，其障碍涉及范围甚广，包括神经病、精神病及神经心理学等。临床检查主要是意识、语言、精神状态等。

①意识状态：有醒觉水平和意识内容改变，出现各种类型的意识障碍。

②语言障碍：由于脑受损部位的不同，主要表现为多种类型的失语症。

③精神异常：出现复杂多样的精神症状，同神经科有关的主要是智能改变。

二、脑神经检查

（一）嗅神经

一般先询问患者有无主观嗅觉障碍，观察鼻腔是否通畅，然后嘱患者闭目，闭塞其一侧鼻孔，将装有香水、松节油、薄荷水等挥发性气味但无刺激性液体的小瓶，或牙膏、香皂、樟脑等，置于患者另一侧鼻孔下，嘱其说出闻到的气味或物品的名称。然后再按同样方法检查对侧。结果有正常、减退、消失。嗅觉正常时可正确区分各种测试物品的气味，否则为嗅觉丧失，又可分为单侧或双侧嗅觉丧失。嗅觉丧失常由鼻腔病变引起，如感冒、鼻炎等，多是双侧性。在无鼻腔疾病的情况下，单侧嗅觉减退或缺失更有临床意义，多为嗅球或嗅丝损害，可见于前颅凹骨折、嗅沟脑膜瘤等。嗅觉减退尚可见于老年人帕金森病患者。在颞叶海马回遭受病变刺激时则可出现幻嗅。嗅觉过敏多见于癔症。

（二）视神经

1. 视力

代表被测眼中心视敏度，检查时应两眼分别测试远视力和近视力。

（1）远视力检查

一般采用国际标准视力表，受试者眼距视标 5 m。常用分数表示视力，分子为被检眼与视力表的距离，分母为正常人能看某视标的距离，如 1/2 是受试者在 5 m 能看清正常人于 10 m 能看清的视标。

（2）近视力检查

通常用标准近视力表，被检眼距视标 30 cm。嘱受试者自上而下逐行认读视标，直到不能分辨的一行为止，前一行标明的视力即受试者的实际视力。正常视力在 1.0 以上，<1.0即为视力减退。如果视力明显减退以至于不能分辨视力表上符号，可嘱其在一定距离内辨认检查者的手指（指数、手动），测定结果记录为几米指数或几米手动。视力减退更严重时，可用手电筒照射检查，了解患者有无光感，完全失明时光感也消失。因此，按患者视力情况可记录为正常、减退（具体记录视力表测定结果）、指数、手动、光感和完全失明。应该注意，视器包括角膜、房水、晶状体以及玻璃体等各个部位的病变均可导致视力的丧失或减退。

2. 视野

视野是眼球保持居中位注视前方所能看到的空间范围。正常单眼视野范围大约是颞侧

90°，下方 70°，鼻侧和上方各 60°。检查方法有以下两种：

（1）手试法

通常多采用此法粗测视野是否存在缺损。患者背光与检查者相隔约 60 cm 相对而坐，双方各遮住相对一侧眼睛（即一方遮右眼，另一方遮左眼），另一眼互相注视，检查者持棉签在两人等距间分别由额上、额下、鼻上、鼻下从外周向中央移动，嘱患者一看到棉签即说出。以检查者的视野范围作为正常与患者比较，判断患者是否存在视野缺损。如果发现患者存在视野缺损，应进一步采用视野计测定。

（2）视野计测定法

常用弓形视野计，可精确测定患者视野。将视野计的凹面向着光源，患者背光坐在视野计的前面，将下颏置于颏架上，单眼注视视野计中心白色固定点，另一眼盖以眼罩。通常先用 3~5 mm 直径白色视标，沿金属板的内面在各不同子午线上由中心注视点向外移动，直到看不见视标为止，或由外侧向中心移动直至见到视标为止，将结果记录在视野表上。按此法每转动视野计 30°检查 1 次，最后把视野表上所记录的各点结果连接起来，成为该视野的范围。由于不同疾病的患者对各颜色的敏感度不同，因此除用白色视标检查，必要时，还可选用蓝色和黄色（视网膜病），红色和绿色（视神经疾病）视标，逐次检查。

3. 眼底

通常在不散瞳的情况下，用直接检眼镜检查，可以看到放大约 16 倍的眼底正像。选择光线较暗处，请患者背光而坐或仰卧床上，注视正前方，在患者右方，右手持检眼镜，用右眼观察患者右眼底，然后在患者左方，以左手持检眼镜，用左眼观察眼底。发现眼底病理改变的位置可以用钟表的钟点方位表示，或以上、下、鼻上、鼻下、颞上和颞下来标明，病灶大小和间隔距离用视乳盘直径作单位来测量（1D＝1. 5 mm）。

（1）视乳盘

注意观察形态、大小、色泽、隆起和边缘情况。正常视乳盘呈圆形或椭圆形，直径约为 1. 5 mm，边缘整齐，浅红色。中央部分色泽较浅，呈凹状，为生理凹陷。正常视乳盘旁有时可看到色素环（或呈半月形围绕）。如果视乳盘有水肿或病理凹陷时，可根据看清两个目标的焦点不同（即看清视乳盘最顶点小血管和看清视乳盘周围部分小血管需要转动的检眼镜转盘上屈光度的差数）来测量隆起或凹陷的程度，一般以屈光度来表示，每相差 3 个屈光度相当于 1 mm。

（2）黄斑

在视乳盘颞侧，相距视乳盘 3 mm 处稍偏下方，直径约 1. 5 mm。正常黄斑较眼底其他部分色泽较深，周围有一闪光晕轮，中央有一明亮反光点，称为中央凹反光。

（3）视网膜

正常视网膜呈粉红色，明暗有所不同，也可呈豹纹状。注意有无渗出物、出血、色素沉着及剥离等。

（4）视网膜血管

包括视网膜中央动脉和静脉，各分为鼻上、鼻下、颞上和颞下四支。正常血管走行呈自然弯曲，动脉与静脉的管径之比约为2∶3。观察有否动脉狭窄、静脉淤血、动静脉交叉压迹。

（三）动眼、滑车和展神经

动眼、滑车和展神经共同管理眼球运动，故同时检查。

1. 眼裂和眼睑

正常成人的上睑缘覆盖角膜上部1~2 mm。患者双眼平视前方，观察两侧眼裂是否对称，有无增宽或变窄，上睑有无下垂。

2. 眼球

（1）眼球位置

在直视情况下，眼球有无突出或内陷、斜视或同向偏斜。

（2）眼球运动

嘱患者向各个方向转动眼球，然后在不转动头部的情况下注视置于患者眼前30 cm处的检查者示指，向左、右、上、下、右上、右下、左上、左下等8个方向移动。最后检查辐辏运动。分别观察两侧眼球向各个方向活动的幅度，正常眼球外展时角膜外缘到达外眦角，内收时瞳孔内缘抵上下泪点连线，上视时瞳孔上缘至上睑缘，下注视时瞳孔下缘达下睑缘。有无向某一方向的运动障碍，如果不能移动到位，应记录角膜缘（或瞳孔缘）与内、外眦角（或睑缘）的距离。注意两侧眼球向各个方位注视时是否同步协调，有无复视。若有复视，应记录复视的方位、实像与虚像的位置关系。检查过程中应观察是否存在眼球震颤，即眼球不自主、有节律的往复快速移动，按其移动方向可分为水平性、垂直性、斜向性、旋转性和混合性，根据移动形式可分为摆动性（往复速度相同）、冲动性（往复速度不同）和不规则性（方向、速度和幅度均不恒定）。如果观察到眼球震颤，应详细记录其方向和形式。

3. 瞳孔

(1) 瞳孔大小及形状

普通室内光线下，正常瞳孔为圆形、边缘整齐，直径为 3~4 mm。儿童稍大，老年人稍小，两侧等大。<2 mm 为瞳孔缩小，>5 mm 为瞳孔扩大。

(2) 对光反射

用电筒从侧面分别照射双眼，即刻见到瞳孔缩小为光反射正常。照射侧瞳孔缩小为直接对光反射，对侧瞳孔同时缩小为间接对光反射。

(3) 调节和辐辏反射

注视正前方约 30 cm 处检查者的示指，然后迅速移动示指至患者鼻根部，正常时可见双瞳缩小（调节反射）和双眼内聚（辐辏反射）。

（四）三叉神经

1. 感觉功能

用针、棉絮和盛冷、热水的玻璃试管测试面部皮肤的痛觉、触觉和温度觉，注意两侧对比，评价有无感觉过敏、感觉减退或消失，并划出感觉障碍的分布区域，判断是三叉神经周围支区域的感觉障碍还是核性感觉障碍。尚有用棉签轻触口腔黏膜（颊、腭、舌前 2/3）检查一般感觉。

2. 运动功能

观察两侧颞部和颌部的肌肉有无萎缩，嘱患者做咀嚼动作，以双手指同时触摸颞肌或咬肌，体会其收缩力量的强弱并左右比较。其后患者张口，以上下门齿的中缝线为标准，观察下颌有无偏斜。若存在偏斜，应以下门齿位移多少（半个或 1、2 个齿位）标示。一侧三叉神经运动支病变时，病侧咀嚼肌的肌力减弱，张口下颌偏向患侧，病程较长时可能出现肌肉萎缩。

3. 反射

(1) 角膜反射

双眼向一侧注视，检查者以捻成细束的棉絮由侧方轻触其注视方向对侧的角膜，避免触及睫毛、巩膜。正常反应为双侧的瞬目动作，触及角膜侧为直接角膜反射，未触及侧为间接角膜反射。角膜反射通过三叉神经眼支的传入，中枢在脑桥，经面神经传出，反射径路任何部位病变均可使角膜反射减弱或消失。

(2) 下颌反射

患者微张口，检查者将拇指置于患者下颌正中，用叩诊锤叩击拇指背。下颌反射的传入和传出均经三叉神经的下颌支，中枢在脑桥。正常反射动作不明显，阳性反应为双侧颞肌和咬肌的收缩，使张开的口闭合，见于双侧皮质脑干束病变。

（五）面神经

1. 运动功能

观察两侧额纹、眼裂和鼻唇沟是否对称，有无一侧口角低垂或歪斜。皱眉、闭眼、示齿、鼓腮、吹哨等动作，能否正常完成及左右是否对称。一侧面神经周围性（核或核下性）损害时，病灶侧所有面部表情肌瘫痪，表现为额纹消失或变浅、皱额抬眉不能、闭眼无力或不全、鼻唇沟消失或变浅，不能鼓腮和吹哨，示齿时口角歪向健侧。中枢性（皮质脑干束）损害时仅表现病灶对侧眼裂以下面肌瘫痪。检查时应特别注意鉴别。

2. 味觉

准备糖、盐、奎宁和醋酸溶液，嘱患者伸舌，检查者用棉签依次蘸取上述溶液涂在舌前部的一侧，为了防止溶液流到对侧或舌后部，患者辨味时舌部不能活动，仅用手指出预先写在纸上的甜、咸、酸、苦四字之一。每测试一种溶液后用清水漱口。舌两侧分别检查并比较。一侧面神经损害时同侧舌前 2/3 味觉丧失。

（六）前庭蜗神经

1. 耳蜗神经

两耳听力分别检查。

（1）粗测法

棉球塞住一耳，用语音、机械表音或音叉振动音测试另一侧耳听力，由远及近至能够听到声音为止，记录其距离。再用同法测试对侧耳听力。双耳对比，并与检查者比较。如果发现听力障碍，应进一步行电测听检查。

（2）音叉试验

常用 $C_1$28 或 $C_2$56 的音叉检测。①Rinne 试验：将振动的音叉柄置于耳后乳突上（骨导），至听不到声音后再将音叉移至同侧外耳道口（与其垂直）约 1 cm（气导）。正常情况下，气导时间比骨导时间（气导>骨导）长 1~2 倍，称为 Rinne 试验阳性。传导性耳聋时，骨导>气导，称为 Rinne 试验阴性。感音性耳聋时，虽然气导>骨导，但气导和骨导时间均缩短。②Weber 试验：将振动的音叉柄放在前额眉心或颅顶正中。正常时两耳感受到的声音相同。传导性耳聋时患侧较响，称为 Weber 试验阳性。感音性耳聋时健侧较响，称为 Weber 试验阴性。③Schwabach 试验：比较患者和检查者骨导音响持续的时间。传导性耳聋时间延长，感音性耳聋时间缩短。

音叉试验可鉴别传导性耳聋（外耳或中耳病变）和感音性耳聋（内耳或耳蜗神经病变）。

2. 前庭神经

为前庭系统的周围部分，其感受器位于半规管壶腹嵴，椭圆囊及球囊的囊斑，功能较复杂，涉及躯体平衡、眼球运动、肌张力维持、体位反射和自主神经功能调节等。前庭神经病变时主要表现为眩晕、呕吐、眼球震颤和平衡失调，检查时应重点注意。

（1）平衡功能

前庭神经损害时表现平衡障碍，患者步态不稳，常向患侧倾倒，转头及体位变动时明显。Romberg 试验：闭目双足并拢直立至少 15 秒，依次转 90°、180°、270°、360°重复 1 次，身体向一侧倾斜（倒）为阳性。前庭神经病变倾倒方向恒定于前庭功能低下侧。

（2）眼球震颤

前庭神经病变时可出现眼球震颤，眼震方向因病变部位和性质而不同。

（3）星形步态迹偏斜试验

闭目迈步前进、后退各 5 步，共 5 次，观察步态有无偏斜及其方向和程度。正常人往返 5 次后不见偏斜，或不固定轻度偏右或偏左，其角度不超过 10°~15°，前庭神经病变，恒定偏向功能低下侧。

（4）诱发试验

①旋转试验。患者坐转椅中，闭目，头前倾 30°（测水平半规管），先将转椅向右（顺时针）以 1 周/2 秒的速度旋转 10 周后突然停止，并请患者立即睁眼注视前方。正常可见水平冲动性眼震，快相和旋转方向相反，持续 20~40 秒，如果<15 秒提示半规管功能障碍。间隔 5 分钟后再以同样方法向左旋转（逆时针），观察眼震情况。正常时两侧眼震持续时间之差应<5 秒。②冷热水试验即 Barany 试验，检查患者无鼓膜破损方可进行本试验。用冷水（23℃）或热水（47℃）0.2~2 mL 注入一侧耳道，至引发眼球震颤时停止注入。正常情况下眼震持续 1.5~2.0 分钟，注入热水时眼震快相向注入侧，注入冷水时眼震快相向对侧。半规管病变时眼震反应减弱或消失。

（七）舌咽、迷走神经

舌咽、迷走神经的解剖和生理关系密切，通常同时检查。

1. 运动功能

询问患者有无吞咽困难、饮水呛咳、鼻音或声音嘶哑。嘱患者张口发“啊”音，观察双侧软腭位置是否对称及动度是否正常，腭垂是否偏斜。一侧舌咽和迷走神经损害时，病侧软腭位置较低、活动度减弱，腭垂偏向健侧。

2. **感觉功能**

用棉签轻触两侧软腭、咽后壁、舌后 1/3 黏膜检查一般感觉，舌后 1/3 味觉检查方法同面神经的味觉检查法。

3. **咽反射**

嘱患者张口发“啊”音，用棉签轻触两侧咽后壁黏膜，引起作呕及软腭上抬动作，反射传入和传出均经舌咽及迷走神经，中枢在延髓。观察并比较刺激两侧咽后壁时引出的反射活动，当舌咽和迷走神经周围性病变时患侧咽发射减弱或消失。

（八）副神经

副神经支配胸锁乳突肌和斜方肌的随意运动。一侧胸锁乳突肌收缩使头部转向对侧，双侧同时收缩使颈部前屈；一侧斜方肌收缩使枕部向同侧倾斜，抬高和旋转肩胛并协助上臂上抬，双侧收缩时头部后仰。首先观察患者有无斜颈或垂肩，以及胸锁乳突肌和斜方肌有无萎缩。然后嘱患者做转头和耸肩动作，同时施加阻力以测定胸锁乳突肌和斜方肌的肌力，并左右比较。

（九）舌下神经

舌下神经支配所有舌外和舌内肌群的随意运动。观察舌在口腔内的位置、形态以及有无肌纤维颤动。然后嘱患者伸舌，观察有无向一侧的偏斜、舌肌萎缩。最后患者用舌尖分别顶推两侧口颊部，检查者用手指按压腮部测试其肌力强弱。一侧舌下神经周围性病变时，伸舌偏向患侧，可有舌肌萎缩及肌纤维颤动。一侧舌下神经核上性病变时，伸舌偏向病灶对侧，无舌肌萎缩和肌纤维颤动。双侧舌下神经病变时舌肌完全瘫痪而不能伸舌。

三、运动系统检查

基本上是四肢及躯干的骨骼肌功能，通常按如下顺序进行：

（一）肌肉容积

观察肌肉有无萎缩或假性肥大。选择四肢对称点用软尺测量肢体周径，以便左右比较和随访观察。如果发现肌肉萎缩或肥大，应记录其部位、分布和范围，确定是全身性、偏侧性、对称性还是局限性，可限于某周围神经支配区或某个关节活动的范围。尽可能确定具体受累的肌肉或肌群。右利手者，右侧肢体比左侧略粗，一般不超过 2 cm，且活动正常。

（二）肌张力

肌张力是指肌肉在静止松弛状态下的紧张度。根据触摸肌肉的硬度和被动活动的阻力进行判断。肌张力降低时，肌肉松弛，被动活动时的阻力减低，关节活动的范围增大，见于肌肉、周围神经、脊髓前角和小脑等的病变。肌张力增高时，肌肉较硬，被动活动时阻力增加。锥体束损害时表现上肢屈肌和下肢伸肌的张力明显增高，被动活动开始时阻力大，终末时突然变小，称为折刀样肌张力增高。锥体外系病变时，表现肢体伸肌和屈肌的张力均增高，整个被动活动过程中遇到的阻力是均匀一致的，名为铅管样肌张力增高；如果同时存在肢体震颤，则肢体被动活动过程中出现规律间隔的短时停顿，犹如两个齿轮镶嵌转动，称为齿轮样肌张力增高。

（三）肌力

肌力是主动运动时肌肉产生的收缩力。通常观察患者随意运动的速度、幅度和耐久度等一般情况，后嘱患者做某种运动并施以阻力，测试肌力大小；或让患者维持某种姿势，检查者用力使其改变，判断肌力强弱。如果不能抗阻力，可让患者做抗引力动作，抬起肢体的高度或角度；若抗引力动作也不能进行，则应观察肢体在有支持的平面上的运动程度。检查肌力时应左右对比较为客观，尚须注意右利或左利的影响，两侧肢体（特别是上肢）肌力强弱存在正常差异。

常用的肌力分级标准：0 级，肌肉无任何收缩现象（完全瘫痪）；1 级，肌肉可轻微收缩，但不能产生动作；2 级，肢体能在床面上移动，但不能抬起；3 级，肢体能抬离床面，但不能对抗阻力；4 级，能做抗阻力动作，但较正常差；5 级，正常肌力。

骨骼肌的功能常有重叠，且有些肌肉部位过深，故临床上只能对一部分主要肌肉或肌群进行检查。

对轻度瘫痪用一般方法不能确定时，可进行下述试验（轻瘫试验）。

（1）上肢

①上肢平伸或手旋前试验：双上肢平伸，掌心向下，持续数分钟后轻瘫侧上肢逐渐下垂及旋前。②分指试验：手指分开伸直，双手相合，数秒钟后轻瘫侧手指逐渐并拢屈曲。③数指试验：手指全部屈曲或伸直，然后依次伸直或屈曲，做计数动作，轻瘫侧动作笨拙或不能。④环指试验：患者拇指分别与其他各指组成环状，检查者以一手指穿入环内快速将其分开，测试各指肌力。

（2）下肢

①外旋征：仰卧，双下肢伸直，轻瘫侧下肢呈外旋位。②Mingazzini 试验：仰卧，双

下肢膝、髋关节均屈曲成直角，数十秒钟后轻瘫侧下肢逐渐下垂。③Barre（a）试验或膝下垂试验：俯卧，维持双膝关节屈曲90°，持续数十秒钟后轻瘫侧小腿逐渐下落。④Barre（b）试验或足跟抵臀试验：俯卧，尽量屈曲膝部，使双侧足跟接近臀部，轻瘫侧不能抵近臀部。

（四）共济运动

任何动作的准确完成都需要主动、协同、拮抗和固定作用的肌肉密切协调参与，协调作用障碍造成动作不准确、不流畅以致不能顺利完成时，称为共济失调。临床上应注意视觉障碍、不自主运动、肌张力改变和肌力减退等也可影响动作的协调和顺利完成。

一般观察患者穿衣、扣纽、取物、写字、站立和步态等动作的协调准确性。主要的检查如下：

1. 指鼻试验

外展伸直一侧上肢，以伸直的示指触及自己的鼻尖，先睁眼后闭眼重复相同动作。注意两侧上肢动作的比较。小脑半球病变时患侧指鼻不准，接近鼻尖时动作变慢，并可出现动作性震颤，睁、闭眼无明显差别。感觉性共济失调的指鼻在睁眼时动作较稳准，闭眼时很难完成动作。

2. 过指试验

上肢向前平伸，示指掌面触及检查者固定不动的手指，然后抬起伸直的上肢，使示指离开检查者手指，垂直抬高至一定的高度，再下降至检查者的手指上。先睁眼后闭眼重复相同动作，注意睁、闭眼动作以及两侧动作准确性的比较。前庭性共济失调者，双侧上肢下落时示指均偏向病变（功能低下）侧；小脑病变者，患侧上肢向外侧偏斜；深感觉障碍者，闭眼时不能触及目标。

3. 轮替试验

快速交替进行前臂的旋前和旋后、手掌和手背快速交替接触床面或桌面、伸指和握掌，或其他来回反复动作，观察快速、往复动作的准确性和协调性。小脑性共济失调患者动作缓慢、节律不匀和不准确。

4. 跟膝胫试验

嘱患者仰卧，抬高一侧下肢，屈膝后将足跟置于对侧膝盖上，其后沿胫骨前缘向下移动至踝部。小脑性共性失调患者抬腿和触膝时动作幅度大，不准确，贴胫骨下移时摇晃不稳。感觉性共济失调患者难以准确触及膝盖，下移时不能保持和胫骨的接触。

5. 反跳试验

患者用力屈肘时，检查者握其腕部向相反方向用力，随即突然松手。正常人因为对抗肌的拮抗作用而使前臂屈曲迅速终止，阳性表现为患者的力量使前臂或掌部碰击到自己的身体。

6. 平衡性共济失调试验

（1）闭目难立征即昂伯征

双足跟及足尖并拢直立，双手向前平伸，先睁眼后闭眼，观察其姿势平衡。睁眼时能保持稳定的站立姿势，而闭目后站立不稳，称昂伯征（Romberg 征）阳性，见于感觉性共济失调。小脑性共济失调患者无论睁眼还是闭眼都站立不稳。一侧小脑病变或前庭病变时向病侧倾倒，小脑蚓部病变时向后倾倒。

（2）仰卧-坐起试验

不能借助手支撑，由仰卧位坐起。正常人于屈曲躯干的同时下肢下压，而小脑性共济失调患者在屈曲躯干的同时髋部也屈曲，双下肢抬离床面，无法完成坐起动作，称联合屈曲现象。

（五）不自主运动

不自主地出现一些无目的异常运动，注意其形式、部位、程度、规律和过程，以及与活动、情绪、睡眠、气温等的关系。临床常见的有以下几项：

1. 痉挛和抽动

痉挛是肌肉或肌群间歇或持续的不随意收缩，呈阵挛性或强直性。可以是全身的或局部的。抽动为单一或多块肌肉的快速收缩动作，可固定于一处或游走性，甚至多处出现，如挤眉、努嘴、耸肩等。

2. 震颤

不自主的节律性振动。静止性震颤见于旧纹状体损害（如震颤性麻痹），运动性震颤见于小脑病变。

3. 舞蹈样动作

无目的、无定型、突发、快速、粗大的急跳动作，为新纹状体病损引起。

4. 手足徐动

肢体远端游走性肌张力增高和降低动作，呈现缓慢的扭转样蠕动。典型表现为手指或足趾间歇、缓慢的扭转动作，为基底节损害的一种表现。

5. 其他

扭转痉挛是肌肉异常收缩引起缓慢扭转样不自主运动，表现为躯干和肢体近端扭转。

偏身投掷运动为肢体近端粗大的无规律投掷样运动，见于侧丘脑底核损害。

（六）姿势和步态

观察患者卧、坐、立和行走的姿势，可能发现对于诊断有价值的线索；步态检查可嘱患者按指令行走、转弯和停止，注意其起步、抬足、落足、步幅、步基、方向、节律、停步和协调动作的情况。根据需要尚可进行足跟行走、足尖行走和足跟挨足尖呈直线行走。常见步态异常有以下几种。

1. 痉挛性偏瘫步态

上肢内收旋前，指、腕、肘关节屈曲，行走时下肢伸直向外、向前呈划圈动作，足内翻，足尖下垂。见于一侧锥体束病变。

2. 痉挛性剪式步态

双下肢强直内收，行走时两足向内交叉前进，形如剪刀样，常见于脊髓横贯性损害或两侧大脑半球病变。

3. 蹒跚步态

又称共济失调步态。站立两足分开，行走时步基增宽，左右摇晃，前扑后跌，不能走直线，犹如醉酒者，故又称为“醉汉步态”。见于醉酒（可较窄步基平衡短距离行走数步，有别于小脑病变）、小脑或深感觉传导径路病变（看地慢行，闭目不能行走为特点）。

4. 慌张步态

走时躯干前倾，碎步前冲，双上肢缺乏联带动作，起步和止步困难。由于躯干重心前移，致患者行走时往前追逐重心，小步加速似慌张不能自制，又称“前冲步态”。见于帕金森病。

5. 摇摆步态

由于骨盆带肌群和腰肌无力，行走缓慢，腰部前挺，臀部左右摇摆，像鸭子走路又称鸭步。见于肌营养不良症。

6. 跨阈步态

足尖下垂，行走时为避免足趾摩擦地面，须过度抬高下肢，如跨越门槛或涉水时之步行姿势，见于腓总神经病变。

7. 癔症步态

表现奇特，不恒定易变，步态蹒跚，向各方向摇摆，欲跌倒状而罕有跌倒。见于癔症等心因性疾患。

四、感觉系统检查

感觉是感受器受到刺激在脑中的综合反映，包括特殊感觉（嗅、视、味、听）和一般感觉两大项，这里限于躯体的一般感觉。感觉系统检查的主观性强，受理解能力、文化教育程度、年龄等影响。因此，检查前应耐心向患者解释检查目的、过程和要求，以取得患者的充分合作。检查必须在安静环境中进行，使患者能够全神贯注，认真回答对各种刺激的感受。检查过程中应嘱患者闭目，切忌暗示性提问，以避免影响患者的真实性感受。检查时应注意左右、上下、远近端等的对比，以及不同神经支配区的对比。痛觉检查应先由病变区开始，向正常区移行（如感觉过敏则应由健区向病区检查）。先查出大致范围，再仔细查出感觉障碍的界限，并应准确画图记录其范围，必要时须多次复查核实。检查结果以正常、减弱、消失、过敏等表示。

（一）浅感觉

1. 触觉

用一束棉絮轻触皮肤或黏膜，询问是否察觉及感受的程度。也可嘱患者说出感受接触的次数。

2. 痛觉

用大头针轻刺皮肤，询问有无疼痛以及疼痛程度。如果发现局部痛觉减退或过敏，嘱患者比较与正常区域差异的程度。

3. 温度觉

用盛冷水（5℃～10℃）和热水（40℃～45℃）的玻璃试管分别接触皮肤，嘱患者报告“冷”或“热”。

（二）深感觉

1. 运动觉

患者闭目，检查者用手指轻轻夹住患者指、趾的两侧，向上、向下移动5°左右，嘱其说出移动的方向。如果患者判断移动方向有困难，可加大活动的幅度，再试较大的关节，如腕、肘、踝和膝关节等。

2. 位置觉

患者闭目，检查者移动患者肢体至特定位置，嘱患者报告所放位置，或用对侧肢体模仿移动位置。

3. **振动觉**

将振动的音叉（128 Hz）柄置于患者骨隆起处，如足趾，内、外踝，胫骨，髌骨，髂骨，手指，尺、桡骨茎突，肋骨，脊椎棘突，锁骨和胸骨等部位，询问有无振动的感觉，注意感受的程度和时限，两侧对比。

4. **压觉**

用手指或钝物（如笔杆）轻触或下压皮肤，让患者鉴别压迫的轻重。

（三）复合感觉

1. **实体觉**

患者闭目，用单手触摸常用熟悉的物体，如钢笔、钥匙、纽扣、硬币或手表等，说出物体的大小、形状和名称。

2. **定位觉**

患者闭目，用竹签轻触患者皮肤，让患者用手指出触及的部位。正常误差在 1.0 cm 以内。

3. **两点分辨觉**

患者闭目，用分开一定距离的钝双脚规接触皮肤。如果患者能感受到两点时再缩小间距，直到感受为一点为止，此前一次的结果即为患者能分辨的最小两点间距离。正常值：指尖 2~4 mm，指背 4~6 mm，手掌 8~12 mm，手背 2~3 cm，前臂和小腿 4 cm，上臂和股部 6~7 cm，前胸 4 cm，背部 4~7 cm。个体差异较大，注意两侧对比。

4. **图形觉**

患者闭目，用竹签在患者的皮肤上画各种简单图形，如圆形、四方形、三角形等，请患者说出所画图形。

5. **重量觉**

用重量不同（相差 50%以上）的物体先后放入一侧手中，说出区别。有深感觉障碍时不做此检查。

五、反射检查

在神经系统检查中，反射检查的结果比较客观，较少受到意识状态和意志活动的影响，但仍须患者保持平静和肌肉放松，以利反射的引出。反射活动还有一定程度的个体差异，有明显改变或两侧不对称（一侧增强或亢进、减弱或消失）时意义较大。为客观比较两侧的反射活动情况，检查时应做到两侧肢体的位置适当，叩击或划擦的部位和力量一样。根据反射改变分为亢进、增强、正常、减弱、消失和异常反射等。

（一）浅反射

1. **腹壁反射**（$T_{7\sim12}$，**肋间神经**）

患者仰卧，双膝半屈，腹肌松弛，用竹签沿肋缘下（$T_{7\sim8}$）、平脐（$T_{9\sim10}$）和腹股沟上方（$T_{11\sim12}$），由外向内轻而快地划过腹壁皮肤，反应为该处腹肌收缩，分别称为上、中、下腹壁反射。

2. **提睾反射**（$L_{1\sim2}$，**闭孔神经传入，生殖股神经传出**）

仰卧，双下肢微分开，用竹签在患者股内侧近腹股沟处，由上而下或下而上轻划皮肤，出现同侧提睾肌收缩，睾丸上提。

3. **跖反射**（$S_{1\sim2}$，**胫神经**）

仰卧，膝部伸直，用竹签或叩诊锤柄的尖端轻划患者足底外侧，由足跟向前至小趾跟部转向内侧，正常反射为所有足趾的跖屈。

4. **肛门反射**（$S_{4\sim5}$，**肛尾神经**）

患者胸膝卧位或侧卧位，用竹签轻划患者肛门周围皮肤，引起肛门外括约肌的收缩。

（二）深反射

深反射又称腱反射，检查结果可用消失（-）、减弱（+）、正常（++）、增强（+++）、亢进（++++）、阵挛（+++++）来描述。

1. **肱二头肌腱反射**（$C_{5\sim6}$，**肌皮神经**）

患者坐位或卧位，肘部半屈，检查者将左手拇指或中指置于患者肱二头肌腱上，右手持叩诊锤叩击手指。正常反应为前臂屈曲，检查者也感到肱二头肌的肌腱收缩。

2. **肱三头肌腱反射**（$C_{6\sim7}$，**桡神经**）

患者坐位或卧位，肘部半屈，上臂稍外展，检查者以左手托住其肘关节，右手持叩诊锤叩击鹰嘴上方的肱三头肌腱。反应为肱三头肌收缩，前臂伸展。

3. **桡骨膜反射**（$C_{5\sim8}$，**桡、正中、肌皮神经**）

患者坐位或卧位，肘部半屈，前臂略外旋，检查者用叩诊锤叩击其桡骨下端或茎突。引起肱桡肌收缩，肘关节屈曲，前臂旋前，有时伴有手指屈曲动作。

4. 膝反射（$L_{2\sim4}$，股神经）

取坐位时膝关节屈曲 90°，小腿自然下垂，检查者左手托其膝后使膝关节呈 120°屈曲，叩诊锤叩击膝盖下方的股四头肌肌腱。反应为股四头肌收缩，小腿伸展。若精神紧张而不易叩出时，可用分散注意力，嘱双手指勾紧向反方向用力牵拉时才叩击，便可引出（即加强法）。

5. 踝反射（$S_{1\sim2}$，胫神经）

又称跟腱反射。取仰卧位或俯卧位，屈膝 90°；或跪于椅面上，双足距凳约 20 cm。检查者左手使其足背屈，右手持叩诊锤叩击跟腱，表现为腓肠肌和比目鱼肌收缩，足跖屈。

6. 阵挛

阵挛是腱反射极度亢进的表现，见于锥体束病变的患者。

（1）髌阵挛：患者仰卧，下肢伸直，检查者以一手的拇指和示指按住其髌骨上缘，另一手扶着膝关节下方，突然而迅速地将髌骨向下推移，并继续保持适当的推力，引起股四头肌有节律的收缩使髌骨急速上下移动为阳性。

（2）踝阵挛：患者仰卧，检查者以左手托其小腿后使膝部半屈曲，右手托其足部快速向上用力，使其足部背屈，并继续保持适当的推力，出现踝关节节律性的往复伸屈动作为阳性。

（三）病理反射

1. 巴彬斯基征

方法同跖反射检查，阳性反应为拇趾背屈，其余各趾呈扇形展开。如果无此反应可增加刺激强度或轻按第 2~5 趾背再试，引出拇趾背屈，此即加强阳性。多次加强阳性，尤其见于一侧，结合其他体征，常有临床价值。巴彬斯基征是锥体束损害的重要征象，但也可见于两岁以下的婴幼儿。

2. 类同巴彬斯基征的病理反射

以下为刺激不同部位引起与巴彬斯基征相同的反应：

①普赛普征：用竹签自后向前轻划足背外下缘。

②舍费尔征：以手挤压跟腱。

③冈达征：紧压足第 4、5 趾向下，数秒钟后突然放松。

④查多克征：足背外踝下方用竹签由后向前轻划皮肤。

⑤奥本汉姆征：拇指和示指用力沿胫骨前缘自上而下推移至踝上方。

⑥戈登征：用手挤压腓肠肌。

3. **霍夫曼征**（C_7～T_1，**正中神经**）

检查者以左手握住患者腕上方，使其腕部略背屈，右手示指和中指夹住患者中指第2指节，拇指向下迅速弹刮患者的中指指甲，阳性反应为除中指外其余各指的屈曲动作。用手指急速弹击患者第2~4指的指尖，引起各指屈曲反应，称为霍夫曼征。

4. **罗索利莫征**（L_5～S_1，**胫神经**）

患者仰卧，双下肢伸直，检查者用手指掌面弹击患者各趾跖面，阳性反应为足趾向跖面屈曲。罗索利莫征（C_7～T_1，正中神经）检查者左手轻握持患者第2~5指之第1指节处，用右手第2~4指指尖急速弹击患者手指末节掌面，引起手指屈曲。

5. **别赫捷列夫征**（L_5～S_1，**胫神经**）

患者仰卧，下肢伸直，用叩诊锤叩击第3、4跖骨的足背面时，引起足趾急速向跖面屈曲。

在牵张反射明显增高时，刺激一定部位引出指屈曲或趾跖曲反应，常提示锥体束损害，尤以左右不对称、单侧或双足出现更有价值。此时也可归为病理反射。实际上，巴彬斯基征一类的拇趾背屈在解剖生理上属于跖反射伸性反应，因此，临床上又统称伸性病理反射。相对而言，对指或趾屈曲反应则又概括为屈性病理反射。

六、脑膜刺激征

软脑膜和蛛网膜的炎症或蛛网膜下腔出血，使脊神经根受到刺激，导致其支配的肌肉反射性痉挛，从而产生一系列阳性体征，统称为脑膜刺激征。

（一）颈强直

患者仰卧，双下肢伸直，检查者轻托患者枕部并使其前曲。如颈有抵抗，下颏不能触及胸骨柄，则提示存在颈强直。颈强直程度可用下颏与胸骨柄间的距离（几横指）表示。

（二）克尼格氏征

患者仰卧，检查者托起患者一侧大腿，使髋、膝关节各屈曲成约90°角，然后一手固定其膝关节，另一手握住足跟，将小腿慢慢上抬，引伸膝关节。如果伸膝困难，大腿与小腿间夹角不到135°时就出现明显阻力，并伴有大腿后侧及腘窝部疼痛，则为阳性。

（三）布鲁津斯基征

患者仰卧，双下肢伸直，检查者托起枕部并使其头部前曲。如患者双侧髋、膝关节不自主屈曲，则为阳性。

七、自主神经功能检查

（一）一般检查

1. 皮肤

注意观察色泽、质地、温度和营养情况。有无苍白、潮红、发绀、色素沉着、变硬、增厚、菲薄或局部水肿，局部温度升高或降低；有无溃疡或压疮。

2. 毛发与指甲

观察有无多毛、脱发或毛发分布异常，有无指甲变形、变脆及失去正常光泽等。

3. 排汗和腺体分泌

观察出汗情况，是否过多、过少或无汗，有无泪液、唾液等的过多或过少。

4. 括约肌功能

有无尿潴留或尿失禁、大便秘结或失禁。

5. 生殖功能

有无勃起功能障碍或月经失调、性功能减退或性功能亢进。

（二）自主神经反射

1. 眼心反射

压迫眼球引起心率轻度减慢称为眼心反射。经三叉神经传入，中枢在延髓，传出为迷走神经。患者安静卧床 10 分钟后计数 1 分钟脉搏。患者闭目后双眼下视，检查者用手指逐渐压迫患者双侧眼球（压力不致产生疼痛为限），20～30 秒后再计数脉搏。每分钟脉搏减慢 10～12 次为正常，减慢 12 次以上为迷走神经功能亢进，迷走神经麻痹者脉搏无此反应，交感神经功能亢进者脉搏不减慢甚至加快。

2. 卧立试验

体位改变前后各数 1 分钟脉搏。由平卧突然直立后如果每分钟脉搏增加超过 12 次，为交感神经功能亢进。由直立转为平卧后若减慢超过 12 次，为副交感神经功能亢进。

3. 皮肤划痕试验

用竹签适度加压在皮肤上画一条线。数秒钟后出现先白后红的条纹为正常。如果白色条纹持续时间超过 5 分钟，为交感神经兴奋性增高；若红色条纹增宽、隆起，持续数小时，是副交感神经兴奋性增高或交感神经麻痹。

4. 竖毛反射

搔划或用冰块刺激颈部或腋部皮肤，引起竖毛反应，如鸡皮状，7~10 秒最明显，15~20 秒后消失。竖毛反应受交感神经节段性支配（面及颈部是 $C_8 \sim T_3$，上肢为 $T_4 \sim T_7$，躯干在 $T_8 \sim T_9$，下肢为 $T_{10} \sim L_{12}$）。扩展至脊髓横贯性损害的平面即停止，可帮助判断脊髓病灶部位。

第三节　智能障碍、失认、失用检查

一、意识状态

智能检查首先须判断患者的精神状态，第一步就是要仔细检查患者在被检查时的意识水平，这包括与脑干网状激动系统有关的醒觉状态和大脑皮质功能有关的意识内容两部分，其次是记录检查时患者意识水平的状态及其波动。一般观察通常就能够确定醒觉异常，但对醒觉意识错乱状态定量则需要正规测验。数字广度是最常用的检查方法：检查者按每秒钟一个字的速度说出几个数字，立即让患者重复，如能复述数字达 7±2 个则认为正常，不能重复 5 个或 5 个以下数字的患者即有明显注意力问题。另一个方法是“A 测验”，一种简单的持续进行的试验。检查者慢慢地无规律地说英文字母，要求患者在每说到“A”时做表示。30 秒内有一个以上的遗漏即表明有注意力不集中。

二、精神状况与情绪

描述当时患者的精神状况及情绪情况有助于智能评定结果的判定，常需要通过直接与患者的接触和询问家属及护理人员，来了解患者如何度过一天吃和睡的情况；患者的一般行动和精神状态如何（如患者是整洁的还是很肮脏，对待他人的行为如何，患者对周围事情的反应是否正常，有无大小便失禁等）。情绪状况包括患者内在情感和主观情感，也可反映患者的人格特点。可以问患者“你内心感受如何?”或者“你现在感觉怎么样?”。提问包括患者现在或过去产生过的自杀念头及实施的行为方式，抑郁是常见的心境障碍，可用“症状自评量表（SCL-90）”来检测。

三、言语功能

失语检查是一种繁杂的临床工作，患者失语的表现不仅与疾病本身有关，也与患者的文化程度、工作及家庭环境、智能情况、病程及当时注意力是否完整有关。因此，失语检查应兼顾以上情况，根据目的的不同，选择不同的检查方法。

四、视空间功能

此为脑的非口语功能之一。最基本的测验是临摹图画的能力，平面图和立体图都要画，也可让患者画较复杂的图画，判断患者是否也存在着“疏忽”。

五、皮质有关功能

（一）运用

失用为患者在运动、感觉及反射正常时出现不能完成病前能完成的熟悉动作的表现。

1. 结构性失用检查

优势半球顶、枕交界处病变时，患者不能描绘或拼搭简单的图形，常用 Benton 三维检查。

2. 运动性失用

发生于优势半球顶、枕交界处病变时，常用 Goodglass 失用评定法。①面颊：吹火柴，用吸管吸饮料。②上肢：刷牙、锤钉子。③下肢：踢球。④全身：正步走、拳击姿势。

评定：正常是不用实物也能完成；阳性是必须有实物方能完成大部分动作；严重是给予实物也不能完成动作。

3. 意念性失用

优势半球缘上回、顶下回病变时，患者对精细动作的逻辑顺序失去正确观念。检查时让患者按顺序操作，如“将信纸叠好，放入信封，封上”，患者表现为不知将信与信封如何处置。

4. 穿衣失用

右顶叶病变时，患者对衣服各部位辨认不清楚，不能穿衣，或穿衣困难。必须确定患者是否有过分的穿衣或脱衣困难，特别是要注意患者有无趋向身体一侧穿衣和修饰，而忽视另一侧（一侧忽视）；在穿衣时完全弄乱，胳膊或腿伸错地方。不能正确确定衣服方位（视空间定向障碍），或者有次序问题，为视空间失认的一种表现。

5. 意念运动性失用

因缘上回、运动前区及胼胝体病变所致，患者不能执行口头指令，但能下意识做一些熟悉的动作，检查者可让患者模仿，如检查者做刷牙动作，让患者模仿，或让患者“将手放在背后，并握拳”。不能完成者为阳性。

（二）失认

①视觉失认检查（视觉疏忽检查）：让患者在每根线上的中点做等分记号，单侧漏记两根，或中点偏移距离超出全线长度10%均为阳性。检查者同时应注意患者有无口头否认身体被忽视部分有任何缺陷，或该部位与身体的关系。

②左右失认：检查者口述左右身体某部位名称，嘱患者指出或抬起（手或脚），进一步的测验可以给较复杂的指令。例如，“用你的左手摸你的右耳”，回答不准确者为阳性。

③手指失认：说出手指的名称，让患者指出；或要求患者说出每个手指的名称，如说不出，可要求患者按检查者说的名称伸出手指。如仍做不到，检查者可刺激患者一个手指且不让患者看见，而要求患者活动另一手的同一手指。回答不准确者为阳性（特别要让患者指认不常用的手指如无名指）。

④辨认身体部分：要求患者指出身体的部位（眼、耳、口、手）和说出身体部位名称。

⑤穿衣困难：顶叶病变时，患者对衣服各部位辨认不清楚，不能穿衣或穿衣困难。必须确定患者是否有过分的穿衣或脱衣困难，特别是要注意患者有无趋向身体一侧穿衣和修饰，而忽视另一侧（一侧忽视）；在穿衣时完全弄乱，胳膊或腿伸错地方。不能正确确定衣服方位（视空间定向障碍），或者有次序问题，为视空间失认的一种表现。

（三）额叶功能

①连续动作：当额叶病变时，运动失去有效的抑制，患者作手连续动作的能力下降，不能顺利、流畅地完成“拍、握拳、切”的动作。亦可让患者敲简单节律，看患者重复的能力，完成“做”-“不做”测验（当检查者敲一下时，患者敲两下，检查者敲两下时，患者不敲）。

②一笔画曲线：当额叶病变时，运动失去有效的抑制，患者一笔画会出现偏差。

六、记忆测验

①即刻回忆：在短时间内完全准确地保存少量信息的能力称即刻回忆，常以测数字广泛来评定。

②记住新材料的能力：亦称近事记忆或短时记忆。一个简单的方法是将自己的名字告诉患者，几分钟后让患者回忆此名字，亦可提出 3 个或 4 个不相关的词。如“紫红色、大白菜、图书馆、足球场”，让患者复述出来，然后在进行其他检查 5~10 分钟后，要求患者回忆这些词。

③回忆过去记住过知识的能力：称为远事记忆或长期记忆。此功能对于不同文化层次的患者难以判断，因为检查者不知道患者过去已熟悉的知识是哪些。可以问一些常识性问题，如涉及政治、个人历史等。

④名称。在 30 秒钟之内，记忆 10 张人头像及其姓名（使用前由别人在头像下写姓名）；然后立即只看头像（蒙住姓名）不按次序说出姓名。

⑤虚构：患者对普通问题给予古怪的或不正确的回答称虚构。对星期几或日期回答不正确，对方向问题回答错误，或说出最近并未发生过的个人活动。

⑥健忘：是启动回忆的问题，而不是记住新知识的问题，每个人都有健忘趋势，且随正常年龄增长而加重。

七、计算能力

计算要求熟练应用已学会的数字功能，给加、减、乘、除题，结果必须与患者的教育水平和职业一致。一个常用的计算测验是从 100 减 7 开始，连续演算减 7 的能力。

第四节　昏迷患者神经系统检查

一、眼部体征

（一）眼睑

昏迷患者肌肉松弛，常呈半睁半闭状，与癔症性假性昏迷患者的双眼睑紧闭有本质上的区别，后者是一种有意识的随意肌活动。

（二）球位置和运动

①两眼球向上或向下凝视，常提示中脑四叠体附近的病变。如丘脑出血。

②分离性眼球运动，一侧眼球向上而另一侧眼球向下，常见于小脑病变引起的昏迷。

③双眼球固定偏向一侧，常提示该侧额中回后端或另一侧脑桥有破坏性病变。

④双眼球呈钟摆样活动，常由脑干病变所致，如脑桥肿瘤或出血。

⑤两眼球浮动，当浅昏迷时可见眼球水平或垂直性自发性浮动，以水平浮动多见，说明昏迷尚未达到中脑功能受抑制的深度，少数情况下见于脑桥病变。

⑥一侧眼球固定、瞳孔扩大，又伴球结膜水肿、高热者，则为海绵窦血栓静脉炎。

⑦反射性眼球运动，昏迷患者由于眼球自发性侧向运动消失或受限时，可利用反射性眼球运动的检查来测定侧视及垂直运动的范围。

转头试验：将昏迷患者的头水平地分别向两侧转动，注意观察两眼球运动，可见两眼球很快地协同转向对侧。此反射由迷路、前庭、侧视中枢、内侧纵束、眼球运动神经与眼肌参与。正常人此反射受大脑皮质的适应性抑制而无反应或反应不明显；当皮质功能低下（昏迷）、两侧额叶或弥漫性大脑半球病变时，可出现，随着昏迷的加重此反射又消失。

头仰俯试验：正常人在头屈向前时眼球向上仰视，头向后仰时眼球向下。这一反射由颈肌本体感觉、前庭系统及脑干的垂直凝视中枢（丘脑底部的后连合）来完成。此反应障碍主要病损见于丘脑及丘脑底部，如出血、肿瘤。

（三）瞳孔

观察昏迷患者的瞳孔大小、形态和位置的两侧对称性及对光反射都是很重要的，这些对确定神经系统损害的部位、程度及性质很有帮助。

（四）角膜反射

角膜反射是判断昏迷深浅的重要标志之一，如果角膜反射消失，说明昏迷较深。

二、脑膜刺激征

昏迷患者都必须检查脑膜刺激征，其有助于昏迷病因的诊断。

①脑膜刺激征阳性，包括颈项强直克尼格氏征和布鲁津斯基征阳性，见于脑膜炎、蛛网膜下腔出血和脑出血。

②颈项强直明显，而克尼格氏征和布鲁津斯基征不明显或为阴性，提示有枕骨大孔疝的可能性。

③急性脑血管意外的患者，偏瘫侧克尼格氏征可不明显。

④婴幼儿患者的脑膜刺激征判断困难，前囟膨出可资参考。

⑤任何原因引起的深度昏迷，脑膜刺激征往往可以消失。

三、面瘫

一侧面瘫时，可见面瘫侧鼻唇沟变浅，口角低垂，睑裂增宽，在呼气时面颊鼓起，吸气时面颊陷塌。如果压迫眼眶，正常侧出现面肌收缩，则体征更为明确。检查者欲扳开患者眼睑时，麻痹侧无阻力，正常侧可有阻力。根据上述检查，属周围性面神经麻痹，则要考虑小脑脑桥角或脑桥病变，中枢性面神经麻痹则为脑桥以上的锥体束损害，可见于脑血管病变和颅内占位性病变。

四、肢体瘫痪

昏迷患者运动功能的检查方法如下：

①压迫患者的眶上切迹若发现有面神经麻痹，则可能有偏瘫，并观察患者能否以手来反抗，瘫痪上肢则无此反应。

②用针或棉签刺激患者的足心或手心，瘫痪肢体不能躲避。

③瘫痪的肢体在病变的早期肌张力减低，随后肌张力增高。

④瘫痪的下肢呈外旋位。

⑤抬高肢体后瘫痪的肢体呈软鞭样下落。

⑥将肢体放于不自然位置，正常肢体可逐渐移至自然位置，瘫痪肢体则无此反应。

⑦将两下肢被动屈膝成 90°竖立位，放手后瘫侧下肢很快落下，且倒向外侧。

⑧偏瘫侧肢体早期腱反射减低，随后腱反射增高，而深昏迷时腱反射都消失。

⑨偏瘫侧肢体可能引出病理反射，随着昏迷加深，健侧也可引出，而深昏迷时双侧均不能引出病理反射。

昏迷患者的肢体瘫痪，如果为偏瘫，多系急性脑血管病，如内囊出血。交叉性瘫痪，即一侧脑神经麻痹和对侧肢体偏瘫，为脑干病变如脑干肿瘤等。四肢痉挛性瘫痪，见于高颈段脊髓病和颅脊部病变。双下肢截瘫见于急性播散性脑脊髓炎、上矢状窦血栓形成和恶性肿瘤向脑与脊髓转移。

第二章　中枢神经系统疾病的影像学检查

第一节　中枢神经系统疾病常用的影像学检查技术

一、颅脑病变影像检查

（一）CT

常规 X 线照片是把具有三维的立体结构摄成二维的平面图像，影像互相重叠，相邻结构的 X 线吸收率差别小，不能形成对比构成图像。CT 图像的特点是图像质量好、诊断价值高，检查方便、安全。

1. CT *基本结构、成像原理*

CT 是利用一定宽度的 X 线束穿透人体特定层面后，经探测器探测其各方向的衰减值，并用计算机处理得出该层面各点（体素）的 X 线衰减值，从小到大的各种衰减值以由黑到白的不同灰度（像素）来代表并按矩阵排列。计算机重建出该身体横断面的图像由于人体各部分的组织密度和厚度不一样，其 CT 值也就不一样，脑灰质、白质、脑室、脑池等就很容易被区别开来。因而，肿瘤、炎症、脑出血、脑梗死、脑积水等病理改变也就清晰地被显示出来。

一般将 CT 装置按照探测器的构造和扫描方式的不同来分成几代。第一代 CT 分辨率低，扫描时间长，扫描一个层面需要 5 分钟的时间。20 世纪 90 年代初，开始出现滑环式螺旋扫描 CT 机，其不但扫描速度快，还可获得薄层（0.5mm）高分辨率各向同性容积数据，根据病变和解剖结构需要，可获得具有相同分辨率的任意平面，接近完美的三维重建图像，将 CT 技术推向新的阶段。现在常用的第三代、第四代甚至第五代多排螺旋 CT 分辨率和扫描时间都有了飞跃性的进步，扫描时间已缩短为 2~5 秒，甚至 1 秒以下，扫描速度大幅提高（在 0.4 秒），瞬间冻结脏器，实现质量优异的心脏、血管成像以及大范围、多脏器、多时相动态扫描，图像分辨率非常高。

2. 常用的CT检查方法、作用及价值

（1）CT平扫

不使用对比剂。常用于急性脑血管疾病，如脑梗死、脑出血、先天性发育畸形和颅脑外伤，同时也用于初步检查了解颅脑有否病变的患者。

（2）CT增强扫描

使用对比剂（多为静脉注射给药）。对临床怀疑炎症性病变、颅脑肿瘤、脑动脉瘤和血管畸形等疾病均须加增强扫描，以利于发现病变和帮助疾病的定性诊断。

（3）CT动态增强扫描

指注射造影剂后在短时间内快速连续扫描。有两种扫描方式：一是动床式CT扫描，即是由起始层面连续扫描到终止层面；另一种是不动床式CT扫描，亦即是对同一层面连续进行多次扫描。主要用于判断肿瘤或一些疾病的血流动力学的变化来帮助定性诊断及对一些功能的评价。如垂体微腺瘤的动态增强扫描，脑缺血急性脑梗死的灌注成像，脑肿瘤的灌注成像等。

（4）CT薄层扫描（5mm以下）

目前多排螺旋CT的应用，原始扫描数据均可以达到很薄（可以达到每层0.5mm），可减少容积效应，更能反映病灶内部的真实结构。主要用于一些细微结构的显示或为做一些功能后处理。临床上常用于显示视、三叉、听等神经及其骨性通道。

（5）CT延迟扫描

指注射造影剂后隔一段时间再做扫描。此扫描方法可使部分病例提高病灶的检出率。可以用于判断肿瘤的血流动力学的改变，如脑膜瘤的血供等，偶尔用于脊髓疾病脊髓空洞的检查。这种扫描方法现已较少用在颅脑方面，主要是费时和得到的信息并不多。

3. CT图像清晰的有关因素及术语

（1）CT值

CT图像是由一定数量的由黑到白不同灰度的小方块（体素）按矩阵排列而成，这些小方块反映的是相应单位容积的吸收系数。X线吸收系数再通过一定的公式换算成CT值，以作为表达组织密度的统一单位。反映衰减系数的CT值，不是绝对值，而是以水的CT值为0，各组织与水进行比较的相对值。人体组织的CT值界限可分为2 000个分度，上界为骨的CT值，为1 000HU（Hounsfield Unit）；下界为空气的CT值，为-1 000HU，脑实质的CT值约为+35HU。

（2）空间分辨率和密度分辨率

CT的分辨率分为空间分辨率和密度分辨率，是判断CT性能和说明图像质量的两个指

标。图像像素大，数目少，空间分辨率低；反之，空间分辨率高。CT 图像的空间分辨率不如 X 线照片高，但密度分辨率比 X 线照片高得多，可显示 X 线照片无法分辨的组织。空间分辨率和密度分辨率两者互相制约，空间分辨率的提高，会导致密度分辨率的降低。如两者都要提高，则须增加 X 线源的能量。

（3）窗宽和窗位

人体组织 CT 值的范围有-1000 到+1000 的 2000 个分度，而人眼一般仅能分辨 16 个灰阶，所以为了提高组织结构细节的显示，分辨 CT 值差别较小的两种组织，须采用不同的窗宽（window width）显示图像。窗宽是指 CT 图像上所包括 16 个灰阶的 CT 值范围。例如窗宽用 100 时，图像可分辨的 CT 值为 100/16=6. 25HU，即两种组织 CT 值差别在 6. 25HU 以上，即可分辨。并且由于不同组织的 CT 值不同，应以被观察组织的 CT 值为中心进行观察，此即窗位（window level）或称窗中心（window center）。例如，大脑实质的 CT 值为+35HU 左右，颅骨的 CT 值为+500HU 以上；观察脑实质时可采用窗宽+100HU 和窗位+35HU；观察颅骨则应采用窗宽+1 000HU 和窗位+500HU。提高窗位则图像变黑，相反，降低窗位则图像变白；加大窗宽则图像层次增多，组织对比减少，窗宽降至最低图像则没有层次，只有黑白图像。因此，为了使病变显示清楚，应根据具体情况调节窗宽和窗位，以获取较好的图像质量。

（4）部分容积效应和周围间隙现象

CT 图像上，各个像素所示数值是代表相应单位组织容积全体的 CT 值。如在同一层扫描面内含有两种以上不同密度横向走行而又互相重叠的物质时，所得 CT 值不能如实地反映其中任何一种物质的 CT 值，这种现象称为部分容积效应。由于部分容积效应影响，层面内不同结构物体的边缘轮廓如被斜行横断，其轮廓由于 CT 值的不准确而显示不清。例如侧脑室侧壁，于层面内斜向走行的导水管和没有扩大的侧脑室下角轮廓显示不清就是这种原因。在一个层面内，与层面垂直的两个相邻且密度不同的物体，其物体边缘部的 CT 值不能准确测得，结果在 CT 图像上，其交界的影像不能清楚分辨，这种现象称为周围间隙现象。周围间隙现象的存在，使密度不同的物体交界处，密度高的物体边缘 CT 值小，密度低的物体边缘 CT 值大，交界处影像不清。

（5）伪影

CT 图像上可出现各种伪影（artifact），往往是模糊或发生误诊的原因。扫描时患者的移动，高密度物质、低密度物质周围都可产生伪影，机器故障也可产生各种伪影。

4. 颅脑 CT 图像特点和分析要点

颅脑组织中，脑灰质比脑白质的 CT 值高，脑脊液的 CT 值最低。正常 CT 图像上，可以见到脑室、脑池、中央灰质、脑干、小脑结构以及松果体及脉络丛钙化影等。在阅读CT图像时，应该注意以下各点：

（1）正常结构的改变

如脑室、脑沟、脑回、脑池、松果体钙化影有否移位、挤压、变形、扩大或消失，左右是否对称。

（2）病理改变

如有钙化、血肿、肿块等病理改变时，需要注意：①病变部位；②病变的密度，高于脑组织者为高密度病变，低于脑组织者为低密度病变，等于脑组织者为等密度病变；③密度的均匀性，是均匀的高密度，均匀的低密度还是混杂密度的病变；④病变的边界，与正常脑组织是截然分明还是没有明确边界；⑤病变边缘的形态，有否一定形状，边缘是光滑还是不规则；⑥病变周围的改变，有无水肿等低密度反应带。

（3）造影剂强化反应

增强扫描病灶的强化，使病变形态、轮廓等显得更清晰，利于疾病的定位和定性诊断。病灶的强化主要与血脑屏障的完整性、血管的通透性和完整性、有否异常血管等相关。由于血脑屏障的存在，正常脑组织不强化，但由于CT增强扫描所使用的造影剂量较大（60~100mL），正常脑组织的CT值测量可以略有升高，但CT值的升高一般在5HU，若大于5HU应视为有强化。

（二）磁共振成像（magnetic resonance imaging，MRI）

利用某些特定的原子核（如 H^+）在磁场内受到特定射频脉冲激励时产生“共振”并发出无线电信号，经收集后由电子计算机处理成像。磁共振是利用电磁波成像，而不是利用电离辐射（如X线、γ射线）或机械波（超声波）；磁共振成像显示的是物质的化学成分和分子的结构及状态，而不是显示物质的密度。

1. 磁共振成像的基本原理

众所周知人体是由分子组成，分子由原子核和周围电子构成，原子核又由带正电的质子和不带电荷的中子组成。含有奇数质子或中子的原子核可产生一定角度的自旋并且在其周围产生磁场。这种特性就是磁共振成像的基础。从理论上讲，很多元素都可用于磁共振成像，但目前常用的为氢质子（FT）磁共振成像。

氢质子犹如一个小磁针，在强大的静磁场中按一定的方向排列及自旋（陀螺样运动，称进动），产生磁矩。一定磁场中，氢质子的共振频率称为Larmor频率，与磁场强度成正比。当进动状态的氢质子受到一个与Larmor频率相匹配的射频脉冲激发时，质子吸收能量产生激励。激励后的氢质子，由低能态变为高能态（即共振）。中止射频脉冲后，磁矩从与主磁场垂直的位置逐渐恢复到原平衡的位置（称弛豫），同时以相同频率无线电波的形式释放激励中吸收的能量。用接收线圈接收释放的能量，并转化为信号，经计算机复杂运算，呈现出人体断面图像。

在进行人体磁共振成像时，信号的强弱除取决于质子的数量，还与组织的弛豫时间有关。氢核受射频脉冲激励后，从高能量状态到低能量状态的恢复过程称为弛豫过程，分别由 T_1弛豫时间和 T_2弛豫时间描述。弛豫时间指射频脉冲停止后，沿静磁场方向的纵向磁化恢复约 63%所需的时间，又称为纵向弛豫时间（或热弛豫时间、自旋-晶格弛豫时间）。当射频脉冲一停止，各个氢核的相位一致，信号最强。由于组织的固有特性和磁场的不均匀性，相位一致逐渐丧失，信号减弱。信号丧失 63%所需的时间为 T_2弛豫时间，又称横向弛豫时间（或自旋-自旋弛豫时间）。人体不同的组织有不同的 T_1、T_2弛豫时间。一幅 MR 图像的灰阶影像，不是一个参数起作用，而是由质子密度及 T_2弛豫时间、流动效应、TR 和 TE 等多种因素共同作用的结果，所以反映组织特性的图像称 T_1加权图像（T_1 Weighted imaging WI），反映组织质子特性的图像称 T_2加权图像（T_2WI），反映组织质子分布特性的称质子加权图像（ρWI）。如脂肪组织的质子密度大、T_1弛豫时间短、T_2弛豫时间长，在 T_1加权像上信号最强（影像白），在 T_2加权像上信号也强，也呈白色。脑与脊髓氢质子密度大，但 T_1弛豫时间略长，在 T_1加权图像上，影像比脂肪灰暗。肿瘤的 T_1、T_2弛豫时间都较长，和正常脑组织相比，在 T_1加权像上信号稍低呈灰黑色，在 T_2加权像上信号强呈白色。骨皮质内活动质子少，T_2弛豫时间短，故在一切序列上图像都为低信号，呈黑色。含气的腔隙内同样无 MR 信号，故在一切序列也都呈黑色。

2. **磁共振图像的分析要点**

磁共振图像虽也是黑白图像，但与 X 线平片和 CT 代表的意义完全不同。MRI 图像的黑白是反映组织器官氢原子的分布及它在磁共振过程中的弛豫特性（T_1、T_2），同时也取决于成像技术（如脉冲序列和扫描时间参数），反映了组织的电信号强弱，电信号越强，影像越白；电信号越弱，影像越黑；无信号则为黑色（如空气）。通过组织本身固有特性参数（如质子密度、T_1、T_2和流动）对信号的影响，借助于不同的脉冲序列，尽可能地增加组织间的对比，使病变显示得更加清楚，增加影响诊断的有效性。因此，在 MR 图像分析中，必须充分了解各种因素对图像形成的影响，并正确认识 MR 扫描所选择和运用的脉冲序列，因不同的疾病以及不同的病理过程，病变的 MR 信号有时会相互接近，或“一征多病”“同病多征”等，所以 MR 诊断除以征象为主要依据外，还要密切地结合临床资料，包括病史及其他的各种检查，作为 MR 图像征象研讨时的补充、对照和印证。

3. 磁共振的检查方法及应用

颅脑 MRI 常规检查主要横断面扫描，根据疾病需要再选择冠状面或（和）矢状面扫描作为补充，得到立体的定位，有利于定性。

（1）DMRI 平扫

磁共振检查有着良好的软组织分辨率，大部分颅脑疾病均可以先行磁共振平扫来发现病灶，这一点远远优于 CT 的平扫。

（2）MRI 增强扫描

注射造影剂（Gd-DTPA）做增强扫描，因其顺磁性作用，缩短了组织的 T_1 弛豫时间，尤其是血脑屏障受到破坏时，可以把病灶显示得更清晰，有利于疾病定性。

（3）磁共振血管成像（MRA）

有两类①无需造影剂的 MRA-TOF（time of flight）法、PC 法（phase contrast），显示脑的大血管；②用造影剂的增强 MRA，同时可以显示血管的细微结构和静脉。

（4）磁共振弥散成像（DWI）

指水分子的随意弥散运动——布朗运动。人体内水分子的弥散有自由弥散和限制弥散两种。水分子的弥散运动受组织分子结构和温度的影响，分子越松散，温度越高，弥散运动就越强。近年来在弥散加权成像的基础上发展的弥散张量成像（diffusion tensor imaging，DTI）除显示有关组织的弥散外，它还能显示机体脑白质纤维束走行的方向性及完整性，已经成为脑功能成像的重要手段。

（5）磁共振灌注成像（PWI）

有三种方法：①MR 动态磁敏感对比成像：注射造影剂和快速成像程序相结合，观察器官、组织和病灶微小血管的灌注循环情况。根据造影剂信号强度改变的大小描述脑组织灌注情况。常用评价指标有局部脑血流（rCBF）、局部脑血容量（rCBV）及平均通过时间（MTT）参数，其中 rCBV 是最直观的指标。在急性脑梗死早期，PWI 显示病灶中心血流灌注严重减少，而周围血流灌注逐渐增加。②血氧水平依赖（blood oxygen level dependent，BOLD）对比增强技术：无需造影剂。尽管属于灌注成像范畴，但主要用于脑皮质功能激发成像。③MR 动脉质子自旋标记成像（arterial spin labelling，ASL）是将动脉血作为内源性示踪剂、无创性的观测血流灌注情况的磁共振检查技术，可以提供相应血流动力学方面的信息。

（6）磁共振波谱（magnetic resonance spectroscopy，MRS）

是利用体内奇数质子自身的磁性及外加磁场的作用使其磁化及振动（即共振），产生磁共振信号，经傅立叶转换成频率（波谱）作为诊断手段的检查方法。与磁共振成像

（MRI）不同的是 MRS 主要检测的是组织内的一些化合物和代谢物的含量以及它们的浓度，由于各组织中的质子是以一定的化合物的形式存在，它们在一定的化学环境下这些化合物或代谢物有一定的化学位移并在磁共振波谱中的峰值都会有微小变化，它们的峰值和化学浓度的微小变化经磁共振扫描仪采集，使其转化为数值波谱。这些化学信息代表组织或体液中相应代谢物的浓度，反映组织细胞的代谢状况。即 MRS 是从组织细胞代谢方面来表达其病理改变的。近年来随着 MR 扫描仪的硬件和软件的开发和应用，其发展迅速，尤其在脑部应用最为广泛。MRS 是目前测定人体内化学物唯一的一种非创伤性的影像技术。检测的内容主要有胆碱（choline，代表细胞膜功能）、肌酸（creatine，代表能量代谢）、N-乙酰天门冬氨酸（NAA，主要在神经细胞内）、脂质、乳酸盐（lactate，糖酵解产物），还有谷氨酸、谷氨酰胺、牛磺酸、甘酰胺、肌醇、苯丙氨酸及 GABA 等氨基酸类。根据这些代谢物含量的多少，浓度的变化，以 H-MRS 曲线中产生不同的峰值及比率，来确定组织细胞结构或代谢的异常。

（7）脑皮质功能激发成像（functional MRI，fMRI）

是基于血氧水平依赖（blood oxygen level dependent，BOLD）技术的成像原理而来的。BOLD 技术主要由于脑在进行各种活动时，会消耗氧和能量，使血液中的含氧血红蛋白变为脱氧血红蛋白，但为了保证脑组织活动的需要，同时也增加了大量含氧血红蛋白的血流的输入，包括微循环的开放和局部血管扩张，使得在局部区域内脱氧血红蛋白的浓度降低；由于脱氧血红蛋白是顺磁性物质，含氧血红蛋白是抗磁性物质。顺磁性物质在磁场中，受到磁化，在其周围产生一个微弱磁场，用较为敏感的 $T_1{}^*$ 加权成像序列采集这种由于血氧含量对比发生变化而产生的微弱信号，则称为 BOLD。血氧活动与神经活动有着紧密的联系，神经细胞激活时需要消耗局部毛细血管中的氧，便出现 BOLD 反应。目前主要应用于神经科学、认知科学、心理学、临床脑科学的研究。

（8）磁敏感加权成像（susceptibility weighted imaging，SWI）

这是新近发展起来的成像技术，主要利用组织的磁化率效应（即不同组织之间的磁化率差异可引起相位信息差异），产生局部磁场的相位改变，进行对其数据采集和处理，使其局部所增加组织对比明显地用图像表达。目前 SWI 主要应用于脑血管病如脑微量出血、脑血管畸形如静脉型畸形、海绵状血管瘤、动静脉畸形等的诊断及术后评价。此外，SWI 序列对铁沉积非常敏感，对脑创伤、脑肿瘤和一些代谢性、退行性神经变性疾病的诊断也有一定作用。

二、血管病变检查

(一) 非侵入性检查

1. ***颅外颈部动脉***

用双功超声或彩色超声成像系统检查，CTA 和 MRA 的检查。这些检查技术和方法已有很大的进步，与侵入性血管造影（如 DSA）结果的一致性很好，已有完全取代后者的趋势。

2. ***颅内动脉***

（1）用经颅多普勒超声（TCD）、经颅彩色多普勒超声。

（2）磁共振血管成像（MRA）：是利用梯度回波序列扫描成像的“流动增强效应”进行血流显像而无需对比剂。当血流通过受检部位时，受到梯度磁场和射频脉冲的作用产生犹如碘剂血管造影的明亮高 MR 信号，从而与呈无或低 MR 信号的周围组织形成对比。主要技术有时间飞跃法（time of flight，TOF）和相位对比法（phase contrast，PC）。可用于颈部颈动脉和椎动脉、颅内血管畸形、血管闭塞、动脉瘤、动静脉瘘等疾病的检查。近年 MRA 技术不断改进完善（包括多次重叠薄片扫描技术、磁化传递对比技术等），其中三维 TOF 具有高信噪比、高层面空间分辨率和良好快速血流显示，特别适于检查颅内动脉，对 DSA 未能显示病变的“隐匿性血管畸形”有肯定的诊断价值。对脑动脉瘤诊断的敏感性和特异性分别为 83%和 92%，显示最小动脉瘤的直径为 3mm。MRA 虽然为一良好的无创性检查法，但由于自旋饱和或相位逸散可引起漏检、低估动脉瘤瘤体大小或不能显示动脉瘤与载瘤动脉的关系。MRA 对血管狭窄的阳性和阴性预测值分别为 70%～100%和 90%～100%，由于对血管壁钙化灶不敏感，往往过高估价血管狭窄的程度。近年来应用对比增强 MRA（contrast enhanced MRA，CE-MRA）利用静脉注射顺磁性对比剂（二乙三胺五乙酸乳，Gd-DTPA）后即扫描采集血管的成像技术大大地提高了血管的分辨率。

（3）CT 血管造影（CTA）：是指经静脉注射造影剂后，利用螺旋 CT 或电子束 CT 对包括靶血管在内的受检层面进行连续不间断的薄层立体容积扫描，然后经计算机进行图像后处理，最后使靶血管立体显影的血管成像技术。CTA 的完成主要是基于多排螺旋 CT 或电子束 CT 在构造上的重大改进以及完善的计算机图像后处理技术，其中最主要的是所谓的“立体容积扫描”，这一点奠定了 CTA 的基础。目前 CTA 主要有三种三维血管显示技术：表面遮蔽显示（shaded surface display，SSD）、最大强度投影（maximum intensity projection，MIP）和容积漫游（或体积显示）（volume rendering，VR）。

CTA 具有下列优点：①快速，扫描时间一般不超过 60 秒，电子束 CT 则更快，特别适合于不能长时间检查的患者。②无动脉损伤及卒中的危险性，不受动脉瘤夹的限制，并能较好地显示钙化。③三维图像能从各个角度观察血管形态，可提供血管内、外的影月像信息，显示血管及其与邻近结构的关系。但总体而言，目前 CTA 的空间分辨力尚不及 DSA，特别是不能显示脑循环由动脉至静脉的动态变化过程，不能代替常规脑血管造影显示末梢小血管以及不能显示颅内全部血管。

（二）侵入性血管造影术

1. 常规法

常规脑血管造影是动脉穿刺，快速注入造影剂，同时快速连续摄片，对脑血管影像进行记录，可准确反映脑血管解剖改变和实时动态显示脑循环由动脉至静脉的动态变化过程。但由于图像是两维的，不能旋转从多方面观察血管病变，并且受骨骼影像等背景的干扰，影响了图像的正确分析，而且还有动脉穿刺带来的各种危险，严重限制了常规脑血管造影的广泛应用。

2. 数字减影脑血管造影（DSA）

具体检查方法有两种，静脉性 DSA（IVDSA）即穿刺或经导管向静脉内注入造影剂，然后进行减影处理，以及动脉性 DSA（IADSA）即经股（肱）动脉插入导管，行选择性或超选择性动脉造影，然后进行减影处理。现多用动脉法。

（1）减影处理

是用数字化的造影画面，减去数字化的背景画面，只留下充盈造影剂的血管影像的先进造影方法。是将摄像靶区的背景结构经高性能影像增强器和计算机处理，变成数字化图像（蒙片）放入一存储器中，然后用同样的方法，再将同部位的造影图像（动像）送入另一存储器，由计算机把两者相减，使背景图像正负相消，只留下因注入造影剂而显影的靶血管影像，大幅度提高了分辨率。具体有时间减影、能量减影和混合减影等方法。并且能够进行多条脑血管造影检查，提供全面清晰的颅内、外血管影像，有利于发现病变，并显示部位、范围和大小，全面了解侧支循环的建立及颅内血液循环的情况。

（2）DSA 的优点

①选择或超选择造影，图像清晰，血管不重叠，对直径 0.5mm 以上血管（如豆纹动脉）都能确定有无病变。②动态图像及透视下旋转球管或在一定体位造影能较好暴露载瘤动脉和瘤颈，其定位准确率明显高于 MRA 和 CTA。尤其对直径 3mm 以下的动脉瘤，DSA 是唯一可靠的检查方法。③DSA 能较真实地反映脑血管狭窄、闭塞程度，可在排除脑血管痉挛的图像

上利用光标测定实际狭窄程度及范围，判定血流动力学改变，观察侧支循环的形成，有利于临床了解脑血流状况，确定病变类型及分期。④根据造影结果，便于介入治疗。

三、脑功能显像（脑血流与代谢测定）

包括单光子发射断层扫描（SPECT）、放射性示踪氙的局部血流量测定（rCBF）、正电子发射断层扫描（PET），统称为发射型计算机断层显像（emission computed tomography，ECT）。发射型计算机断层显像探测的射线是引入体内的放射性核素发射出来的γ射线，不同于X线（CT探测的射线是来源于体外穿透人体的X射线），后者称为穿透型。

成像原理：注射示踪剂后，靶器官与非靶器官，正常组织与病变组织对示踪剂的摄取量不同，或选择性摄取、丧失摄取功能等，使示踪剂的分布出现显著不同。SPECT或PET等核仪器的探测器，收集来自靶器官内发射出的核射线，并据射线密度的不同，经计算机按与CT类似的成像原理进行计算，组成图像。这种图像直接反映器官各部位的代谢、血流、生理、生化等改变，故称之为“功能显像”。

SPECT结构上有两类，一类为多探头的环型，PET也采用这种结构，分辨率高，成像时间短，但价格较高；另一类为γ照相机，其探头围绕身体旋转360°或180°，进行全角度或有限角度的采样，是SPECT的主流。SPECT常用的放射性药物是如^{99m}Tc和^{133}Xe标记的各种药物，皆发射低能γ射线，半衰期相对较长。PET使用的核素发射的是正电子，与电子相撞而湮灭时产生两个方向相反的γ光子，分别射入两个探头，通过符号电路而被探测到。不能同时射入两个探头的两个光子，不能形成符号信号被记录，因此PET被称为“光子准直”或“电子准直”，免去了一般的屏蔽型准直器，极大提高了探测灵敏度。但发射正电子的同位素半衰期很短，须由回旋加速器产生。常用的有^{15}O、^{11}C、^{13}N、^{18}F等所标记的化合物，如^{18}F脱氧葡萄糖、$^{15}O_2$、$C^{15}O_2$或$^{13}NOH_3$等，是人体所需要的化合物，可通过血脑屏障参与脑部代谢，因此PET可用于研究脑部活动的功能。

常用的ECT技术如下：

（一）脑血流灌流显像和定量测定

脑血流灌流显像应用的放射性标志物为^{99m}Tc-HM-PAO，^{99m}Tc-ECD和^{133}Xe，它们通过脑循环时，正比于局部脑血流量，单向被动扩散进入脑组织。正常脑组织显像表现为灰质、基底节、丘脑、脑桥等脑细胞集中的部位放射性物质的进入量明显高于白质区及脑室，形成皮质部位呈现浓影，白质及脑室部位为淡影，皮质之中以枕叶最浓，额叶次之，两侧影像基本对称。

脑血流定量测定分为绝对测量和半定量测量。绝对测量应用的是 Fick 物质守恒原理，半定量测定是选定某一区域为参照，其他感兴趣区的放射性密度，计算出相对血流量。半定量法简单易行，是分析影像的重要补充手段。绝对测量脑血流量的正常值为 40~55 mL/>（100g · min），皮质为 50~70mL/（100g · min），白质为 20~30mL/（100g · min）。

（二）脑代谢与神经受体显像

主要由 PET 完成，因为使用的核素是能参与脑代谢的^{15}O、^{11}C、^{13}N、^{18}F 等正电子发射体。常用的脑代谢显像有葡萄糖代谢显像、氧耗量显像和蛋白质代谢显像。葡萄糖代谢显像的机制是^{18}F-氟化脱氧葡萄糖（^{18}F-FDG）通过血脑屏障入脑后，被已糖激酶磷酸化为 6-磷酸^{18}F-FDG，不能继续代谢也不能透出血脑屏障，滞留在脑组织中，据此可获得可靠的放射性分布影像，并且借助于生理学模型的计算可得到局部和全脑的葡萄糖代谢率。

神经受体显像也有多种，如多巴胺受体显像、乙酰胆碱受体显像、5-羟色胺受体显像、阿片受体显像、γ 氨基丁酸受体显像等，其机制为显像剂入脑后与神经受体特异结合，应用 PET 或 SPECT 进行显像，可得到神经受体的解剖分布图，借助房室模型可估算显像剂与受体的结合密度和结合解离常数，用以反映受体数量和受体活性。

（三）脑显像、放射性核素脑血管造影和脑池显像

脑显像是利用血脑屏障阻止放射性药物进入脑细胞，正常脑实质呈放射性空白，而病变处血脑屏障破坏，放射性药物聚集。放射性核素脑血管造影是静脉“弹丸”式注射显像剂，连续采集，呈现显像剂在脑血管内充盈、灌流和流出的情况从而了解脑血管的形态和血流动力学变化。脑池显影为显像剂注入蛛网膜下腔后随脑脊液分布，显示蛛网膜下腔和脑池的影像。

第二节　脑梗死的影像学诊断

一、病灶影像检查

缺血性脑血管病是脑血管病变引起急性脑缺血所致的脑组织坏死，即形成脑梗死。病理生理上，当脑血流量下降达正常值的 20%以下时，神经细胞膜的 Na^+/K^+ 泵失调，钠和水流入细胞内，导致细胞内水肿。但这时 CT 及常规 MR 扫描仍为阴性。6 小时后出现脑细胞坏死和血脑屏障破坏，第 2 天至 1 周，脑梗死占位效应逐渐明显；在 8~14 天，梗死

灶周围出现较丰富的新生血管及对病灶的修复，但血脑屏障尚未修复，这时增强扫描，梗死区出现脑回样强化。在 15 天以后，轻微的脑梗死可逐渐修复，经治疗后不能修复的可转变为脑软化或囊变，并逐渐出现脑萎缩征象。由于 CT 扫描时间短，多数医院 CT 室有 24 小时值班，一般都先做 CT 检查，以排除脑出血作为首选。但若有条件时，应首选 MR 检查，MR 比 CT 能更早地发现病变。对不典型的脑梗死，MR 的多方向切面观察病灶是否具有脑血管分布区的特性也比 CT 优越。目前利用 MR 的一些先进技术对超急性期（6 小时内）的缺血性脑血管病及早做磁共振弥散成像和灌注成像，了解病灶区病理生理变化，对确定是否可做溶栓治疗等有重要作用。

（一）CT

1. 影像学特征

CT 虽能直接显示梗死灶，但不能显示闭塞或狭窄血管及其病因。梗死灶多位于一条主要脑动脉供血区内，其中以大脑中动脉区常见（占 60%，大脑后动脉，大脑前动脉 5%，后颅凹 5%，多个动脉区及分水岭区 14%）。而部分供血区梗死又比全供血区更常见。典型梗死灶呈楔形的低密度区，常累及灰质和白质。这与肿瘤、脓肿和脱髓鞘病灶只累及局部脑区或白质有明显区别。累及深部白质和基底节的纹状体、内囊梗死为多条大脑中动脉深穿通支闭塞或短暂性 MCA 主干闭塞或皮质侧支循环良好的持久性主干闭塞引起。腔隙性梗死灶直径<1. 5cm。

（1）早期特征

缺血性脑血管病最初 24 小时内一般不能显示梗死区的密度变化，难以做出诊断。少数大片脑梗死病例可于血管闭塞后 6 小时甚至更短时间，显示大范围密度略低区，累及皮质和白质，边界不清。部分病例显示早期特征性改变：①致密动脉征：发生在大脑中动脉、颈内动脉、椎动脉和其他大动脉。表现为一段动脉密度增高，CT 值为 77~89HU，而正常动脉为 42~53HU，动脉粥样硬化斑为 114~321HU。动脉密度增高为血管栓塞或血栓形成所致，易形成大面积脑梗死，预后不良。②大脑中动脉闭塞时的岛带（脑岛、最外囊和屏状核）皮、白质界面消失；豆状核轮廓模糊或密度减低。

（2）梗死特征

血管闭塞后第二天，缺血区脑组织密度明显减低，其部位及范围与闭塞血管供血区一致，边界不清，密度不均，在低密度区内散在高密度的斑点状影，代表梗死区内脑组织相对无损害区。1~2 周，低密度区的密度变均匀且边界清楚，2~3 周，梗死区因脑水肿消失和吞噬细胞的浸润，密度相对增加而成为等密度，称之为“模糊效应”。以后密度持续降低，1~2 个月后，达脑脊液水平。脑梗死，特别是范围较大者，由于伴有脑水肿，也会产生占位效应；病后 1~2 周占位表现最为显著，以后逐渐消退。脑梗死经水肿期、吸收期，于第 4~6 周转入瘢痕期，坏死组织被吞噬、移除，仅遗留一囊腔，表现为边界清楚的低密度区。由于梗死灶液化、脑组织丢失或瘢痕收缩，可见邻近脑沟、脑室增宽扩大，中线结构向病侧移位，为陈旧性梗死灶。

（3）增强特征

脑梗死的不同阶段对造影剂强化反应不同。梗死区强化一般认为是由于血脑屏障破坏，新生毛细血管产生和血液过度灌流所致。梗死早期侧支循环刚开始建立，含造影剂的血液不能灌流梗死区的血管，此时即使梗死区有血脑屏障受损，也不发生强化。当闭塞血管发生再通或随新生毛细血管增生、侧支循环进一步建立时，含造影剂血液便可进入梗死区，经受损血脑屏障的血管外溢而出现造影强化。待受损和不健全的血脑屏障逐渐恢复，即不再出现造影强化。

（4）梗死性出血特征

常位于脑回边缘，表现为在低密度梗死区内出现点状、不规则的斑片状高密度影或脑回样密度增高，与一般脑出血相比，其边界不清，密度较低，但较少白质水肿和脑沟变窄。而原发脑出血灶密度更高、更均匀，不限于灰质，不表现脑回状而多为圆或椭圆形。

（5）腔隙性脑梗死特征

显示为基底节区或丘脑区卵圆形低密度病灶，边界清楚，直径 10~15mm。梗死区密度随时间逐渐减低，4 周后接近脑脊液密度，并出现萎缩性改变。

（6）混合性卒中特征

表现为在大脑同一侧半球的不同区域或不同侧半球大脑、脑干或小脑，同时有脑梗死的低密度影和脑出血的高密度影。

（7）分水岭梗死特征

常见于①大脑皮质大脑中、前动脉供血区交界处：其特征是比通常的大脑前动脉梗死灶更靠外侧；从皮质向深部脑室旁白质扩展，而区别于肿瘤引起的只累及白质的脑水肿。②大脑中、后动脉的顶-枕交界处。

（8）静脉性脑梗死特征

由静脉窦和脑静脉血栓形成引起。①低密度区边界通常早期明显，脑水肿严重。②低密度区常超过一条主要动脉的供血区。③常见低密度区中央有斑片样或呈指状的出血。④增强扫描下的静脉窦流空三角征：垂直于上矢状窦的层面可见其边缘密度增强，内部由血栓充满而显示为低密度。由于侧支静脉通路增加，大脑镰也有增强，静脉窦血栓形成的 CT 表现有时缺乏特异性，甚至常无阳性发现，故有条件者可做 MRI 或血管造影。

2. 临床应用

（1）急性早期（3～24 小时）

适用于临床分型为 TACI 或较重的 PACI 者，目的排除脑出血，确定病变大小、性质，是否为溶栓治疗适应证。如发现病侧大脑中动脉分布区显示：①局部密度减低；②岛叶与基底节分界模糊；③大脑外侧裂、脑沟及蛛网膜下腔稍变浅；④侧脑室稍受压，提示为大脑中动脉主干或颈内动脉终末段闭塞；⑤偶在颅底可见高密度的大脑中动脉（MCA）高密度征。

一般非出血性脑梗死在起病 24 小时内常不能显示。如果临床考虑为腔隙性或小梗死，而估计为脑出血或亟须溶栓治疗的可能又不大者，我们建议在发病 48 小时后才做首次 CT 检查，避免阴性结果而要再次复查，加重患者经济负担。

（2）急性期（24～48 小时）

可确定梗死灶部位、大小。还能显示脑水肿及程度，以及有无合并出血和脑疝。一般缺血性脑水肿的高峰期在 3～5 天，2～3 周后完全消退。少数大片脑梗死可在 24 小时达高峰并引起脑疝。

（3）复查

①临床怀疑为大片脑梗死，而急性早期 CT 无明显异常发现者，应在 24 小时后再复查，将能清楚显示梗死灶，有助于指导治疗。②CT 证实脑梗死，如病情有明显恶化者可随时复查，以了解脑水肿进展及程度、有无合并出血和脑疝。③临床考虑为大脑半球中小梗死，但 24～48 小时内 CT 无相应异常发现，且病情稳定者，不必要复查，以免加重患者的经济负担。因为第一次 CT 已排除能引起神经功能定位征的其他病因：如肿瘤、脓肿、感染及脱髓鞘病变等；而且病情稳定说明治疗有效。

（二）MRI

常规（标准）MRI 包括 T_1 加权成像；T_2 加权成像；液体衰减反转回复序列成像（Flair，水抑制成像）。对脑梗死，T_2加权成像最早在缺血后 5～6 小时可发现异常改变，但通常要 18～24 小时病灶显示才较好，且对排除颅内肿瘤、感染等有较大价值。另对临床考虑为脑干梗死者，应在发病 24 小时后 MRI 检查，而不做 CT 检查。

1. 一般影像特征

脑组织缺血后出现病变区水肿，早期为细胞毒性水肿，MRI 对水含量变化极为敏感，当变化 3%时即有明显的 MRI 信号改变，表现为加权像呈低信号，T_2加权像呈高信号，尤以 T_2加权像的长 TE、TR 序列最敏感。理论上脑缺血 1～2 小时即可见的 MRI 信号改变，实际上，目前常规 MR 技术下，一般要 6~7 小时后信号改变才比较明显。小病灶，尤其是脑干的小梗死灶也可清楚显示。梗死第 2 天起，血浆蛋白漏出进入病变组织使 T_1 值缩短，T_1 加权像呈等或稍低信号，但 T_2 加权像仍呈明显高信号。1 周后坏死组织开始被清除，梗死灶的边缘出现新生血管及新鲜肉芽组织，个别病例于病灶边缘在 T_1 加权像上可见脑回样线状高信号，可能为新鲜肉芽组织或新生血管周围血液渗出所致，为脑梗死特别是大面积脑梗死后病变演变过程中的一种表现，而非真正的出血性脑梗死。做 Gd-DTPA 增强扫描，病灶周边有明显脑回样强化，为“亚急性期”脑梗死的特征性表现。

一般来讲，梗死灶的范围与脑动脉供血范围一致，常同时累及皮质和白质，典型病灶呈三角形或楔形尖端指向脑室，亦可呈长方形，T_1 加权像呈低信号，T_2 加权像呈高信号。由于病灶内可含少量正常脑组织或肉芽组织，其信号强度不很均匀，伴脑水肿和轻度占位效应。

2. 脑水肿特征

脑梗死尤其是大面积梗死常伴脑水肿和占位效应，但占位效应相对较轻成为特点。脑水肿在 T_1 加权像呈低信号，T_2 加权像呈高信号，早期常与梗死灶界限不清，一般 1 周后开始消退。早期脑水肿主要为细胞毒性水肿，常沿血管分布，血管再通后或侧支循环形成后的血管源性水肿多沿脑白质蔓延，越过阻塞血管分布区，并且相对高的灌流压损伤血管壁易引起出血。

3. 梗死性出血特征

多见于栓塞性脑梗死或在溶栓治疗过程中出现，在脑梗死表现的基础上加权像上于病灶内显示斑片状高信号出血灶，常在梗死 1~5 天内出现，系血管再通后相对高的灌流压使已损伤的血管壁破裂所致。

4. 腔隙性脑梗死特征

多位于基底节区、丘脑和脑桥，呈小点片状，常多发。T_1 加权像呈低信号，有时呈稍低或等信号使其在 T_1 加权像上显示不明显，但 T_1 加权像呈明显高信号。脑桥腔隙性梗死灶常呈前后走向的裂隙状，矢状面显示清楚，形态具有特征性。

5. 陈旧性脑梗死特征

如脑梗死范围小且治疗及时，几个月以后 MRI 仅示局部脑萎缩，否则将演变成“慢性”脑梗死。病灶内神经胶质增生并逐渐形成囊性软化灶，其内部于 T_1 加权像呈低信号，T_2 加权像呈高信号，与脑脊液信号相近，同时伴周围脑实质的萎缩性改变，如局部脑沟增宽、邻近病灶处脑室局部扩大，甚至中线结构向患侧移位。有些老年患者常于 T_2 加权像上见脑白质内或皮质下散在小点片状高信号区，但患者多无临床症状。目前对其成因有多种解释，但根本上系慢性脑缺血所致。

6. **静脉性脑梗死与静脉窦血栓形成**

静脉窦大多有流空效应而呈无信号区，当有血栓形成后流空效应消失，约 1 周由于血栓内正铁血红蛋白（methemoglobin，MHb）和细胞溶解的作用，静脉窦在 T_1 和 T_2 加权像上均呈高信号，为较明显的特征，两周后常有再通，流空现象随之出现。伴有的脑积水表现为脑室系统扩大，如有梗死灶可见相应 MRI 信号表现。

（三）功能 MR

1. **弥散加权成像**（diffusion weighted imaging，DWI）

弥散加权成像（diffusion weighted imaging，DWI）是一种 20 世纪 90 年代发展起来的新 MR 方法。要求磁场强度在 1.5T 以上的磁共振机，配合专用软件进行。主要是利用弥散敏感梯度脉冲序列扫描并采集信号所得的图像即 DWIO 通过定量计算水分子的表观弥散系数（apparent diffusion coefficient，ADC）来确定水分子弥散的速率大小。这是一种对脑梗死超早期诊断很有价值的 MRI 方法。

在缺血性脑血管病的研究中，常规 MR 技术 T_1、T_2、质子密度加权像对于症状发生后 12~24 小时的梗死范围和部位的评价是非常有价值的，并能结合 MRA 非创伤地评价颅内和颅外血管。然而，在缺血的最初 6 小时内，这些方法并不能充分评价缺血的范围和严重程度。DWI 对早期缺血改变非常敏感，在缺血性脑血管病的早期，由于缺血后导致水分子弥散运动减慢，Na^+-K^+-ATP 酶泵功能降低而引起“细胞毒性水肿”，脑缺血部位 ADC 值显著低于正常脑组织，缺血性脑血管病 30 分钟内 DWI 即可有明显改变，因此 DWI 较常规 T_2WI 能更早地发现脑缺血的改变。DWI 在发病 6 小时内，对发展中局部脑缺血的检测表现出极大的优势，使超早期诊断脑梗死成为可能。对新近的梗死灶由于其弥散受限在 DWI 上呈高信号，而对于陈旧性病灶由于血管源性水肿和组织坏死液化，弥散程度受限减低，中间有一个过渡期（约梗死两周）DWI 呈不易分辨的等或稍低信号。DWI 可以反映脑梗死的形成、发展和转归不同阶段的变化，对指导临床治疗有积极意义。

弥散张量成像（DTI）是在弥散加权成像的基础上发展的，指的是水分子在不均质组织内具有弥散各向异性的特征。脑缺血后病变区水分子扩散能力下降，脑组织水肿、纤维肿胀，纤维束间隙变小，纤维束受压迂曲、移位，部分可能破坏中断等，为临床分析、判断患者的运动功能和预后以及指导康复治疗都有一定帮助。

2. **灌注加权成像**（perfusion weighted imaging，PWI）

PWI 是利用快速扫描技术，通过评价脑血流量（CBF）、脑血容量（CBV）及平均通过时间（MTT）来描述早期缺血性脑血管病患者脑血流低灌注梗死区及缺血半暗带区。目前较常用的是血管内造影技术，通过静脉团注 Gd-DTPA，因其在短时间内能相应改变组织的磁化率，因而改变磁共振信号的强弱来测量组织的血流动力学改变。

PWI 能在超早期阶段提供非常有用的信息。在超早期脑梗死灌注图像改变要先于 DWI 图像改变。PW1 显示的超早期病灶中心血流灌注严重减少，而周围血流灌注逐渐增加，甚至出现过度灌注区。PWI 在评价脑缺血的血流动力学变化时，可得到与正电子发射体层摄影（PET）相似的结果。MTT 是一个非常敏感的脑缺血指标，它基本上可确定脑缺血性病变的范围；rCBV/rCBF 在脑缺血的最初阶段即发生变化，被认为是一个比较敏感的脑缺血指征。

3. DWI 与 PWI 结合

脑梗死病灶由缺血中心的梗死灶及周边的缺血半暗带组成，治疗的关键在于抢救缺血半暗带。缺血半暗带在 DWI 是围绕异常弥散核心周围的正常弥散组织，在 PWI 它具有灌注减少（由 rCBF 或 MTT 测量）但在以后的扫描灌注增加的特征。缺血半暗带的区域具有团注 Gd-DTPA 后 MTT 平均增加 73%而相对 CBV 增加 29%的特征；缺血半暗带的 PWI 及 DW1 是一个动态的过程，即在超早期，PWI 显示脑组织血流灌注异常区域的面积大于 DWI 上的异常信号区，DWI 所示异常信号区多位于病灶中心，于发病几个小时后 DWI 上所示异常信号区域逐渐扩大，与 PWI 所示血流灌注异常区域相吻合，最终发展为梗死灶。

在最初 24 小时可以看到 4 种灌注-弥散异常的方式。

1 型：灌注减低体积>弥散异常体积（70%）。

2 型：灌注减低体积=弥散异常体积（10%）。

3 型：灌注减低体积<弥散异常体积（10%）。

4 型：正常的灌注，异常的弥散（10%）。

3 型和 4 型表明在检测的时刻，部分或整个再灌注已经发生，并且出现时间（平均 9 小时）晚于 1 型和 2 型（平均 6 小时）。

PWI 可以观察再灌注是否已经发生，评价灌注缺损的严重程度，结合 DWI 和 PWI 可以从理论上证实可逆和不可逆组织的特征。根据弥散和灌注缺损之间相差的区域可以给出处于危险状态组织大小量的标志：灌注体积远远大于弥散缺损，可能表明较大的区域具有潜在的危险性，如果积极采取措施恢复血流灌注，则这部分组织可以恢复；而相符的弥散缺损和灌注缺损可能标志着病损已经达到它的最终不可逆的大小。

总之，结合 DWI、PWI 及 MRA 可以超早期发现缺血性脑血管病的病变部位、损害范围、机制、缺血的可逆及不可逆损害区，缺血半暗带大小，血流灌流及过度再灌注情况等，为溶栓治疗提供直观的影像学资料。对决定是否溶栓，排除 TIA 有重要价值，因此 DWI 和 PWI 具有广阔的应用前景，并可部分代替 PET 用作临床研究。

二、血管病变诊断

主要确定导致脑梗死的血管病因：有无狭窄、闭塞、血管病变及它们的严重程度和部位。

（一）非侵入性检查

1. 颅外颈部动脉

用双功超声或彩色超声成像系统检查；MRA 检查。两者的检查技术和方法不断进步，与侵入性血管造影结果的一致性很好，已有完全取代后者的趋势。

2. 颅内动脉

①用经颅多普勒超声（TCD）；经颅彩色多普勒超声（TCCD）。

②磁共振血管造影（MRA）。

③螺旋 CT 血管造影（CTA）：静脉注射造影剂后 CT，可三维重建颅内动脉解剖敏感度与 MRA 相近，可代替 MRA，且速度快，价格较便宜。

目前上述检查还不能完全代替损伤性脑血管造影，尤其对颅内小血管病变的诊断。

（二）侵入性血管造影术

①常规法：现多用选择性导管术至血管起始部注射造影剂连续拍片的方法。

②数字减影法（DSA）：现多用动脉法。

三、正电子发射断层扫描

由于其技术复杂，设备昂贵，需用放射性同位素，检查费用为 CT、MRI 的数倍，故目前主要用于脑血管病的临床科学研究，而较少用于临床诊断。

（一）研究脑血流与代谢调节

PET 是目前唯一能直接提供有关脑血流和脑代谢的六个主要生理参数的定量技术，即脑血流量（CBF）、脑血管容量（CBV）、脑血流平均通过时间（MTT，通常以 CBF/CBV 比率测算）、脑灌流压力（CPP，以 CBF/CBV 表示）、脑氧代谢率（$CMRO_2$）、氧摄取分数（OEF）以及脑葡萄糖代谢率（CMRglu）。

生理条件下，由于自身调节功能，局部 CBF 保持稳定，CMRglu、$CMRO_2$、CBV 及 OEF 也总是很稳定。一旦 CPP 降至自身调节的低限，CBF 即开始下降，但由于 OEF 增加，

$CMRO_2$可保持不变。当CPP继续下降，发展至局部OEF增加至接近理论最大值1.0时，大脑仍维持$CMRO_2$正常。此期可称为灌流储备期，也可称为“血量减少”。如果CPP进一步下降，则脑细胞缺血、缺氧，$CMRO_2$急剧下降，称为“真性缺血”，此时出现神经元功能受损，包括两种状态：可逆的（缺血性半暗带）和不可逆缺血损害状态（梗死）。

由于CPP降低可被阻力血管扩张抵消，早期常见CBV明显增加。随着血管代偿衰竭、代谢抑制和缺血的加重，CBV增加量渐小。CBV的显著增加常发生于自身调节期即血管扩张早期，能有效维持CBF。

通过CBF和CBV能计算出CBF/CBV比值（min^{-1}），后者可较好反映CPP；因此可作为一种血流动力学储备指数，即阻力血管在CPP下降时血管扩张的储备，应用该比值可将CPP下降各期分开。CBF/CBV阈值$Tmin^{-1}$以下时（正常对照为10～$12min^{-1}$），CBF下降，OEF升高，相当于自身调节的下限。CBV升高至最大时，OEF值约为0.53（生理值为0.40）。最后，$CMRO_2$开始下降，CBF/CBV比值稳定在$4min^{-1}$左右。

（二）研究脑梗死的病理生理

1. 预测梗死的发生与大小

分析PET参数和组织最终结果的关系表明，通过CBF和$CMRO_2$阈值可鉴别结构完整区和坏死区。缺血性脑血管病急性期，$CMRO_2$值低于$1.4mL \cdot 100g^{-1} \cdot min^{-1}$的灰质，最终必然发生梗死。高于这一阈值，组织的预后则不确定，这与半暗带概念相一致。如果测得梗死部位脑组织CBF低于$12mL \cdot 100g^{-1} \cdot min^{-1}$和$CMRO_2 65\mu mol \cdot 100g^{-1} \cdot min^{-1}$的阈值，脑细胞死亡不可避免，各种治疗无效。过度灌流（luxury per-fusion，LP）即非营养性再灌流，其特征为氧供大于氧需，其PET标志为OEF下降。LP与低灌流相反，提示以前缺血组织再灌流。因为这种灌流进入的组织细胞已死亡又称为非营养性再灌流。有报道认为，LP区CBV增加（真性充血）表明该区血管麻痹性扩张。研究表明，发病5~8小时后PET评价其低代谢的组织容积与发病3个月后CT所示梗死容积高度相关，但两者并不相等，因为周围组织还存在缺血半暗带。因此，缺血性脑血管病急性期明显低代谢区的图谱可早期评估已经明确的损害，还能预言最终梗死的最小容积。

2. 再灌流与半暗带

研究发病5～18小时的患者，1/3有早期高灌流，提示其闭塞动脉再通。这类患者大多数并无代谢降低，反而$CMRO_2$明显升高，这表明细胞间能量依赖的过程在缺血后有所恢复。这部分病例其恢复期CT常显示梗死灶较小。这点与再灌流可能加重缺血性损害的理论相左，但与动物研究显示的早期再灌流可减小梗死面积相一致。说明人类早期高灌流不仅无害，反而有益。关键是再灌流的时间，时间对于缺血组织至关重要。有人研究了缺血性脑血管病发病数小时内的半暗带向梗死的转变情况：有些尽管 CBF 稳定，$CMRO_2$ 仍下降，伴随 OEF 的戏剧性下降，即从高值降至低值，表明组织氧的耗竭；但有些并不出现加重，这与半暗带可逆与不可逆双向特征相一致。一系列的 PET-CT 相关资料分析表明，半暗带组织的最后结果（梗死或恢复），的确因人而异，而且即使同一患者不同区域也可发现血肿破入脑室的途径，表现为高密度区的通道使脑室与血肿相连。

（1）血肿溶解吸收期（两周~两个月）

发病后两周左右，或更早一些，血肿开始溶解吸收。血肿边缘的血红蛋白破坏、纤维蛋白溶解，高密度血肿边缘变模糊，高密度区向心缩小。血肿边缘部分密度降低，边界逐渐不清。溶解与吸收逐渐向中心发展，密度平均每天减少 1.4HU，20 天左右由原来的高密度影转为等密度影，约 3~4 周后血肿完全溶解，病灶逐渐转为低密度影。

（2）囊肿形成期（>2 个月）

经过 6~8 周后，小的出血 CT 可看不出痕迹，较大的血肿则成为边界清晰的充满水样液的囊肿。

脑出血的 CT 表现与血肿形成、吸收与囊变三个病理阶段过程一致。

（3）脑水肿

血肿周围的水肿也呈动态改变。在出血第一天可不出现或表现轻微，CT 上表现为血肿周围宽度均匀的低密度带。出血后两周水肿最明显，范围最大，出现率 100%。以后水肿逐渐减轻，血肿吸收期高密度灶周围的低密度带由周围的低密度血肿带和水肿共同构成，增强检查所显示的环影可将两者分开，环外低密度为水肿，环内低密度为血肿周边的吸收带。

（4）增强

多数情况下，对脑出血患者不作增强扫描。为了鉴别诊断或研究需要，进行强化造影，可发现血肿周边的低密度影内有环状强化，这种强化于发病后 3~5 周出现率最高。这种强化环，Zimmerman 认为是由血肿周围毛细血管肉芽组织增生、自动调节机制丧失所产生的血液过度充盈和血脑屏障破坏等三种原因引起的，而 Laster 认为早期是血脑屏障破坏所致，晚期是毛细血管增生，肉芽组织形成。

3. 蛛网膜下腔出血

在出血急性期 CT 阳性率约为 80%~100%，随时间越长，阳性率逐渐减低，一周以后 CT 很难查出。蛛网膜下腔出血的直接征象是蛛网膜下腔密度增高，脑沟、脑池密度增高，出血量大时呈铸型。大脑前动脉破裂，血液多积聚于视交叉池、侧裂池前部；大脑中动脉破裂，血液多积聚于一侧的外侧裂附近，亦可向内流；颈内动脉破裂，出血也以外侧裂为多；椎基底动脉破裂血液主要积聚于脚间池和环池。蛛网膜下腔出血继发损害的征象较多，有脑积水、脑水肿、脑梗死、脑内血肿、脑室出血和脑疝等。脑水肿是由颅高压及脑血管痉挛所致，弥漫性低密度，以白质为主。脑梗死是严重血管痉挛的结果。

（三）MRI

1. 脑出血

脑出血后血红蛋白在向含铁血黄素演变过程中形成不同形式的血红蛋白，各有其不同的 MRI 信号特点：脱氧血红蛋白（deoxyhemoglobin，DHb）属顺磁性，分布不均可产生 T_2 弛豫增强效应（T_2proton relaxation enhancement，T_2 PRE），使 T_2值缩短，T_2加权像呈低信号。正铁血红蛋白（methemoglobin，MHb）有明显顺磁性，也具有 T_2PRE 效应，但细胞溶解后 MHb 分布均匀，T_2PRE 效应消失反而使 T_2值延长。MHb 内含大量不成对电子，与水分子作用产生“质子-电子、偶极-偶极”质子弛豫增强效应（proton-electron，dipole-dipole and proton relaxation enhancement，PED-DPRE），使 T_1值缩短，T_1加权像呈高信号，同时也缩短 T_2值。含铁血黄素不溶于水，不论被巨噬细胞吞噬还是在细胞溶解后，其始终分布不均匀具有持久的 T_2PRE 效应，缩短 T_2值；细胞溶解后具有较强的缩短 T_1值的作用。据此，脑出血的 MRI 信号及其演变具有一定的规律性，并能反映出脑内血肿所处的各个时期，但血肿内含血量必须在 20mL 以上才具有特征性 MRI 信号演变规律。

（1）超急性期（急性早期）

出血 24 小时内，T_1加权像呈低信号，T_2加权像呈高信号，缺乏特征性信号变化，随血浆吸收，蛋白浓度增高，T_1加权像上信号强度逐渐升高可呈等信号。

（2）急性期

出血第 2~3 天，L 加权像呈稍低或等信号，T_2加权像上因 T_2PRE 缩短 T_2值的作用而呈低信号。

（3）亚急性期

出血第 4~14 天，DHb 向 MHb 转化，初期 MHb 在细胞内形成，其 PED-DPRE 作用使 T_1值缩短，并因血红蛋白的演变由血肿周边开始逐渐向中心部发展，此时血肿周边部为 MHb，中心部仍为 DHb，因此在 T_1加权像上血肿周边为高信号，中央为等或低信号，是血肿进入亚急性期的标志；T_2加权像上由于 MHb 的 T_2PRE 和 PEDDPRE 作用血肿仍呈低信号。随后细胞破裂 MHb 稀释分布均匀，T_2PRE 作用消失，同时 H^+含量增加，使 T_2加权像也呈周边高信号中央低信号的特征。但 T_1加权像上血肿周边高信号环的厚度较 T_2加权像显示的宽，系 MHb 先在细胞内形成，而后才细胞破裂释放出所致。随着 DHb 完全演变为 MHb 和 MHb 的稀释，T_1和 T_2加权像上均呈一致性的高信号，血肿完全呈高信号所需时间长短与血肿大小密切相关。此期血肿周边可有少量 MHb 转化为含铁血黄素，使 T_2值缩短，在血肿部分周边可见小弧形低信号带，以 T_2加权像明显。

（4）慢性期

出血两周后，含铁血黄素在血肿周边形成并沉着，在 T_1和 T_2加权像高信号的周边可见环形低信号带，以 T_2加权像明显，为慢性血肿特征性表现。随着出血的吸收和胶原纤维的增生，以及含铁血黄素的持续存在，在 T_1和 T_2加权像上呈混杂信号，最后形成瘢痕或囊腔。T_2加权像敏感的含铁血黄素低信号的持续存在，是陈旧性出血的特征性标志。

（5）脑水肿

脑出血后 24~48 小时可出现脑水肿并逐渐加重，亚急性期后开始消退，至慢性期后几乎消失，脑水肿在加权像呈低信号，T_2加权像呈高信号。脑内血肿常伴占位效应，表现为病灶邻近处脑沟闭塞、脑室受压甚至中线移位。

（6）其他

同一部位反复大量出血可形成不同时期的血肿，可呈分叶状，MRI 上可见不同时期的血肿并存。脑内血肿如破入脑室，T_1加权像可见脑室铸型状高信号；血肿破入蛛网膜下腔急性期 MRI 常阴性，亚急性期后随 MHb 的形成，T_1加权像可见蛛网膜下腔内线状高信号。

（7）MRI 与 CT 比较

MRI 对急性期以后的出血极敏感，特别是对脑内或蛛网膜下腔少量出血，可清楚显示出血灶，而 CT 常常呈阴性结果。对脑干和小脑出血，CT 常因骨性伪影干扰显示不清，MRI 则可清楚显示。但 MRI 对超急性期脑出血无特征性信号，定性困难，而 CT 则有特征性表现，因此超急性期和急性期脑出血应首选 CT 检查，MRI 更适于急性期以后脑出血全面细致的观察。

2. **蛛网膜下腔出血**

（1）急性期

因为此期脑脊液中血液的血红蛋白主要为氧合血红蛋白和去氧血红蛋白，氧合血红蛋白虽然能增加脑脊液中的蛋白含量，引起少量质子密度增加，但不足以造成肉眼可见的信号强度变化；去氧血红蛋白可使 T_1 缩短，缩短的程度与其浓度的平方根成正比，若出血量太少，一般不能在 MRI 上显示。用 Flair 序列扫描可以提高阳性检出率。

（2）亚急性期或慢性期

蛛网膜下腔出血进入亚急性期或慢性期后，血红蛋白逐渐氧化成了高铁血红蛋白，顺磁性极强，使时间明显缩短，T_1 加权像上呈高信号，此时 CT 难以显示，MRI 显示效果非常好。

第三节 脑血管病相关病变的影像学诊断

一、脑动脉瘤

（一）CT

动脉瘤的 CT 表现有三方面：①动脉瘤本身的形态；②动脉瘤破裂出血；③动脉瘤引起脑血管痉挛及脑水肿。

动脉瘤本身的形态根据动脉瘤内血栓形成情况分为三种类型：

1 型：薄壁无血栓动脉瘤，CT 上显示为圆形高密度区，注射造影剂后明显强化。

2 型：有部分血栓形成的动脉瘤，CT 呈圆球形阴影，中心或偏心为高密度区，周围为高密度的边缘，两者之间为等密度影，分别代表动脉瘤内腔、动脉瘤外层纤维囊壁及动脉瘤血栓。造影剂增强检查血栓无强化，而动脉瘤中心的瘤腔和外层囊壁有明显强化，形成中心高密度区和外周高密度环，中间隔以等密度带，称为 IE 征（target sign），这种特殊形态具有诊断意义。

3 型：完全血栓化的动脉瘤，CT 显示为等密度影，造影剂强化时无中心增强，但可出现囊壁的环状强化。动脉瘤囊腔内强化是造影剂滞留于腔内，动脉瘤囊壁强化相当于硬脑膜的强化，动脉瘤内血栓不被增强。

动脉瘤破裂后，CT 上多不能显示瘤体，但可出现出血、脑积水、脑水肿、脑梗死、脑疝、脑干出血等改变。

（二）MRI

流动的血液由于流空效应在 MRI 上呈无信号区，血栓内的 MHb 在 T_1，和 T_2加权像均呈高信号，含铁血黄素和钙化则呈低信号，因此根据瘤腔内血栓的有无和程度，动脉瘤的三种类型（无血栓形成、部分血栓形成和完全血栓化）各具有特征性 MRI 表现。薄壁无血栓的动脉瘤于 T_1和 T_2加权像上均呈圆形、囊状或梭形无信号区。部分血栓形成的动脉瘤的瘤腔为无信号区，血栓部分因 MHb 与含铁血黄素分层交替存在而于 T_1和 T_2加权像上呈同心圆状分层排列的高、低相间的混杂信号，为动脉瘤的特征性表现。有时瘤腔内血液因形成涡流，流空现象消失，T_2加权像呈不均匀高信号，并常伴有搏动性伪影。完全血栓化的动脉瘤在T_1、T_2加权像上也表现为环形分层的高、低相间的混杂信号，颇具特征性。但有些动脉瘤的血栓不具上述特征，T_1、T_2加权像上只呈简单的混杂信号，特别是当有大量钙化时。动脉瘤多呈圆形，亦可呈管状，可多发，边缘多清晰、光滑，同时伴占位效应，如有脑出血则可见脑出血的特征性信号，并有脑水肿。脑血管造影仅能显示无血栓形成和部分血栓形成的动脉瘤瘤腔，完全血栓化的动脉瘤常不显影或仅见动脉中断。MRI 可准确显示各型动脉瘤的实际大小，有利于全面观察，特别对伴有出血的动脉瘤的显示与鉴别能力较 CT 和脑血管造影明显优越，但对载瘤动脉的确定不及脑血管造影，且对 5mm 以下的动脉瘤的显示远不及脑血管造影，对钙化的显示更不如 CT。

（三）DSA

动脉瘤主要通过脑血管造影进行诊断，可直接显示动脉瘤的部位、形态及形状，表现为以下几方面：①瘤腔显影：动脉干和瘤腔可同时显影，动脉瘤多呈球形、葫芦状及水滴状，有时呈分叶状，多有蒂与动脉干相连。后交通动脉起始部动脉瘤则多呈腊肠状或葫芦状，常向后下方延伸，动脉硬化引起的动脉瘤呈梭形或串珠状。动脉瘤腔内壁光滑，但有破裂出血或血栓形成时则毛糙而不规则。②循环时间延迟；DSA 可直接观察动脉期、毛细血管期和静脉期血流动力学全过程，动脉瘤不仅在动脉早期显影，在毛细血管期及静脉期仍可见整个瘤腔或部分瘤腔显影，排空时间延迟。③远端血管显影不良：动脉瘤较小时远端血管显影可正常，动脉瘤较大时则显影不良或不显影。④瘤腔内血栓形成：可使瘤腔显影不均，呈边缘性或中心性充盈缺损，如为网格状血栓则表现为网格状密度不均，瘤腔完全被血栓充填后，整个瘤腔可不显影，瘤腔入口处被血栓阻塞时或血管痉挛使入口紧闭也可不显影。⑤动脉瘤破裂：直接征象是造影剂外溢，间接征象为瘤腔外形不光滑、毛糙，呈尖突状。

二、脑血管畸形

（一）CT

脑血管畸形，以动静脉畸形（AVM）多见，CT 平扫不能很好地显示，诊断靠 CT 增强扫描或脑血管造影类技术，如 DSA、CTA、MRA。AVM 在 CT 上的表现可分 AVM 病变本身和并发症两方面，观察病变本身在平扫时可显示为高密度、低密度及混合密度影，明显曲张的血管团、附壁血栓、病灶内的胶质增生及钙化可呈斑片状或不规则高密度影，AVM 及附壁血栓也可表现为低密度影。在造影剂强化后，AVM 病灶可呈现四种形态：①结节型；②斑点型；③混杂的不规则型；④均匀密度型。以不规则型为最多，其后依次为均匀密度型、结节型和斑点型，有时可见弧线状或树枝状的增强血管影。

由于 AVM 的盗血，周围脑组织缺血引起脑萎缩，也可能是 AVM 出血，血肿破坏附近脑组织，吸收后留下瘢痕囊腔，均呈现脑萎缩改变。破裂出血形成的血肿在病变周围的脑实质内，位置多表浅，常发生在额、顶、枕叶，与动脉瘤出血不同。

（二）MRI

大的畸形血管因流空效应在 T_1 和 T_2 加权像上均呈无信号暗区，为 AVM 的特征性表现，畸形血管的走行与扫描层面平行时无信号区为管状，两者垂直时则为小圆形，异常血管间常隔以正常脑组织。一般的畸形血管于 T_1 和 T_2 加权像上呈混杂低信号，以 T_2 加权像敏感，为反复少量出血后 MHb、含铁血黄素及纤维化共同作用所致，尤以高场（>0.5T）MR 机显示明显。通常无脑水肿和占位效应，如伴出血可见血肿的 MRI 表现，并出现脑水肿和占位效应，出血可部分或完全掩盖原病灶。

1. AVM

常呈基底在脑皮质尖端指向脑室的楔形，亦可呈不规则状，T_1 和 T_2 加权像上均见无 MRI 信号的蔓状扭曲成团的畸形血管，中间隔以正常脑实质，有时可见粗大的供血动脉和引流静脉，但常规 MRI 难以确定其来源和所属，无明显占位效应和脑水肿。

2. **海绵状血管瘤**

多位于脑深部，亦可位于皮质，呈结节或分叶状，可单发或多发。因有反复少量出血，病灶中心于 T_1 和 T_2 加权像呈混杂高信号，周边为带状低信号，以 T_2 加权像表现明显，系含铁血黄素沉着所致，为 MRI 特征性表现。

3. **静脉血管瘤**

多位于额叶、大脑深部和小脑，畸形血管呈无信号区，系多支静脉汇合而成，典型的呈伞状或条状。条状的静脉发育畸形常规 MRI 有时不易显示，磁共振磁敏感加权成像（SWI）可以清晰显示畸形静脉，有助于诊断。

4. **毛细血管扩张症**

MRI 能显示畸形血管及其反复出血后的特征性信号，并能清楚显示脑萎缩的程度。

MRI 对钙化不敏感，显示能力远不如 CT，如有大面积钙化则 T_1 和 T_2 加权像均呈低信号，以 T_2 加权像显示清，但 MRI 显示钙化的大小远较实际为小。MRI 不仅能显示畸形血管，更能清楚显示所伴发的脑出血程度和破入脑室及蛛网膜下腔的情况，较 CT 和脑血管造影敏感，反映病情全面，特别是能检出脑血管造影阴性的脑血管畸形。但是，对钙化的显示不如 CT，对畸形血管来源的确定不如脑血管造影。

（三）DSA

不仅显示畸形血管团，也可显示供血动脉、引流静脉和伴随的盗血征象。①畸形血管团：畸形血管团是动静脉畸形的特征性表现，在动脉早期即可显影，大小不等，形态各异，互相缠绕成团块状、蜿蜒状、谷穗状等各种形状，边缘不整，血管结构不清。②供血动脉和引流静脉：在动脉早期畸形血管团显影的同时，可见迂曲粗大的动脉进入异常的畸形血管团，可据畸形的部位分别来自颈内动脉系统或椎基动脉系统。迂曲增粗的引流静脉也是在动脉早期显影，最后注入静脉窦，使静脉窦也提前显影，从而使动静脉循环时间缩短，一般为 1 秒左右，该时间越短，说明盗血越严重。

三、烟雾病

（一）CT

烟雾病是颈内动脉床突上段及其分支闭塞引起脑萎缩、梗死、出血和软化，同时伴有脑实质和脑膜广泛侧支循环形成。CT 可显示继发的脑萎缩、脑梗死、脑出血和脑软化等，主要诊断方法为脑血管造影。

烟雾病的 CT 表现有五个方面：①脑萎缩：呈现脑沟、脑裂扩大及侧脑室扩大。②脑梗死：两侧基底节及额、颞叶脑实质多发性低密度区。③脑出血：多见于额叶，形状不整，表现及演变过程与高血压脑出血相同，脑内血肿可破入脑室。④脑软化灶：为脑梗死和脑出血囊变所遗留的病灶，密度呈水样，边界清。以上四种表现，为非特异性改变。⑤在强化检查时，CT 上可看到与脑血管造影上的异常血管网相一致的不规则点状、线状或网状血管影，多见于基底节区，为烟雾病的特殊改变，具有诊断意义。此外，脑底动脉环，特别是大脑前、中动脉近端充盈不良或不显影。

（二）MRI

烟雾病的 MRI 可见大血管狭窄或闭塞的邻近有蜂窝、网状的低信号影，是异常的侧支循环。MRI 还能清楚地显示相应的梗死、出血、软化灶和脑萎缩。虽然 MRI 对异常血管的显示较 CT 清楚，但对其细致观察能力远不如脑血管造影，而对脑内继发性改变的观察 MRI 则较全面准确。

第三章　脑血管疾病

第一节　短暂性脑缺血发作

短暂性脑缺血发作（transient ischemi attack，TIA）指急性发作的短暂性、局灶性的神经功能障碍或缺损，是由于供应该处脑组织（或视网膜）的血流暂时中断所致。TIA 预示患者处于发生脑梗死、心肌梗死和其他致死性血管性疾病的高度危险中。TIA 症状持续时间越长，24h 内完全恢复的概率就越低，脑梗死的发生率随之升高。大于 1 ~2h 的 TIA 比多次为时短暂的发作更为有害。所以 TIA 的早期诊断以及尽早、及时的治疗是很重要的。TIA 是脑血管疾病中最有治疗价值的病种。随着医学的进步，人们对于 TIA 的认识得到了很大提高。

一、定义

TIA 是由颅内血管病变引起的一过性或短暂性、局灶性脑或视网膜功能障碍；临床症状一般持续 10~15min，多在 1h 内，不超过 24h；不遗留神经功能缺损症状和体征；结构性（CT、MRI）检查无责任病灶。需要强调 TIA 指局部脑缺血，与全脑缺血所致的晕厥在病理生理上是完全不同的，症状学上也有一定的区别。

对于 24h 这个时间限定，目前越来越受到质疑。动物实验发现脑组织缺血 3h，局部的缺血损伤不可逆，出现选择性神经元坏死；大脑中动脉阻断缺血 30min，DWI 发现有异常，但病变是可逆的，2. 5h 后即不可逆。临床研究证实 70%TIA 在 10min 内消失，绝大多数 TIA<1h，典型的症状持续数秒到 10~15min。TIA>1~3h 神经功能缺损恢复的概率非常低。近年研究发现前循环 TIA 平均发作 14min，后循环平均 8min。影像学研究表明超过 1h 的 TIA 发作多发现有新的实质性脑病损，同样说明有脑梗死病理改变的 TIA 患者临床上可表现为暂时性的体征。所以有人提出若遇发作超过 1h 的患者，应按急性脑梗死处理。因此，有人提出急性缺血性脑血管综合征（Acute Ischemic Cerebrovascular Syndrome）的概念来描述基于脑缺血这个病理生理基础上的一组临床症状。

二、病因

1. 动脉粥样硬化

老年人 TIA 的病因主要是动脉粥样硬化。

2. 动脉栓子

常由大动脉的溃疡型粥样硬化释放出的栓子阻塞远端动脉所致。

3. 源性栓子：

最多见的原因：①心房纤颤。②瓣膜疾病。③左心室血栓形成。

4. 病因

如下所述：

①血液成分的异常（如真性红细胞增多症、血小板减少症、抗心磷脂抗体综合征等）。

②血管炎或者 Moyamoya 病是青少年和儿童 TIA 的常见病因。

③夹层动脉瘤。

④血流动力学的改变：如任何原因的低血压、心律不齐、锁骨下盗血综合征和药物的不良反应。

三、临床表现

大部分患者就诊往往在发病间歇期，没有任何阳性体征，诊断通常是依靠病史的回顾。TIA 的症状是多种多样的，取决于受累血管的分布。

（一）视网膜 TIA（retinal transient ischemic attack，RTIA）

RTIA 也称为发作性黑矇或短暂性单眼盲。短暂的单眼失明是颈内动脉分支眼动脉缺血的特征性症状，但是少见。患者主诉为短暂性视物模糊、眼前灰暗感或眼前云雾状。RTIA 的发作时间极短暂，一般<15min，大部分为 1～5min，罕有超过 30min 的。阳性视觉现象如闪光、闪烁发光或城堡样闪光暗点一般为先兆性偏头痛的症状，但颈动脉狭窄超过 75%的 RTIA 患者也可见此类阳性现象。短暂单眼失明发作时无其他神经功能缺损。患者就医前 RTIA 发作的次数和时间变化很大，从几天到 1 年，从几次到 100 次不等。RTIA 的预后较好，发作后出现偏瘫性中风和网膜性中风的危险性每年为 2%～4%，较偏瘫性 TIA 的危险率低（12%～13%）；当存在有轻度颈动脉狭窄时危险率为 2.3%；而存有严重颈动脉狭窄时前两年的危险率可高达 16.6%。

（二）颈动脉系统 TIA

亦称为短暂偏瘫发作（transient hemispheric attacks，THAs），最常见的症状群为偏侧肢体发作性瘫痪和感觉异常或单肢的发作性瘫痪，以面部和上肢受累严重；其次为对侧纯运动偏瘫、偏身纯感觉障碍，肢体远端受累较重，有时可是唯一表现。主侧颈动脉缺血可表现为失语，伴或不伴对侧偏瘫。偏盲也常发生于颈动脉缺血；认知功能障碍和行为障碍有时也可是其表现。THAs 的罕见形式是肢体摇摆（shaking），表现为反复发作的对侧上肢或腿的不自主和不规律的摇摆、颤抖、战栗、抽搐、拍打、摆动。这型 TIA 和癫痫发作难以鉴别。某些脑症状如“异己手综合征”，岛叶缺血的面部情感表情的丧失，顶叶的假性手足徐动症等，患者难以叙述，一般医生认识不足，多被忽略。

（三）椎-基底动脉系统 TIA（vertebral basel transient ischemic attacks，VBTIAs）

孤立的眩晕、头晕和恶心多不是 TIA 所造成，VBTIAs 可造成发作性眩晕，但同时或其他时间多伴有其他椎-基底动脉的症状和体征发作：包括前庭小脑症状，眼运动异常（如复视），单侧或双侧或交叉的运动和感觉症状、共济失调等。大脑后动脉缺血可表现为皮质性盲和视野缺损。另外，还可以出现猝倒症，常在迅速转头时突然出现双下肢无力而倒地，意识清楚，常在极短时间内自行起立，此发作可能是双侧脑干内网状结构缺血导致机体肌张力突然降低而发生。

四、诊断

TIA 发作的特征：①好发于 60 岁以上的老年人，男性多于女性。②突然发病，发作持续时间<1h。③多有反复发作的病史。④神经功能缺损不呈进展性和扩展性（march of symptoms）。

五、治疗

TIA 是卒中的高危因素，须对其积极进行治疗，整个治疗应尽可能个体化。治疗的目的是推迟或预防梗死（包括脑梗死和心肌梗死）的发生，治疗脑缺血和保护缺血后的细胞功能。

主要治疗措施：①控制危险因素。②药物治疗：抗血小板聚集、抗凝、降纤。③外科治疗，同时改善脑血流和保护脑细胞。

（一）危险因素的处理

寻找病因和相关的危险因子，同时进行积极治疗。其危险因素与脑卒中相同。

AHA 提出的 TIA 后危险因素干预方案：

合并糖尿病，血压 < 130/85mmHg（17.3kPa/11.3kPa）；LDL < 100mg/dl；fBG < 126；戒烟和酒；控制高血压；治疗心脏病；适量体育运动，每周至少 3~4 次，每次 30~60min。鉴于流行病和实验研究资料关于绝经后雌激素对于血管性疾病影响的矛盾性，AHA 不建议有 TIA 发作的绝经期妇女终止雌激素替代治疗。

（二）药物治疗

抗血小板聚集药物治疗：已证实对有卒中危险因素的患者行抗血小板治疗能有效预防中风。对 TIA 尤其是反复发生 TIA 的患者应首先考虑选用抗血小板药物。

《中国脑血管病防治指南》建议：

①大多数 TIA 患者首选阿司匹林治疗，推荐剂量为 50~150mg/d。

②有条件时，也可选用阿司匹林 25mg 和潘生丁缓释剂 200mg 的复合制剂，每天两次，或氯吡格雷 75mg/d。

③如使用噻氯匹定，在治疗过程中应注意检测血常规。

④频繁发作 TIA 时，可选用静脉滴注抗血小板聚集药物。

（三）抗凝治疗

目前尚无有力的临床试验证据来支持抗凝治疗作为 TIA 的常规治疗。但临床上对心房颤动、频繁发作 TIA 或椎-基底动脉 TIA 患者可考虑选用抗凝治疗。

《中国脑血管病防治指南》建议：

①抗凝治疗不作为常规治疗。

②对于伴发心房颤动和冠心病的 TIA 患者，推荐使用抗凝治疗（感染性心内膜炎除外）。

③TIA 患者经抗血小板治疗，症状仍频繁发作，可考虑选用抗凝治疗：

④降纤治疗。

《中国脑血管病防治指南》建议 TIA 患者有时存在血液成分的改变，如纤维蛋白原含量明显增高，或频繁发作患者可考虑选用巴曲酶或降纤酶治疗。

（四）TIA（特别是频发 TIA）后立即发生的急性中风的处理

溶栓是首选（NIH 标准）：

（1）适用范围

①发病<1h。②脑 CT 示无出血或清晰的梗死。③实验室检查示血球容积、血小板、PT/P1T 均正常。

（2）操作

①静脉给予 tPA0.9mg/kg，10%于 1min 内给予，其余量于 60min 内给予；同时应用神经保护剂，以减少血管再通-再灌注损伤造成进一步的脑损伤。②每小时神经系统检查 1 次，共 6 次，以后每 2h 检查 1 次，共 12 次（24h）。③第二天复查 CT 和血液检查。

（五）外科治疗

1. 颈动脉内膜剥脱术（carotid endarterectomy，CEA）

（1）适应证

①规范内科治疗无效。②反复发作（在 4 个月内）TIA。③颈动脉狭窄程度>70%者。④双侧颈动脉狭窄者。⑤有症状的一侧先手术。⑥症状严重的一侧伴发明显血流动力学改变先手术。

（2）禁忌证

①<50%症状性狭窄。②<60%无症状性狭窄。③不稳定的内科和神经科状态（不稳定的心绞痛、新近的心肌梗死、未控制的充血性心力衰竭、高血压或糖尿病）。④最近大的脑梗死、出血性梗死、进行性中风。⑤意识障碍。⑥外科不能达到的狭窄。

（3）CEA 的危险或并发症

CEA 的并发症降低至≤3%，才能保证 CEA 优于内科治疗。

CEA 的并发症包括围手术期和术后两部分并发症。围手术期并发症有脑卒中、心肌梗死和死亡；术后并发症有颅神经损伤、伤口血肿、高血压、低血压、高灌注综合征、脑出血、癫痫发作和再狭窄。①颅神经损伤：舌下神经、迷走神经、面神经、副神经。②颈动脉内膜剥脱术后高灌注综合征：在高度狭窄和长期低灌注的患者，狭窄远端的低灌注区的脑血管自我调节功能严重受损或麻痹，此处的小血管处于极度扩张状态，以保证适当的血流供应。当正常灌注压或高灌注压再建后，由于血管自我调节的麻痹，自我血管收缩以保护毛血管床的功能丧失，可造成脑水肿和出血。脑血流的突然增加最常见的临床表现是严重的单侧头痛，特征是直立位时头痛改善。这些头痛患者的脑血流从术前的平均 43±16mL/100g · min 到术后的 83±39mL/100g · min。③脑实质内出血：是继发于高灌注的最坏的情况，术后两周发生率为 0.6%。出血量大，后果严重，死亡率高（60%）和预后不良（25%）。④癫痫发作：发生率为 3%，高灌注综合征造成的脑水肿是重要的原因，或为高血压脑病造成。

2. 血管介入治疗

相对于外科手术治疗而言，血管介入在缺血性脑血管病的应用历史较短。自 1974 年问世以来，经皮腔内血管成形术（percutaneous transluminal angioplasty，PTA）成为一种比较成熟的血管再通技术被广泛应用于冠状动脉、肾动脉以及髂动脉等全身血管狭窄性病变。PTA 成功运用于颈动脉狭窄的最早报道见于 1980 年。1986 年作为 PTA 技术的进一步发展的经皮腔内血管内支架成形术（percutaneous transluminal angioplasty and stenting，PTAS）正式运用于临床，脑血管病的血管介入治疗开始了迅速的发展。

颅内段颈内动脉以及分支的狭窄，手术困难，药物疗效差，介入治疗可能是较好的选择。但是由于颅内血管细小迂曲，分支较多，且血管壁的弹力层和肌层较薄，周围又缺乏软组织，故而手术操作困难，风险大，相关报道少。

大多数学者认为颅外段颈动脉狭窄患者符合下列条件可考虑实施 PTA 或 PTAS：①狭窄>70%。②病变表面光滑，无溃疡、血栓或明显钙化。③狭窄较局限并呈环型。④无肿瘤、疤痕等血管外狭窄因素。⑤无严重动脉迂曲。⑥手术难以抵达部位（如颈总动脉近端、颈内动脉颅内段）的狭窄。⑦非动脉粥样硬化性狭窄（如动脉肌纤维发育不良、动脉炎或放射性损伤）。⑧复发性颈动脉狭窄。⑨年迈体弱，不能承受或拒绝手术。

禁忌证：①病变严重钙化或有血栓形成。②颈动脉迂曲。③狭窄严重，进入导丝或球囊困难，或进入过程中脑电图监测改变明显。④狭窄<70%。

椎动脉系统 TIA，应慎重选择适应证。

其他还有颈外-颈内动脉搭桥治疗初步研究患者可以获益，但仍需更多的随机临床研究证实，同时评价其远期疗效。

第二节 脑梗死

一、脑血栓形成概述

脑血栓形成（CI）又称缺血性卒中（CIS），是指在脑动脉本身病变基础上，继发血液有形成分凝集于血管腔内，造成管腔狭窄或闭塞，在无足够侧支循环供血的情况下，该动脉所供应的脑组织发生缺血，变性坏死，出现相应的神经系统受损表现或影像学上显示出软化灶，称为脑血栓形成。90%的脑血栓形成是在脑动脉粥样硬化的基础上发生的。脑梗死约占全部脑卒中的 80%。

脑梗死包括：

①大面积脑梗死：通常是颈内动脉主干、大脑中动脉主干或皮质支的完全性卒中，患者表现为病灶对侧完全性偏瘫、偏身感觉障碍及向病灶对侧的凝视麻痹，可有头痛和意识障碍，并呈进行性加重。

②分水岭性脑梗死（CWSI）：是指相邻血管供血区之间分水岭区或边缘带的局部缺血。多由于血流动力学障碍所致。结合 CT 可分为皮质前型，为大脑前与大脑中动脉供血区的分水岭脑梗死；皮质后型，为大脑中动脉与大脑后动脉，或大脑前、中、后动脉皮质支间的分水岭区；皮质下型，为大脑前、中、后动脉皮质支与深穿支间或大脑前动脉回返支与大脑中动脉的豆纹动脉间的分水岭区梗死。

③出血性脑梗死：是由于脑梗死供血区内动脉坏死后血液漏出继发出血，常见于大面积脑梗死后。

④多发性脑梗死：是指两个或两个以上不同的供血系统脑管闭塞引起的梗死，多为反复发生脑梗死的后果。

（一）临床表现

本病好发于中年以后，60 岁以后动脉硬化性脑梗死发病率增高。男性较女性为多。起病前多有前驱症状，表现为头痛、眩晕和短暂性肢体麻木、无力，约 25%的患者有短暂性脑缺血发作史。起病较缓慢。患者多在安静和睡眠中起病。

动脉硬化性脑梗死发病后意识常清醒，如果大脑半球较大面积梗死、缺血、水肿可影响间脑和脑干的功能，起病后不久出现意识障碍。如果发病后即有意识不清，要考虑椎-基底动脉系统梗死。动脉硬化性脑梗死可发生于脑动脉的任何一分支，不同的分支可有不同的临床特征，常见的有如下几种：

1. 颈内动脉闭塞

临床主要表现病灶侧单眼失明（一过性黑矇，偶可为永久性视力障碍），或病灶侧 Homer 征，对侧肢体运动或感觉障碍及对侧同向偏盲，主侧半球受累可有运动性失语。颈内动脉闭塞也可不出现局灶症状，这取决于前、后交通动脉，眼动脉、脑浅表动脉等侧支循环的代偿功能。

2. 大脑中动脉闭塞

大脑中动脉是颈内动脉的延续，是最容易发生闭塞的血管。①主干闭塞时引起对侧偏瘫、偏身感觉障碍和偏盲，主侧半球主干闭塞可有失语、失写、失读症状；②大脑中动脉深支或豆纹动脉闭塞可引起对侧偏瘫，一般无感觉障碍或同向偏盲；③大脑中动脉各皮质支闭塞可分别引起运动性失语，感觉性失语、失读、失写、失用，偏瘫以面部及上肢为重。

3. **大脑前动脉闭塞**

①皮质支闭塞时产生对侧下肢的感觉及运动障碍，伴有尿潴留；②深穿支闭塞可致对侧中枢性面瘫、舌瘫及上肢瘫痪，亦可发生情感淡漠、欣快等精神障碍及强握反射。

4. **大脑后动脉闭塞**

大脑后动脉大多由基底动脉的终末支分出，但有5%~30%的人，其中一侧起源于颈内动脉。①皮质支闭塞：主要为视觉通路缺血引起的视觉障碍，对侧同向偏盲或上象限盲；②深穿支闭塞，出现典型的丘脑综合征，对侧半身感觉减退伴丘脑性疼痛，对侧肢体舞蹈样徐动症等。

5. **基底动脉闭塞**

该动脉发生闭塞的临床症状较复杂，亦较少见。常见症状为眩晕、眼球震颤、复视、交叉性瘫痪或交叉性感觉障碍，肢体共济失调，若主干闭塞则出现四肢瘫痪、眼肌麻痹、瞳孔缩小，常伴有面神经、展神经、三叉神经、迷走神经及舌下神经的麻痹及小脑症状等，严重者可迅速昏迷，发热达41℃~42℃，以至死亡。基底动脉因部分阻塞引起脑桥腹侧广泛软化，则临床上可产生闭锁综合征，患者四肢瘫痪，不能讲话，但神志清楚，面无表情，缄默无声，仅能以眼球垂直活动示意。

在椎-基底动脉系统血栓形成中，小脑后下动脉血栓形成是最常见的，称延髓外侧部综合征，表现为眩晕、恶心、呕吐、眼震、同侧面部感觉缺失、同侧霍纳综合征、吞咽困难、声音嘶哑、同侧肢体共济失调及对侧面部以下痛、温觉缺失。

小脑后下动脉的变异性较大，故小脑后下动脉闭塞所引起的临床症状较为复杂和多变，但必须具备两条基本症状即一侧后组脑神经麻痹，对侧痛、温觉消失或减退，才可诊断。

根据缺血性卒中病程分为：①进展型：指缺血发作6h后，病情仍在进行性加重。此类患者约占40%以上，造成进展的原因很多，如血栓的扩展，其他血管或侧支血管阻塞、脑水肿、高血糖、高温、感染、心肺功能不全，多数是由于前两种原因引起的。据报道，进展型颈内动脉系统占28%，椎-基底动脉系统占54%。②稳定型：发病后病情无明显变化者，倾向于稳定型卒中，一般认为颈内动脉系统缺血发作24h以上，椎-基底动脉系统缺血发作72h以上者，病情稳定，可考虑稳定型卒中。此类型卒中，CT所见与临床表现相符的梗死灶多，提示脑组织已经有了不可逆的病损。③完全性卒中：指发病后神经功能缺失症状较重较完全，常于数小时内（<6h）达到高峰。④可逆性缺血性神经功能缺损（R1ND）：指缺血性局灶性神经障碍在3周之内完全恢复者。

（二）诊断

主要有以下几点：

①多发生于中老年人。

②静态下发病多见，不少患者在睡眠中发病。

③病后几小时或几天内病情达高峰。

④出现面、舌及肢体瘫痪，共济失调，感觉障碍等定位症状和体征。

⑤脑 CT 提示症状相应的部位有低密度影或脑 MRI 显示长 T_1和长 T_2异常信号。

⑥多数患者腰椎穿刺检查提示颅内压、脑脊液常规和生化检查正常。

⑦有高血压、糖尿病、高血脂、心脏病及脑卒中史。

⑧病前有过短暂性脑缺血发作者。

（三）治疗

治疗脑血栓形成的药物和方法有上百种，各家医院的用法大同小异。脑血栓形成的恢复程度取决于梗死的部位及大小、侧支循环代偿能力和神经功能障碍的康复效果。一般来讲，在进行性卒中即脑血栓形成在不断地加重时，应尽早进行抗凝治疗；在脑血栓形成的早期，有条件时，应尽早进行溶栓治疗；如果丧失上述机会或病情不允许，则进行一般性治疗。在药物治疗中，如果病情已经稳定，应尽早进行早期康复治疗。不论是完全恢复正常或留有后遗症者，应长期进行综合性预防，以防止脑血栓的复发。

急性期的治疗原则：①超早期治疗：提高全民的急救意识，为获得最佳疗效力争超早期溶栓治疗。②针对脑梗死后的缺血瀑布及再灌注损伤进行综合保护治疗。③采取个性化治疗原则。④整体化观念：脑部病变是整体的一部分，要考虑脑与心脏及其他器官功能的相互影响，如脑心综合征、多脏器功能衰竭，积极预防并发症，采取对症支持疗法，并进行早期康复治疗。⑤对卒中的危险因素及时给予预防性干预措施。最终达到挽救生命、降低病残及预防复发的目的。

1. 超早期溶栓治疗

（1）临床上常用的溶栓药物

尿激酶（UK）、链激酶（SK）、重组的组织型纤溶酶原激活药（rt-PA）。尿激酶在我国应用最多，常用量 25 万～100 万 U，加入 5% 葡萄糖溶液或生理盐水中静脉滴注，30 min～2h 滴完，剂量应根据患者的具体情况来确定，也可采用 DSA 监测下选择性介入动脉溶栓；rt-PA 是选择纤维蛋白溶解药，与血栓中纤维蛋白形成复合体后增强了与纤溶酶原的亲和力，使纤溶作用局限于血栓形成的部位，每次用量为 0.9mg/kg 体重，总量<90mg；有较高的安全性和有效性，rt-PA 溶栓治疗宜在发病后 3h 进行。

（2）适应证

凡年龄<70 岁；无意识障碍；发病在 6h 内，进展性卒中可延迟到 12h；治疗前收缩压<26.7 kPa（200mmHg）或舒张压<16kPa（120 mmHg）；CT 排除颅内出血；排除 TIA；无出血性疾病及出血素质；患者或家属同意，都可进行溶栓治疗。

（3）溶栓方法

应用溶栓药物治疗目前尚无统一标准，由于个体差异，剂量波动范围也大。不同的溶栓药物和不同的给药途径，用药的剂量也不同。

①尿激酶：静脉注射的剂量分为两种。

a. 大剂量：100 万~200 万 U 溶于生理盐水 500~1 000mL 中，静脉滴注，仅用 1 次。

b. 小剂量：20 万~50 万 U 溶于生理盐水 500mL 中，静脉滴注，1 次/d，可连用 3~5 次。动脉内注射的剂量为 10 万~30 万 U。

②rt-PA：美国国立卫生院的试验结果认为，rt-PA 治疗剂量 40.85mg/kg 体重、总剂量<90mg 是安全的。其中 10%可静脉推注，剩余 90%的剂量在 24h 内静脉滴注。

2. **抗凝治疗**

（1）常用药物

口服抗凝药物：

①双香豆素及其衍生物：能阻碍血液中凝血因子的形成，使其含量降低，其抗凝作用显效较慢（用药后 24~48h，甚至 72h），持续时间长，单独应用仅适用于发展较缓慢的患者或用于心房颤动患者脑卒中的预防。口服抗凝剂中，华法林和新抗凝片的开始剂量分别为 4~6mg 和 1~2mg，开始治疗的 10d 内测定凝血因子时间和活动度应每日 1 次，以后每周 3 次，待凝血因子活动度稳定于治疗所需的指标时，则 7~10d 测定 1 次，同时应检测国际规格化比值（INF）。

②藻酸双酯钠：又称多糖硫酸酯（多糖硫酸盐，PSS）。系从海洋生长的褐藻中提取的一种类肝素药物。但作用强度是肝素的 1/3，而抗凝时间与肝素相同。主要作用是抗凝血、降低血液黏稠度、降低血脂及改善脑微循环。用法：按 2~4mg/kg 体重加入 5%葡萄糖溶液 500mL，静脉滴注，30 滴/min，1 次/d，10d 为 1 个疗程。或口服，每次 0.1g，1 次/d，可长期使用。个别患者可能出现皮疹、头痛、恶心、皮下出血点。

（2）抗凝治疗的适应证

①短暂性脑缺血发作；②进行性缺血性脑卒中；③椎-基底动脉系统血栓形成；④反

复发作的脑栓塞；⑤应用于心房颤动患者的卒中预防。

（3）抗凝治疗的禁忌证

①有消化道溃疡病史者；②有出血倾向者、血液病患者；③高血压（血压24/13.3kPa（180/100mmHg）以上）；④有严重肝、肾疾病者；⑤临床不能除外颅内出血者。

3. 降纤治疗

可以降解血栓蛋白质、增加纤溶系统活性、抑制血栓形成或促进血栓溶解。此类药物亦应早期应用（发病6h以内），特别适用于合并高纤维蛋白原血症者。降纤酶、东菱克栓酶、安克洛酶和蚓激酶均属这一类药物。但降纤至何种程度，如何减少出血并发症等问题尚待解决。有报道，发病后3h给予Ancrod可改善患者的预后。

4. 扩容治疗

主要是通过增加血容量，降低血液黏稠度，起到改善脑微循环作用。

（1）右旋糖酐-40

主要作用为阻止红细胞和血小板聚集，降低血液黏稠度，以改善循环。用法：10%右旋糖酐-40，500mL，静脉滴注，1次/d，10d为1个疗程。可在间隔10～20d后，再重复使用1个疗程。有过敏体质者，应做过敏皮试阴性后方可使用。心功能不全者应使用半量，并慢滴。患有糖尿病者，应同时加用相应胰岛素治疗。高血压患者慎用。有意识障碍或提示脑水肿明显者禁用。无论有无高血压，均需要观察血压情况。

（2）706代血浆（6%羟乙基淀粉）

作用和用法与右旋糖酐-40相同，只是不需要做过敏试验。

5. 扩血管治疗

血管扩张药过去曾被广泛应用，此法在脑梗死急性期不宜使用。原因为缺血区的血管因缺血、缺氧及组织中的乳酸聚集已造成病理性的血管扩张，此时应用血管扩张药，则造成脑内正常血管扩张，也波及全身血管，以至于使病变区的血管局部血流下降，加重脑水肿，即所谓盗血现象。如有出血性梗死时可能会加重出血，因此，只在病变轻、无水肿的小梗死灶或脑梗死发病3周后无脑水肿者可酌情使用，且应注意有无低血压。

（1）罂粟碱

具有非特异性血管平滑肌的松弛作用，直接扩张脑血管，降低脑血管阻力，增加脑局部血流量。用法：60mg加入5%葡萄糖液500mL中，静脉滴注，1次/d，可连用3～5d；或20～30mg，肌内注射，1次/d，可连用5～7d；或每次30～60mg口服，3次/d，连用7～10d。注意本药每日用量不应超过300mg，不宜长期使用，以免成瘾。在用药时可能因血管明显扩张导致明显头痛。

（2）己酮可可碱

直接抑制血管平滑肌的磷酸二酯酶，达到扩张血管的作用；还能抑制血小板和红细胞的聚集。用法：100~200mg加入5%葡萄糖液500mL中，静脉滴注，1次/d，连用7~10d。或口服每次100~300mg，3次/d，连用7~10d。本药禁用于刚患心肌梗死、严重冠状动脉硬化、高血压者及孕妇。输液过快者可出现呕吐及腹泻。

（3）环扁桃酯

又名三甲基环己扁桃酸或抗栓丸。能持续性松弛血管平滑肌，增加脑血流量，但作用较罂粟碱弱。用法：每次0.2~0.4g口服，3次/d，连用10~15d。也可长期应用。

（4）氢化麦角碱

又称喜得镇或海得琴，系麦角碱的衍生物。其直接激活多巴胺和5-HT受体，也阻断去甲肾上腺素对血管受体的作用，使脑血管扩张，改善脑微循环，增加脑血流量。用法：每次口服1~2mg，3次/d，1~3个月为1个疗程，或长期使用。本药易引起直立性低血压，因此，低血压患者禁用。

6. 钙离子拮抗药

其通过阻断钙离子的跨膜内流而起作用，从而缓解平滑肌的收缩、保护脑细胞、抗动脉粥样硬化、维持红细胞变形能力及抑制血小板聚集。

（1）尼莫地平

又称硝苯甲氧乙基异丙啶。为选择性地作用于脑血管平滑肌的钙离子拮抗药，对脑以外的血管作用较小，因此，不起降血压作用。主要缓解血管痉挛，抑制肾上腺素能介导的血管收缩，增加脑组织葡萄糖利用率，重新分布缺血区血流量。用法：每次口服20~40mg，3次/d，可经常使用。

（2）尼莫通

为尼莫地平的同类药物，只是水溶性较高。每次口服30~60mg，3次/d，可经常使用。

（3）尼卡地平

又称硝苯苯胺啶。系作用较强的钙离子通道拮抗药。选择性作用于脑动脉、冠状动脉及外周血管，增加心脑血流量和改善循环，同时有明显的降血压作用。用法：每次口服20~40mg，3次/d，可经常使用。

（4）桂利嗪（脑益嗪、肉桂苯哌嗪、桂益嗪）

为哌嗪类钙离子拮抗药，扩张血管平滑肌，能改善心脑循环。还有防止血管脆化作用。用法：每次口服25~50mg，3次/d，可经常使用。

（5）盐酸氟桂利嗪

与脑益嗪为同一类药物。用法：每次口服 5~10mg，1 次/d，连用 10~15d。因本药可增加脑脊液，故颅内压增高者不用。

7. 抗血小板药

主要通过失活脂肪酸环化酶，阻止血小板合成 TXA_2，并抑制血小板释放 ADP、5-HT、肾上腺素、组胺等活性物质，以抑制血小板聚集，达到改善微循环及抗凝作用。

（1）阿司匹林

阿司匹林也称乙酰水杨酸，有抑制环氧化酶，使血小板膜蛋白乙酰化，并能抑制血小板膜上的胶原糖基转移酶的作用。由于环氧化酶受到抑制，使血小板膜上的花生四烯酸不能被合成内过氧化物 PGG_2和 TXA_2，因而能阻止血小板的聚集和释放反应。在体外，阿司匹林可抑制肾上腺素、胶原、抗原-抗体复合物、低浓度凝血酶所引起的血小板释放反应，具有较强而持久的抗血小板聚集作用。成人口服 0.1~0.3g 即可抑制 TXA_2 的形成，其作用可持续 7~10d 之久，这一作用在阻止血栓形成，特别在防治心脑血管血栓性疾病中具有重要意义。

由于血管壁的内皮细胞存在前列环素合成酶，能促进前列环素（PGI_2）的合成，PGI_2 为一种强大的抗血小板聚集物质。试验证明，不同剂量的阿司匹林对血小板 TXA_2与血管壁内皮细胞 PGI_2形成有不同的影响。小剂量（2mg/kg 体重）即可完全抑制人的血小板 TXA_2的合成，但不抑制血管壁内皮细胞 PGI_2的合成，产生较强的抗血小板聚集作用，但大剂量（100~200mg/kg 体重）时血小板 TXA_2和血管壁内皮细胞 PGI_2的合成均被抑制，故抗血小板聚集作用减弱，有促进血栓形成的可能性。但大剂量长期服用阿司匹林的临床试验表明无血栓形成的增加。小剂量（3~6mg/kg 体重）或大剂量（25~80mg/kg 体重）都能延长出血时间，说明阿司匹林对血小板环氧化酶的作用较对血管壁内皮细胞前列环素合成酶作用占优势。因此，一般认为小剂量（160~325mg/d）对多数人有抗血栓作用，中剂量（500~1 500mg/d）对某些人有效，大剂量（1 500mg/d 以上）才可促进血栓形成。

（2）噻氯匹定

噻氯匹定英文名 Ticlopidine，也称力抗栓，能抑制纤维蛋白原与血小板受体之间的附着，致使纤维蛋白原在血小板相互集中中不能发挥桥联作用；刺激血小板腺苷酸环化酶，使血小板内 cAMP 增高，抑制血小板聚集；减少 TXA_2的合成；稳定血小板膜，抑制 ADP、胶原诱导的血小板聚集。因此，噻氯匹定药理作用是对血小板聚集的各个阶段都有抑制作用，即减少血小板的黏附，抑制血小板的聚集，增强血小板的解聚作用，以上特性表现为出血时间延长，对凝血试验无影响。服药后 24~48h 才开始起抗血小板作用，3~5d 后作用达高峰，停药后其作用仍可维持 3d。口服每次 125～250mg，每日 1 或两次，进餐时服用。可随患者具体情况而调整剂量。噻氯匹定对椎-基底动脉系统缺血性卒中的预防作用优于颈内动脉系统，并且效果优于阿司匹林，它同样可以预防卒中的复发。

噻氯匹定的不良反应有粒细胞减少，发生率约为 0.8%，常发生在服药后最初 3 周，其他尚有腹泻、皮疹（约 2%）等，停药后不良反应一般可消失。极个别患者有胆汁淤积性黄疸和（或）转氨酶升高。不宜与阿司匹林、非类固醇抗炎药和口服抗凝药合用。由于可产生粒细胞减少，服药后前 3 个月内每两周做白细胞数监测。由于延长出血时间，对有出血倾向的器质性病变如活动性溃疡或急性出血性卒中、白细胞减少症、血小板减少症等患者禁用。

（3）氯吡格雷

氯吡格雷的化学结构与噻氯匹定相近。活性高于噻氯匹定。氯吡格雷通过选择性不可逆地和血小板 ADP 受体结合，抑制血小板聚集防止血栓形成和减轻动脉粥样硬化。氯吡格雷 75mg/d 与噻氯匹定 250mg 两次/d 抑制效率相同。不良反应有皮疹、腹泻、消化不良，消化道出血等。

（4）双嘧达莫

又名潘生丁、双嘧哌胺醇。通过抑制血小板中磷酸二酯酶的活性，也有可能刺激腺苷酸环化酶，使血小板内环磷酸腺苷（cAMP）增高。从而抑制 ADP 所诱导的初发和次发血小板聚集反应。在高浓度下可抑制血小板对胶原、肾上腺素和凝血酶的释放反应。双嘧达莫可能还有增强动脉壁合成前列环素、抑制血小板生成 TXA_2 的作用。口服每次 50～100mg，3 次/d，可长期服用。合用阿司匹林更有效。不良反应有恶心、头痛、眩晕、面部潮红等。

二、脑栓塞

（一）概述

脑栓塞是指血液中的各种栓子进入脑动脉，阻塞脑血流，当侧支循环不能及时代偿时，该动脉供血区脑组织缺血性坏死，从而出现相应的脑功能障碍，占脑卒中的 15%～20%。栓子多来源于心脏疾病，主要病因是风湿性心瓣膜病、心内膜炎、先天性心脏病、心肌梗死、心律失常等；此外，还有心脏手术、动脉内介入治疗、长骨骨折等。

（二）临床表现

1. 起病情况

以青壮年多见，可在安静或体力活动时发生，起病急骤，数秒至数分钟内达最高峰，是各种类型脑卒中起病最快的类型，且多无前驱症状。

2. 主要临床表现

颈内动脉系统栓塞多于椎-基底动脉系统栓塞，神经功能障碍取决于栓子的数目、范围和部位，可引起偏瘫、偏身感觉障碍、视野缺损、失语等症状。少数患者有头痛、呕吐和癫痫发作。可有短时意识障碍，但椎-基底动脉或大血管栓塞时可迅速昏迷，并有广泛性脑水肿及明显颅内高压表现。

3. 可能发现的临床表现

内脏或下肢动脉栓塞的表现，如呼吸困难、腹痛、便血、下肢动脉搏动消失等。

4. 感染性脑栓塞

可伴有发热、头痛、乏力等全身表现。

（三）诊断

1995 年第四届全国脑血管病会议组制定的脑栓塞诊断标准如下：①多为急骤发病。②多数无前驱症状。③一般意识清楚或有短暂性意识障碍。④有颈动脉系统和/或椎-基底动脉系统的症状和体征。⑤腰穿脑脊液一般不含血，若有红细胞可考虑出血性脑梗死。⑥栓子的来源可为心源性或非心源性，也可同时伴有其他脏器、皮肤、黏膜等栓塞症状。

（四）治疗

1. 脑栓塞治疗

治疗方案与动脉血栓性脑梗死的治疗基本相同，但应注意：①对大脑中动脉主干栓塞的患者，应争取在时间窗内实施静脉溶栓治疗，但由于出血性梗死多见，溶栓适应证应更严格掌握。②感染性栓塞禁用溶栓或抗凝治疗，以免感染在颅内扩散，应加强抗感染治疗。③心腔内有附壁血栓或瓣膜赘生物，或脑栓塞有复发可能者，或心房颤动患者应长期抗凝治疗，以防栓塞复发；有抗凝禁忌证者，有时可选用抗血小板聚集治疗。④脂肪栓塞可用 5%碳酸氢钠溶液或 10%乙醇 250mL 静脉滴注，每日两次，有利于脂肪颗粒溶解。⑤气栓应取头低、左侧卧位，如为减压病应尽快用高压氧治疗，如有癫痫发作应予抗癫痫治疗。⑥补液、脱水治疗过程中注意保护心功能。

2. 原发疾病治疗

控制心律失常，手术治疗先天性心脏病和风湿性心瓣膜病，积极对感染性心内膜炎行抗感染治疗，可根除栓子来源，预防栓塞复发。

三、分水岭脑梗死

分水岭脑梗死（CWSI）是指脑内相邻血管供血区之间分水岭区或边缘带的局部缺血。一般认为，CWSI 多由于血流动力学障碍所致；典型者发生于颈内动脉严重狭窄或闭塞伴全身血压降低时，亦可由心源性或动脉源性栓塞引起。约占脑梗死的 10%。临床常呈卒中样发病，多无意识障碍，症状较轻，恢复较快。根据梗死部位的不同，重要的分水岭区包括：①大脑前动脉和大脑中动脉皮质支的边缘区，梗死位于大脑凸面旁矢状带，称为前分水岭区梗死；②大脑中动脉和大脑后动脉皮质支的边缘区，梗死位于侧脑室体后端的扇形区，称为后上分水岭梗死；③大脑前、中、后动脉共同供血的顶、颞、枕叶三角区，梗死位于侧脑室三角部外缘，称为后下分水岭梗死；④大脑中动脉皮质支与深穿支交界的弯曲地带，称为皮质下分水岭脑梗死；⑤大脑主要动脉末端的边缘区，称为幕下性分水岭梗死。这种分型准确地表达了 CWSI 在脑部的空间位置。

（一）临床表现

分水岭梗死临床表现较复杂，因其梗死部位不同而各异，最终确诊仍需要影像学证实。

根据临床和 CT 表现，各型临床特征如下：

1. 皮质前型

该病变主要位于大脑前、中动脉交界处，相当于额中回前部，相当于 Brodmann 8、9、10、45、46 区，向上向后累及 4 区上部。表现为以上肢为主的中枢性肢体瘫痪，舌面瘫少见，半数伴有感觉异常。病变在优势半球者伴皮质运动性失语。可有情感障碍、强握反射和局灶性癫痫；双侧病变出现四肢瘫、智能减退。

2. 皮质后型

病变位于大脑中、后动脉交界处，即顶枕颞交界区。此部位梗死常表现为偏盲，以下象限盲为主，伴黄斑回避现象，此外，常见皮质性感觉障碍，偏瘫较轻或无，约 1/2 的患者有情感淡漠，可有记忆力减退和 Gerstmann 综合征（角回受损），优势半球受累表现为皮质型感觉性失语，偶见失用症，非主侧偶见体象障碍。

3. 皮质下型

病变位于大脑中动脉皮质支与穿通支的分水岭区。梗死位于侧脑室旁及基底节区的白质，基底节区的纤维走行较集中，此处梗死常出现偏瘫和偏身感觉障碍。

除前型有对侧轻瘫，或有类帕金森综合征外，其余各型之间在临床症状及体征上无明显特征性，诊断需要依靠影像学检查。

分水岭梗死以老年人多见，其特点为呈多灶型者多，常见单侧多灶或双侧梗死。合并其他缺血病变者多，如腔隙梗死、皮质或深部梗死、皮质下动脉硬化性脑病等，合并痴呆多见，复发性脑血管病多见，发病时血压偏低者多见。

（二）诊断

诊断主要依靠临床表现及影像学检查。头颅 CT 或 MRI 可发现典型的梗死病灶。

（三）治疗

1. 病因治疗

对可能引起脑血栓形成病因的处理，积极治疗颈动脉疾病和心脏病，注意医源性低血压的纠正，注意水与电解质紊乱的调整等。

2. CWSI 的治疗与脑血栓形成相同

可应用扩血管、改善脑微循环、抗血小板凝聚的药物和钙拮抗药。对于严重颈动脉狭窄、闭塞的患者可考虑做颈动脉内膜切除术或颈动脉成形术。

3. 注意防止医源性的分水岭脑梗死，如过度的降压治疗、脱水治疗等

尤其是卒中的患者，急性期血压的管理特别重要。现在有很多卒中以后血压管理的指南。尽管这些指南各异，但是基本的观点是相同的，主要的内容有：①卒中后血压的增高常常是一种脑血管供血调节性的，是一种保护性的调节，不可盲目地进行干预；②除非收缩压>29.3~30.1 kPa（220~230mmHg），或舒张压>16~17.3kPa（120~130mmHg），或者患者的平均动脉压>17.3kPa（130mmHg），才考虑降压治疗，降压治疗通常不选用长效的、快速的降压制剂；③降压治疗过程中要密切观测患者神经系统的症状及体征变化。

四、腔隙性脑梗死

腔隙性脑梗死占所有卒中病例的15%~20%，是指发生在大脑半球深部白质及脑干的缺血性脑梗死，多因动脉的深穿支闭塞致脑组织缺血、坏死、液化并由吞噬细胞移走而形成腔隙，其形状与大小不等，直径多在0.05~1.5cm。腔隙主要位于基底节，特别是壳核、

丘脑、内囊及脑桥，偶尔也可位于脑回的白质。病灶极少见于脑表面灰质、跳服体、视辐射、大脑半球的半卵圆中心、延髓、小脑及脊髓。大多数腔隙梗死发生在大脑前、中动脉的豆纹动脉分支、大脑后动脉的丘脑穿通动脉及基底动脉的旁正中分支的支配区。是最常见的一种高血压性脑血管病变。病变血管可见透明变性、玻璃样脂肪变、玻璃样小动脉坏死、血管壁坏死和小动脉硬化。

（一）临床表现

本病起病突然，也可渐进性亚急性起病，出现偏身感觉或运动障碍等局限症状，多数无意识障碍，症状在 12h~3d 发展至高峰，少数临床无局灶体征或仅表现有头痛、头晕、呃逆、不自主运动或心情不稳定。1/5~1/3 的患者病前有 TIA 表现，说明本病与 TIA 有一定关系，临床表现呈多种多样，但总的来说，相对的单一性和不累及大脑的高级功能，例如语言、行为，非优势半球控制的动作、记忆和视觉。症状轻而局限，预后也佳。

1. 腔隙综合征

腔隙性脑梗死的临床表现取决于腔隙的独特位置，可将它分为 21 种综合征：①纯运动性轻偏瘫（PMH）；②纯感觉卒中或 TIA；③共济失调性轻偏瘫；④构音障碍手笨拙综合征；⑤伴运动性失语的 PMH；⑥无面瘫型 PMH；⑦中脑丘脑综合征；⑧丘脑性痴呆；⑨伴水平凝视麻痹的 PMH；⑩伴动眼神经瘫的交叉 PMH；⑪伴展神经麻痹的 PMH；⑫伴精神紊乱的 PMH；⑬伴动眼神经麻痹的交叉小脑共济失调；⑭感觉运动性卒中；⑮半身投掷症；⑯基底动脉下部分支综合征；⑰延髓外侧综合征；⑱脑桥外侧综合征；⑲记忆丧失综合征；⑳闭锁综合征（双侧 PMH）；㉑其他包括下肢无力易于跌倒、纯构音障碍、急性丘脑肌张力障碍。临床上以①~⑤和⑩较多，占腔隙性梗死的 80%。

2. 腔隙状态

多发性腔隙脑梗死可广泛损害中枢神经，累及双侧锥体束，出现严重的精神障碍、痴呆、假性球麻痹、双侧锥体束征、类帕金森综合征和尿便失禁等，病情呈阶梯状恶化，最终表现如下结果：

①多发梗死性痴呆。

②假性球麻痹。

③不自主舞蹈样动作。

④步态异常。

⑤腔隙预警综合征，即多次反复发作的 TIA 是发生腔隙性梗死的警示。

（二）治疗

20%的腔隙性梗死患者发病前出现短暂性脑缺血发作，30%起病后病情缓慢进展。对于小的深部梗死的坏死组织无特殊治疗。主要还应从病因及危险因素着手。动脉粥样硬化是最主要的病因。目前治疗的方向为纠正脑血管病的危险因素，如高血压、糖尿病和吸烟。抗血小板药如阿司匹林、噻氯匹定可以应用，但尚未证实有效，抗凝治疗也未被证实有效。颅外颈动脉狭窄只能被认为是无症状性的，除非它是唯一病因。

高血压的处理同其他类型的脑梗死，在急性期的头几天，收缩压>25.3～26.6kPa（190～200mmHg），舒张压>14.6～15.3kPa（110～115mmHg）才需要处理，急性期过后血压须很好控制。心脏疾病（缺血性心脏病、房颤、瓣膜病）和糖尿病作为危险因素必须得到诊断和治疗。当动脉炎是腔隙性脑梗死病因时，不同的动脉炎分别用青霉素、吡喹酮、抗结核药、糖皮质激素治疗。不同症状的腔梗有其特殊的治疗方法，有运动损害的所有患者，用低分子肝素预防深静脉血栓是其原则。运动康复尽可能愈早愈好。感觉性卒中出现痛觉过敏时，可用阿米替林、卡马西平、氯硝西泮治疗。有偏侧舞蹈症或肌张力不全时予氟哌啶醇1～5mg，3次/d，可以减轻症状，但不是都有效。总之，重在预防。

第三节　脑出血

一、病因及发病机制

脑内出血的原因较多，最常见的是高血压。其他病因包括：脑动脉粥样硬化，血液病（白血病、再生障碍性贫血、血小板减少性紫癜、血友病、红细胞增多症和镰状细胞病等），以及动脉瘤、动静脉畸形、Moyamoya病、脑动脉炎、硬膜静脉窦血栓形成、夹层动脉瘤、脑梗死继发脑出血、抗凝或溶栓治疗等。脑淀粉样血管病是脑出血的罕见原因，本病在老年患者（平均年龄70岁）最常见，典型病例为多灶性脑叶出血。偶见原发性或转移性脑肿瘤性出血。伴发出血的肿瘤包括多形性胶质母细胞瘤、黑色素瘤、绒毛膜癌、肾细胞癌及支气管源性癌等。

长期慢性高血压，会使脑血管发生一系列的病理变化。

（一）脑内小动脉玻璃样变、纤维素样坏死和动脉瘤形成

脑动脉的外膜和中膜在结构上较其他脏器血管的结构要薄弱，在长期血压逐渐升高的

患者中，脑内小动脉可发生玻璃样变和纤维素样坏死，这些病变使脑动脉管壁内发育完好的内膜受到损伤，高血压可促使这种被损伤的小动脉内膜破裂，形成夹层动脉瘤，动脉瘤破裂即可引起出血。在慢性高血压时，小动脉上还可间断地发生直径约 1mm 的微动脉瘤，这种动脉瘤是经薄弱的中层膨出的内膜。当血压骤然升高，微动脉瘤或纤维素样坏死的细小动脉直接破裂，引起出血性卒中。

（二）脑内小动脉痉挛

在高血压过程中，若平均动脉压迅速增高，可引起血管自动调节过强或不足，当血压超过自动调节上限而且持续时间较长，可导致弥散性血管痉挛，使进入微循环的血流量减少，引起毛细血管和神经元缺血，可使液体漏至细胞外间隙，发生脑水肿，同时毛细血管由于缺血、缺氧可导致破裂，发生点状出血。若病变广泛或呈多灶性，则可引起大片脑内出血。

二、临床表现

脑出血好发于 50~70 岁，男性略多见，多在冬春季发病。患者多有高血压病史。在情绪激动或活动时易发生，发病前多无预兆，少数可有头痛、头晕、肢体麻木等前驱症状。临床症状常在数分钟到数小时内达到高峰，临床特点可因出血部位及出血量不同各异。

（一）基底节内囊区出血

基底节内囊区是高血压颅内出血最常见的部位，约占全部脑内出血的 60%，该区域由众多动脉供血。

1. 前部型

占 12%左右，由 Heubner 返动脉供血（包括尾状核），主要累及尾状核头和（或）体（均称为尾状核出血），易破入侧脑室前角，严重者可同时累及第Ⅲ、Ⅳ脑室，血肿可向后外侧延伸，损伤内囊前肢与壳核前部。

临床特征：严重头痛和明显的脑膜刺激症状，类似蛛网膜下腔出血，多无意识障碍，个别患者可出现病初一过性嗜睡。若血肿向后外侧延伸累及内囊前肢和（或）壳核前部可出现程度较轻的语言障碍、对侧偏身运动、感觉功能缺损，通常预后较好。无精神异常、眼球分离、凝视、眼震、癫痫发作等症状。50%患者完全恢复正常，70%患者预后良好。

2. 中间型

占 7%左右，最为罕见，由内侧豆纹动脉供血，血肿累及苍白球及壳核中部，可向后累及内囊膝部或向前外侧破入侧脑室。

临床特征：患者意识多不受影响，可有一过性嗜睡，但几天后恢复正常。该型出血虽死亡率极低，但常导致较严重的失语和（或）偏身症状，无精神异常、眼球分离、患侧忽视、癫痫发作等症状。预后差，患者多留有较明显后遗症，50%以上存在严重残障。

3. 后中间型

占10%左右，由脉络膜前动脉供血，通常位于内囊后肢前半部分，常向内囊膝部扩展，可导致壳核中部或丘脑外侧受压。若血肿较大可破入第Ⅲ、Ⅳ脑室并导致昏迷。

临床特征：多数患者神志清楚，50%患者存在语言障碍，几乎所有患者均不同程度出现对侧面部、肢体运动障碍，60%以上患者存在偏身感觉缺失。无精神异常、眼球分离、癫痫发作等症状。预后较中间型好，多数恢复良好，近1/3患者可遗留中、重度残障，几乎没有死亡病例。

4. 后外侧型

是仅次于外侧型的常见基底节内囊区出血，所占比例近20%，由外侧豆纹动脉后内侧支供血，血肿位于豆状核后部的内囊区域，平均出血量30ml，最大可达90ml，血肿相对较大，主要向前侧延伸，累及额叶峡部白质、壳核前部和（或）内囊区豆状核后部，少数可经前角破入侧脑室，严重者可同时累及蛛网膜下腔。

临床特征：多数患者神志清楚或仅有一过性意识障碍，出血量大者可有昏迷及瞳孔改变。30%病例出现共轭凝视，80%以上患者有语言障碍，几乎所有患者存在不同程度对侧面部、肢体感觉及运动障碍。脑疝时有瞳孔改变，无眼球分离。预后较差，20%患者死亡，存活病例多遗留重度残障。

5. 外侧型

最为常见，占40%左右，虽该型出血多被当作壳核出血，但头部MRI证实其为介于壳核和岛叶皮质之间的裂隙样出血，不直接累及壳核。由外侧豆纹动脉的大部分外侧支供血，原发灶位于壳核外部和岛叶皮层，多为凸透镜形和卵圆形，平均出血量20ml，最大80ml。常向前外侧扩展，可向内经前角破入侧脑室。

临床特征：多数患者神志清楚或仅有轻度意识水平下降，血肿较大者可出现昏迷。优势半球出血患者多有失语，非优势半球出血患者近50%出现构音障碍。出血量大患者可出现共轭凝视麻痹、瞳孔改变及癫痫发作。所有患者均存在不同程度偏身麻痹，60%以上患者出现对侧偏身感觉障碍。50%以上患者遗留中至重度残障，近10%患者死亡。

6. 大量出血型

发病率亦较高，血肿占据全部或大部分的基底节内囊区域，血肿极大（最大144ml，平均70ml），仅偶尔尾状核及内囊前肢得以保留，以致不能找到原发出血部位。常向前外侧延伸，50%以上破入侧脑室及第Ⅲ、Ⅳ脑室，严重者可同时破入蛛网膜下腔。

临床特征：意识、言语障碍，中至重度偏身感觉、运动缺失几乎出现于所有患者，共轭凝视或眼位改变（眼球分离或固定）。血肿常导致中线移位并继发 Monro 孔梗阻导致对侧脑室扩张，严重者常在几分钟或几小时内出现枕大孔疝或颞叶沟回疝，从而引起意识水平进一步下降及四肢瘫和脑干损伤所致的眼动障碍等脑疝症状，甚至错过住院治疗时机。几乎所有患者预后差，近 50%患者死亡。

（二）丘脑出血

由丘脑膝状动脉和丘脑穿通动脉破裂所致，在脑出血中较常见，占全部脑出血的 15%~24%，致残率、病死率均高。高龄、高血压是丘脑出血的主要因素，高脂血症、糖尿病、吸烟、饮酒是相关因素。

临床表现为突发对侧偏瘫、偏身感觉障碍甚至偏盲等内囊性三偏症状，CT 扫描呈圆形、椭圆形或不规则形境界比较清楚的高密度血肿影，意识障碍多见且较重，出血波及丘脑下部或破入第三脑室则出现昏迷加深、瞳孔缩小、去皮质强直等中线症状。

由于丘脑复杂的结构功能与毗邻关系，其临床表现复杂多样。如为小量出血或出血局限于丘脑内侧则症状较轻；丘脑中间腹侧核受累可出现运动性震颤、帕金森综合征表现；累及丘脑底核或纹状体可呈偏身舞蹈-投掷样运动。

（三）脑桥出血

约占全部脑内出血的 10%，主要由基底动脉的脑桥支破裂出血引起，出血灶多位于脑桥基底与被盖部之间。

原发性脑桥出血患者中以大量出血型和基底被盖型死亡率最高，但两者之间无明显差异，单侧被盖型死亡率最低。在实际工作中要注意：①技术上采用薄层、小间隔扫描手段；②充分重视患者症状，特别是那些无法用 CT 特征来解释的脑桥损害症状，必要时可做 MR 扫描，以提高小病灶的检出率。

（四）中脑出血

罕见。但应用 CT 及 MRI 检查并结合临床已可确诊，轻症表现为一侧或双侧动眼神经不全瘫痪或 Weber 综合征；重症表现为深昏迷，四肢弛缓性瘫痪，可迅速死亡。

（五）小脑内血

多由小脑齿状核动脉破裂所致，约占脑出血的 10%。自发性小脑出血的常见病因是高血压动脉硬化、脑血管畸形、脑动脉瘤、血液病及应用抗凝药，在成年人高血压动脉硬化是小脑出血的最常见原因，占50%~70%。

发病初期大多意识清楚或有轻度意识障碍，表现眩晕、频繁呕吐、枕部剧烈头痛和平衡障碍等，但无肢体瘫痪是其常见的临床特点；轻症者表现出一侧肢体笨拙、行动不稳、共济失调和眼球震颤，无瘫痪；两眼向病灶对侧凝视，吞咽及发音困难，四肢锥体束征，病侧或对侧瞳孔缩小、对光反应减弱，晚期瞳孔散大，中枢性呼吸障碍，最后枕大孔疝死亡；暴发型则常突然昏迷，在数小时内迅速死亡。如出血量较大，病情迅速进展，发病时或发病后12~24h出现昏迷及脑干受压征象，可有面神经麻痹、两眼凝视病灶对侧、肢体瘫痪及病理反射出现等。

由于小脑的代偿能力较强，小脑出现的临床征象变化多样，缺乏特异性，早期临床诊断较为困难，故临床上遇下列情况应注意小脑出血的可能：①40岁以上并有高血压症病史；②以眩晕、呕吐、头痛起病；③有眼震、共济失调、脑膜刺激征阳性；④发病后迅速或渐进入昏迷，伴瞳孔缩小、凝视、麻痹、双侧病理征、偏瘫或四肢瘫。

（六）脑叶出血

约占脑出血的10%，常由脑动静脉畸形、Moyamoya病、血管淀粉样病变、肿瘤等所致。出血以顶叶最常见，其次为颞叶、枕叶、额叶，也可有多发脑叶出血。常表现为头痛、呕吐、脑膜刺激征及出血脑叶的局灶定位症状，如额叶出血可有偏瘫、Broca失语、摸索等；颞叶可有Wernicke失语、精神症状；枕叶可有视野缺损；顶叶可有偏身感觉障碍、空间构象障碍，抽搐较其他部位出血常见，昏迷较少见；部分病例缺乏脑叶的定位症状。

（七）脑室出血

占脑出血的3%~5%，由脑室内脉络丛动脉或室管膜下动脉破裂出血，血液直流入脑室内所致，又称原发性脑室出血。原发性脑室内出血最常见的部位是侧脑室，其次是第Ⅲ脑室和第Ⅳ脑室，在中间罕见。

多数病例为小量脑室出血，常有头痛、呕吐、脑膜刺激征，一般无意识障碍及局灶性神经缺损症状，血性CSF，酷似蛛网膜下腔出血，可完全恢复，预后良好。大量脑室出血造成脑室铸型或引起急性梗阻性脑积水未及时解除者，其临床过程符合传统描述的脑室出血。如表现为：起病急骤，迅速出现昏迷、频繁呕吐、针尖样瞳孔、眼球分离斜视或浮动、四肢弛缓性瘫痪及去脑强直发作等，病情危笃，预后不良，多在24h内死亡。而大多数原发性脑室出血不具备这些“典型”的表现。

由于原发性脑室出血没有脑实质损害或损害较轻，若无脑积水或及时解除，其预后要比继发性脑室出血好。与继发性脑室出血相比，原发性脑室出血有以下临床特点：高发年龄分布两极化；意识障碍较轻或无；可亚急性或慢性起病；定位体征不明显，即运动障碍轻或缺如，脑神经受累及瞳孔异常少见；多以认识功能障碍或精神症状为常见表现。

三、诊断

（一）病史询问

为了及时地发现和诊断脑出血，详细的病史询问是必不可少的。

1. 对症状的询问

了解发病时间，是白天起病还是晨起发病。如果患者是睡醒后发病，那么发病时间要从最后看似正常的时间算起。如果患者出现瘫痪，要了解瘫痪的发病形式，如是否急性起病，起病的诱因；如病史中有无导致全身血压下降的情况、由坐位或卧位变为直立位后发病等，肢体无力的进展和波动情况，有无麻木、疼痛、肌肉萎缩等伴随症状，如果并发头痛，要询问头痛的性质、部位、发作频率。如果出现眩晕，则要询问有无恶心、呕吐、出汗、耳鸣、听力减退、血压和脉搏的改变，以及发作的诱因和持续时间，以帮助鉴别周围性眩晕和中枢性眩晕。

2. 对既往病史的询问

对于来诊的患者要询问患者的既往病史，如有无高血压、心脏病、糖尿病等相关病史；同时了解患者既往有无类似短暂性脑缺血发作的症状，尤其要注意易被患者忽略的单眼黑矇；如果是中青年女性，还要询问有无避孕药服用史、多次自然流产史，除了个人既往病史以外，还要简要询问患者的家族中有无类似的病史。

（二）体格检查

病史采集完成后，要对患者进行神经系统体格检查和全身检查。对于脑出血患者，除了重要的神经系统检查外，还须着重检查以下几个方面：

①双侧颈动脉和椎动脉扪诊：检查双侧动脉搏动是否对称，同时可以初步了解心律是否齐整。

②测量双上肢血压。

③体表血管听诊：选择钟形听诊器，放在各个动脉在体表的标志。

（三）结构影像学检查

影像学检查方法包括CT和MRI成像。随着CT、MRI成像技术的不断提高，以及密度分辨力和空间分辨力的进一步完善，CT和MRI已成为脑血管病的主要检查方法之一。

1. 头部CT检查

头颅CT是诊断脑出血的首选检查。急性脑内出血的CT检查以平扫为主，一般不须强化检查。急性脑实质内出血在CT平扫图像上表现为高密度影，病灶边缘清楚。当血肿破入脑室后常常可以观察到脑室内的血液平面。

2. 头部磁共振成像

超急性期血肿发病2~3h，很难产生异常信号，此时CT可显示血肿存在。急性期血肿发病数小时至数天，稍长T_1，短T_2。亚急性期血肿发病数天至数月，短T_1，长T_2。慢性期血肿发病数月至不定期，长短T_2。

梯度回波序列也称为场回波序列，是非常基本的磁共振成像序列。由于具有许多优点，在各个系统都得到了广泛的应用。发病6h内急性卒中的多中心研究表明，梯度回波MRI在发现急性出血方面与CT检查一样精确，但在发现慢性出血方面优于CT。MRI在发现相关的血管畸形尤其是海绵状血管瘤方面也优于CT，但是MRI并不像CT一样适于全部患者。

（四）血管影像学检查

包括CTA、MRA和DSA。

1. 头部CTA

是一种静脉注射含碘造影剂后，利用计算机三维重建方法合成的无创性血管造影术，可以三维显示颅内血管系统。CTA对Willis环周围>4mm的颅内动脉瘤可达到与DSA相同的检出率，而且可以明确DSA显示不理想的动脉瘤的瘤颈和载瘤动脉的情况。对血栓性动脉瘤的检测CTA明显优于DSAO。CTA对动静脉畸形（AVM）血管团的显示率达100%，其中供血动脉的显示率为93.9%，引流静脉的显示率为87.8%。CTA对脑动脉狭窄的显示基本达到与DSA相同的效果。CTA是有效的无创伤性血管成像技术，在很大程度上可替代有创性DSA。

2. 头部MRA（V）

可以很好地显示颅内大动脉的形态，以及动脉发生病变时的一些侧支循环。

MRA对正常脑动静脉的显示和对异常血管的显示有很好的效果，除对显示前交通动脉和后交通动脉的敏感性和特异性稍低外，对显示大脑前、中、后动脉、基底动脉和颈内动脉的敏感性和特异性均接近 100%。MRA 可以显示脑 AVM 的供血动脉、血管团和引流静脉，可以显示动静脉瘘的动脉、瘘口的位置和大小、静脉的扩张程度和引流方向。对于>5mm 的动脉瘤，MRA 的显示率可达 100%，并且结合源图像可以显示那些 DSA 不能显示的有血栓形成的动脉瘤。MRA 对<5mm 直径的脑动脉瘤漏诊率较高，对发生颅内出血的脑动脉瘤患者 MRA 不能替代常规脑血管造影做介入治疗。MRA 对脑动脉狭窄显示直观，与 DSA 的相关性较好，但当动脉狭窄严重程度达 75%以上时，有过高评价的倾向。

MRV 对上下静脉窦、直窦、横窦、乙状窦、大脑内和大脑大静脉的显示率达 100%，对岩上窦和岩下窦的显示率也达 85%。MRV 可显示脑静脉血栓的范围、是否完全闭塞和侧支引流的情况等。

3. **颈部 MRA**

磁共振对比增强血管三维成像（3DCE-MRA）可从任一角度观察血管的 3D 血管图像。与传统非增强 MRA 相比，该技术与血液的流动增强无关，不需空间预饱和，对平行于扫描平面的血管也能很好显示，因此可通过冠状位激发扫描，显示包括颈部大血管根部至颅内 Willis 环的颈部血管全程。3DCE-MRA 可同时显示两侧头、颈部所有血管的受累情况，即受累血管段及其范围以及狭窄程度或闭塞后侧支循环血管情况。3DCE-MRA 上动脉闭塞表现为动脉血流中断和远端动脉不显影；动脉狭窄表现为动脉腔节段性狭窄，其远端动脉分支减少，或显影差，有的动脉表现为该段动脉血流中断，但其远端动脉仍显影；明显的动脉硬化表现为动脉管腔粗细不均，呈“串珠状”。因此，3DCE-MRA 可为临床血管性病变的筛选检查、制订治疗方案提供依据。

4. **血管造影**

数字减影血管造影（DSA）具有很好的空间分辨率，可以显示 0.5mm 的脑血管，清晰显示脑血管各级分支的大小、位置、形态和变异。主要用于需要造影确诊或是否适合介入治疗的脑血管病。DSA 可以用于了解脑动脉狭窄的部位程度；明确脑血栓形成时血管闭塞的部位和动脉溶栓；可以显示颅内动脉瘤的情况；显示 AVM 供血动脉的来源和引流静脉的方向等，为手术和介入治疗提供详细的资料。

目前认为 DSA 是诊断脑供血动脉狭窄的金标准，同时也是判断狭窄程度的有效方法，为临床治疗提供可靠依据。

血管造影的指征包括出血伴有 SAH、局部异常钙化影、明显的血管畸形、异常的出血部位等，不明原因的出血，如孤立的脑室出血也须行血管造影。患高血压和深部出血的老年患者尽量避免血管造影检查。行血管造影检查的时间需依据患者病情平衡诊断的需要及外科手术干预的潜在时间。脑疝患者在血管造影检查前须紧急手术，病情稳定的动脉瘤或血管畸形的患者在任何干预之前应行血管造影检查。

（五）头部 CT 灌注影像（CT perfusion imaging）

是脑功能成像方法之一，通过研究脑组织的血流灌注状态以及组织血管化程度来揭示脑组织的病理解剖和病理生理改变的一种检查手段。

CT 灌注成像是临床脑出血周围组织损伤研究较为理想的方法，一次检查可同时产生有关血肿体积的解剖学信息，以及有关血肿周围组织脑血流动力学变化的功能信息。CT 灌注成像空间分辨率高，成像速度快，可对血肿周围组织脑血流动力学参数进行定量测量，有助于脑出血患者个体化救治和预后评估。

在 CT 灌注成像所用的参数中，TTP 较为敏感，所有被观察对象均清晰地显示出血肿周围 TTP 延长区，TTP 持续延长提示由血肿占位效应引起的脑微循环障碍在脑内出血慢性期可依然存在。MTT 可以敏感地显示出血管远端局部灌注压的降低，对脑组织灌注异常具有良好的预测性。rCBF 和 rCBV 可以准确地反映出脑出血后血肿周围组织的灌注状态，对于判断血肿周围组织缺血性损伤有重要的价值。

（六）实验室检查

脑出血患者常规实验室检查包括血常规、电解质、BUN、肌酐、血糖、心电图、X 线胸片、凝血功能，青中年患者应行药物筛查排除可卡因的应用，育龄女性应行妊娠试验。

血糖升高可能是机体的应激反应或脑出血严重性的反应。华法林的应用反映在凝血酶原时间或国际标准化比值（INR）的升高，是血肿扩大的一个危险因素（OR=6.2），且较未应用华法林患者血肿扩大的持续时间长。

近来研究表明，检测血清生物学标志物有助于判断 ICH 患者的预后，且能提供病理生理学线索。金属蛋白酶是降解细胞外基质的酶，脑出血发生后此酶被炎症因子激活。脑出血发生 24h 后基质金属蛋白酶-9（MMP-9）水平与血肿相关，而 MMP-3 在卒中发生后的 24~48h 与死亡相关，两者的水平与残腔体积相关。细胞纤维连接蛋白（c-Fn）是一种糖蛋白，具有黏附血小板至纤维蛋白的作用，是血管损伤的标志。一项研究表明：c-Fn 高于或 IL-6 高于 24pg/ml 与血肿扩大独立相关。另一项研究表明，肿瘤坏死因子-α（TNF-α）与血肿周围水肿相关，而谷氨酸盐水平则与血肿的残腔体积相关。这些血清标志物的临床应用需要进一步研究。

四、治疗

脑出血病情凶险，经常有血压和颅内压升高，经常需要气管插管和辅助通气，所以脑出血患者的监测与管理应在重症监护室进行。

需要监测神经功能状态、脉搏、血压、体温和氧饱和度。氧饱和度<95%，需要吸氧；意识水平下降或气道阻塞时，应进行气道支持和辅助通气。

（一）血压的管理

脑出血的急性期血压会明显升高，血压的升高会加剧脑出血量，增加死亡风险、神经功能恶化及残疾率，因此血压的控制尤为重要。脑出血急性期后，如无明显禁忌，建议良好控制血压，尤其对于出血位于高血压性血管病变部位者。脑出血急性期后，推荐的血压控制目标是<140/90mmHg，并发糖尿病和慢性肾损害者<130/80mmHg。脑出血急性期高血压的药物治疗，推荐的一线降压药物为口服卡托普利（captopril，6.25~12.5mg），但是其作用短暂，且降压迅速。静脉用药的一线选择为半衰期短的降压药物。在美国和加拿大推荐使用静脉注射拉贝洛尔（labetalol），或者盐酸艾司洛尔（esmolol）、尼卡地平（nicardipine）、依那普利（enalapril）。静脉注射乌拉地尔（urapidil）的应用也日益广泛。最后，必要时应用硝普钠（nitroprusside），但是其主要不良反应有反射性心动过速、冠状动脉缺血、抗血小板活性、增高颅内压和降低脑灌注压。静脉注射治疗高血压需要对血压进行连续监测。

（二）血糖的管理

在脑出血后最初24h内持续高血糖（>140mg/dl）提示预后不良。血清葡萄糖>185mg/dl时，建议静脉滴注胰岛素治疗，密切监测血糖浓度并调整胰岛素剂量，以避免发生低血糖。

（三）颅内压增高的治疗

颅内压增高、脑水肿和血肿占位效应都会使脑出血后的致残率和死亡率升高。对于怀疑颅内压增高和意识水平持续下降的患者，需要进行连续有创颅内压监测，但是其应用价值是否优于临床和放射学监测仍未被证实。

对于脑出血后颅内压增高的治疗应当是一个平衡和逐步的过程。抬高床头、镇痛和镇静，渗透性利尿药（甘露醇和高张盐水）、经脑室导管引流脑脊液、过度通气，目前仍不推荐使用类固醇激素。同步监测颅内压和血压，以使脑灌注压>70mmHg。

（四）脑出血并发症预防和治疗

病情不严重的患者采取措施预防亚急性并发症，如吸入性肺炎、深静脉血栓形成和压力性溃疡等。脑出血患者临床稳定后，应进行早期活动和康复治疗。

发热：查找感染证据。治疗发热源，给发热的患者使用退热药以降低体温。

控制感染：应用适当的抗生素治疗脑出血后感染。不建议预防性应用抗生素。

预防深静脉血栓形成：有轻偏瘫或偏瘫患者使用间歇充气加压装置预防静脉血栓栓塞，如果脑出血停止，发病 3~4d 后，可以考虑给偏瘫患者皮下注射低剂量低分子肝素或普通肝素治疗。

痫性发作：脑出血患者有临床痫性发作时，给予适当抗癫痫药物治疗；脑叶出血的患者在发病后立即短期预防性应用抗癫痫药，可能降低其早期痫性发作的风险。

（五）治疗凝血异常和纤维蛋白溶解引起的脑出血

使用鱼精蛋白逆转肝素引起的脑出血；华法林引起的脑出血，静脉给予维生素 K 以逆转华法林的效应，并给予凝血因子替代治疗；溶栓引起的脑出血使用凝血因子和血小板替代。合并严重凝血因子缺陷或严重血小板减少的患者，应该适当补充凝血因子或输注血小板。

（六）脑出血的外科治疗

外科治疗的意义：对于大多数脑出血患者而言，手术的作用尚不确定；对于有手术指征的脑出血患者，血肿的清除减少了血肿量，降低颅内压，提高了受损半球的灌注压及减少神经细胞毒性水肿。

外科治疗指征：小脑出血伴神经功能继续恶化或脑干受压或脑室梗阻引起脑积水，应尽快手术清除血肿；脑叶出血超过 30ml 且血肿距皮质表面 1cm 以内者，可以考虑血肿清除术。

手术时机：超早期开颅术能改善功能结局或降低死亡率。极早期开颅术可能使再出血的风险加大。应严密监测病情，及时进行手术评估。

第四节　蛛网膜下腔出血

一、概述

蛛网膜下腔出血（subarachnoid hemorrhage，SAH）是指脑底部或脑表面血管破裂后，血液流入蛛网膜下腔引起相应临床症状的一种卒中，它又称为原发性蛛网膜下腔出血。继发性蛛网膜下腔出血指脑实质内出血、脑室出血、硬膜外或硬膜下血管破裂流入蛛网膜下腔者。本书仅论述原发性蛛网膜下腔出血。

该病症状严重程度与出血的速度、持续时间以及出血量有关。动脉瘤的破裂引起动脉内的血液在压力作用下进入蛛网膜下腔。颅内压的突然增高可暂时抑制活动性出血，并引起严重头痛及呕吐。血液的缓慢渗出引起颅内压缓慢增高。蛛网膜下腔中的血液会刺激脑膜，导致头痛、畏光以及颈强。由于颅内压增高和脑膜受刺激，SAH 患者会出现意识混乱、躁动以及一过性或持续的意识水平下降。

蛛网膜下腔出血虽然只占脑卒中的 5%，但该病的发病年龄较轻，在所有卒中造成的减寿中，它占了 1/4 以上。动脉瘤性蛛网膜下腔出血的死亡率约为 50%。有 10%~15%的蛛网膜下腔出血患者死在家中或转运途中。大部分患者死于再出血，所以治疗首要的目的是闭塞动脉瘤。患者入院时一般情况较差，可能由多种原因造成，包括最初的出血、再出血形成血肿、急性脑积水或大面积的脑缺血。

二、临床表现

（一）头痛

颅内囊状动脉瘤常常有危险性渗漏或称“前哨出血”——动脉瘤出现微小裂痕，血压增高时出血进入蛛网膜下腔，但出血只持续数秒。患者突然出现严重头痛，往往是枕部或颈部持续性疼痛。头痛往往持续 48h 甚至更长时间。与偏头痛最大不同是患者出现突发头痛，且持续时间更长。在头痛强度达到最大之前只有短短几秒钟时间。头痛发生的同时往往伴有呕吐和活动的停止以及意识水平的降低。另一方面，偏头痛常常是搏动性的，疼痛在数分钟到数小时达到高峰。偏头痛伴随的恶心、呕吐通常只持续一段时间。前哨头痛往往持续数天至 1 周，在这期间，患者很少能从事正常活动。前哨出血经常被误诊为偏头痛、流感、高血压脑病、无菌性脑膜炎、颈部劳损，甚至胃肠炎。头痛、疲劳及呕吐很容易被误诊为食物中毒或急性胃肠功能紊乱。

（二）神经系统症状及体征

动脉瘤可以表现为邻近脑组织或脑神经受压。巨大动脉瘤尤其容易出现局部占位效应导致的症状及体征。巨大大脑中动脉瘤可引起癫痫、偏瘫或失语。颈内动脉颅内段（ICA）与后交通动脉（PCA）连接处的动脉瘤〔通常称为后交通动脉瘤（PComA）〕或小脑上动脉（SCA）的动脉瘤可压迫第Ⅲ对脑神经。巨大的 SCA 动脉瘤可压迫中脑的锥体束产生引起对侧偏瘫（Weber 综合征）。动脉瘤的占位效应可引起展神经麻痹。在海绵窦内，动脉瘤可压迫第Ⅵ、Ⅳ或第Ⅲ对脑神经，产生眼肌麻痹。基底动脉分叉处向前生长的动脉瘤可类似垂体肿瘤，引起视野缺损及垂体功能减退。基底动脉分叉处垂直生长的动脉瘤可产生遗忘综合征，并发第Ⅲ对脑神经麻痹、球部症状及四肢轻瘫。前交通动脉瘤患者出现下肢无力、谵妄以及双侧 Babinski 征阳性。大脑中动脉瘤出现失语、轻偏瘫以及病感缺失。大脑后动脉瘤出现同向性偏盲。眼动脉动脉瘤出现单眼视力障碍。

短暂性意识丧失是由动脉血突然进入蛛网膜下腔导致颅内压（ICP）迅速增高所致。ICP 增高，出血进入视神经鞘中以及视网膜中心静脉压力增高会引起视网膜出血，通常出血位于玻璃体下。这种出血表现为从视盘向视网膜扩散的大面积出血。视盘水肿出现得比较晚。同侧或双侧的展神经麻痹同样很常见，反映了 ICP 增高。

三、诊断

（一）临床症状

突发头痛是蛛网膜下腔出血最有特征的临床症状，常被患者描述为一生中最为严重的头痛。此外，还可有颈强直、颈部疼痛、畏光、恶心、呕吐、意识丧失及痫性发作。虽然动脉瘤破裂多发生在运动或用力时，但实际上蛛网膜下腔出血可在任何情况下发生，包括睡眠。蛛网膜下腔出血的最初误诊率高达 15%，所以那些症状轻微的患者风险最大。迅速识别和诊断蛛网膜下腔出血是非常重要的。蛛网膜下腔出血患者需要着重询问年龄、起病形式、发作的时间、发病时的症状及其他危险因素。

（二）体格检查

①脑膜刺激征：可以为诊断提供依据，但不能提示疾病的严重程度，也不提示预后。

②神经系统检查：患者的意识水平、神经功能缺损的评价是临床评定的重点，直接影响治疗方式的选择。

（三）辅助检查

主要辅助检查有以下几项：

1. CT

怀疑蛛网膜下腔出血时首先做头部 CT 检查，基底池中会出现广泛的高密度影。是否能发现出血依赖蛛网膜下腔中的血量、检查距离发病的时间、仪器的分辨率及影像科医师的技术。发病第 1 天，CT 可以发现 95%以上蛛网膜下腔出血患者蛛网膜下腔中有血液沉积，但是在接下来的几天中，随着脑脊液循环，血液被清除，阳性率逐渐降低。颅内动脉瘤破裂造成的出血可能不仅局限在蛛网膜池中，它们还可能在脑实质中、脑室中破裂，有时还会出现在硬膜下隙。出血的模式通常提示动脉瘤的位置，但有时并不准确。前交通动脉（AComA）瘤破裂往往出现脑底部额叶下区域的出血，出血可扩散至前纵裂及胼胝体周池，通常会伴有额叶血肿或从终板到透明膈的中线部位血肿。出血还容易进入侧脑室。一侧颞叶血肿或聚集在外侧裂中的血压通常提示 MCA 动脉瘤。同是颅内血肿，其位置也可提示裂破动脉瘤的位置，这比单纯依赖出血位于蛛网膜池中的位置来判断更加准确。有时 CT 也会得出假阳性结果，尤其是弥漫性脑水肿的患者。这是因为脑水肿时蛛网膜下腔中的血管充血可造成蛛网膜下腔高密度影。由于少量的蛛网膜下腔中的血液很易被忽视，所以应该仔细阅读 CT 片。即使仔细阅片后仍然没有发现血液，也不能排除动脉瘤性蛛网膜下腔出血。就算在出血后 12h 之内进行检查，使用先进的 CT 设备，仍有 2%的假阴性。CT 显示正常不能排除 SAH；如果出血量少，CT 往往发现不了出血，尤其是 CT 在 24~72h 以后才进行。

2. MR

由于 CT 对于疑似蛛网膜下腔出血诊断的实用性及可操作性较高，所以很少有关于急性期使用 MRI 的研究。MRI 的操作不如 CT 方便，并且躁动的患者，如果不接受麻醉，不能接受 MRI 检查，这都限制了 MRI 应用于蛛网膜下腔出血。MR 在显示急性期蛛网膜下腔出血时没有 CT 敏感，但是血管畸形，尤其是海绵状血管瘤通常在 MRI 上显示清晰，为边界清晰的混杂信号。然而，这些有限的数据表明在发病最初的数小时及数天内，质子像及 FLAIR 像与 CT 一样敏感。并且，在蛛网膜下腔出血发病数天到 40d 时，MRI 发现血液的阳性率要优于 CT，此时，FLAIR 像及 T_2像成为最敏感的检查技术。

3. 腰穿

仍然是对那些有明确病史，但脑影像学检查阴性时必不可少的排除性检查。不能匆忙决定进行腰穿，也不能在不了解病情的情况下进行。一小部分患者（约 3%）出现突然头痛，但是 12h 之内的头 CT 扫描正常，这部分患者脑脊液中可检出血红蛋白，随后的脑血管造影可明确诊断。因此，对任何突然出现头痛，而 CT 扫描正常的患者，应进行腰穿查脑脊液及测压。一旦决定进行腰穿，第 1 条规则就是至少要等到发病后 6h（最好 12h）进行。这是因为，如果过早采集脑脊液，就会得到血性脑脊液，很难区分这些血是真正由蛛网膜下腔出血引起的，还是由穿刺损伤造成的。如果是蛛网膜下腔出血，在这段时间内脑脊液中的红细胞会降解生成胆红素。脑脊液阳性结果可持续至少两周。三管试验（连续留取的脑脊液中红细胞的数量逐渐下降）是不可靠的。血性脑脊液留取后要立即离心，否则在试管中氧合血红蛋白会继续形成。蛛网膜下腔出血，后脑脊液主要变化特点是：①大量红细胞，第 1 管和最后 1 管中细胞数基本没有变化；②出血 4~5h 上清液呈浅粉红色；③由于含铁血红素降解，离心后上清液深黄色（黄变）；④蛋白含量增加；⑤测压力增高；⑥脑脊液糖正常。

如果脑脊液清澈透明，就应该测定压力，这是因为突发头痛可能是颅内静脉血栓形成造成的。相反，脑脊液压力低说明存在自发性低颅压。因为脑膜炎（尤其是肺炎球菌脑膜炎）也可以表现为急性发病，即使脑脊液清澈，所以应该进行细菌培养。如果上清液是黄色的，蛛网膜下腔出血的诊断基本可以成立了。分光光度计法对 CT 阴性的可疑蛛网膜下腔出血的敏感性及特异性并不是很高，不足以作为确诊性诊断方法，但它仍旧是目前可用的方法。

4. 数字剪影血管造影（DSA）

DSA 不仅可以发现蛛网膜下腔出血患者颅内一个或多个动脉瘤，还可以帮助确定动脉瘤与邻近动脉之间的解剖位置关系，有助于选择最佳治疗方案（填塞或夹闭）。对蛛网膜下腔出血的患者，应当进行选择性脑血管造影以明确动脉瘤的存在和解剖特点。

发现动脉瘤的金标准是传统的血管造影（DSA），但是这项检查耗时长且有创。研究发现蛛网膜下腔出血患者接受导管造影后的近期或远期并发症发生率为 1.8%，术中动脉瘤再破裂的风险为 1%～2%。动脉造影后 6h 内的破裂发生率为 5%。

由于血管痉挛是蛛网膜下腔出血的严重并发症之一，且出血后 3～5d 开始出现，6～8d 达到高峰，持续 2～3 周，所以我们提倡 3d 之内进行血管造影检查，尽早发现并及时处理动脉瘤。这样做的好处不仅是为了早期处理动脉瘤，防止再出血的发生，同时在成功闭塞动脉瘤后，可以给予患者适度的扩容治疗，更为重要的是，严重血管痉挛可能使载瘤动脉显影不清，造影假阴性结果。

5. MRA 及 CTA

MR 血管造影（MRA）及 CT 血管造影（CTA）也用于蛛网膜下腔出血的临床评价。MRA 比较安全，但由于急性期的患者通常比较躁动或需要重症监护，所以急性期并不合适。研究表明，MRA 发现患者至少 1 个动脉瘤的敏感性为 69%～100%。

CT 血管造影（CTA）是以螺旋 CT 技术为基础的。普通平扫 CT 确立蛛网膜下腔出血诊断后，就可立即获得。CTA 由于不需要使用动脉内导管技术，检查的创伤是很小的。与 MRA 相比，CTA 检查具有放射性，需要注射碘造影剂进行增强，但对那些病情危重的患者来说，该检查更易进行。数据在 1min 之内即可获得，经过后处理技术，可以产生类似血管造影的图像。最实用的技术是电影轴位显像加兴趣区的 MIP（最大强度投射）。另外，由 CTA 获得的 MIP 可以在计算机屏幕上，在不同角度进行转动，这一点较传统血管造影有很大优势。CTA 的敏感性（与导管造影相比）为 85%～98%。另一方面，由于成像原理不同，CTA 还可发现传统血管造影所不能发现的动脉瘤。CTA 越来越多地用于发现破裂的动脉瘤，它已成为一项成熟的检查技术。毫无疑问，导管造影术仍然是术前评价脑动脉瘤的方法，CTA 及 MRA 仍然在不断改进。此外，对于 CT 上提示为后循环动脉瘤出血的患者，必须对两侧椎动脉造影后才能排除非动脉瘤，这是因为仅仅进行单侧椎动脉造影可能会漏掉小脑前下动脉或其他椎动脉分支上的动脉瘤。对可疑动脉瘤处进行三维成像（3D）可以发现常规方法不能发现的动脉瘤。当传统的血管造影不能及时进行时，可以考虑MRA和CTA。

6. TCD（经颅多普勒超声）

这是监测脑血流动力学的一项良好的检查手段。TCD可发现颅内血管起始段血流速度增快。这些血管包括颈内动脉、大脑中动脉、大脑前动脉、大脑后动脉、椎动脉以及基底动脉。动脉管腔的减小可引起血流速度的增快。事实上，几乎所有SAH患者在发病后，脑底部的血管都会出现血流速度的增快，并且增快的程度和水平与血管痉挛所致临床表现的恶化及迟发型缺血有关。血流速度>120cm/s与造影显示的轻中度血管痉挛有关，>200 cm/s时，提示严重血管痉挛。但是，有些患者的血流速度超过200cm/s，都没有出现血管痉挛症状。所以，假阳性率还是较高的。

7. 其他影像学技术

单光子发射计算机扫描（SPECT）可以显示局部脑血流量的降低，也是一种有效的监测血管痉挛的方法。局部低灌注与SAH患者血管痉挛及迟发型脑梗死相关性良好。氙-CT也可以定量显示局部脑血流。MR弥散及灌注显像可以显示梗死区域和低灌注区域。以上这些技术及CT灌注扫描可能是监测SAH患者的有效方法。

四、治疗

（一）血压的管理

在出血发生的最初几天，血压通常是升高的，这种情况在临床状况较差的患者尤为常见。目前对此的解释为暂时克服增高的颅内压、保持脑血流量的调节机制。人们依然缺乏针对蛛网膜下腔出血后血压增高最佳治疗方案的证据。过于积极地降低血压可能会造成失去自动调节血流能力脑组织的缺血损伤。但是，如果动脉瘤未得到处理，血压持续增高，又使再出血的风险增高。目前人们采取的治疗策略是避免使用降压药物，增加液体入量以降低缺血性卒中的风险。

因此，除非血压极高，应避免治疗高血压。由于每个患者的个体因素不同（年龄、先前血压及心脏情况），对“极”高血压没有既定的定义。平均动脉压得到适度降低（如降低25%）的做法是比较合理的。在降低血压之前，要看看患者的疼痛是否已得到处理：许多患者的血压可在适度镇痛后出现下降。

（二）液体管理

为了避免发生脑缺血，蛛网膜下腔出血后的液体管理应避免血浆容量的减少。虽然目前证据并不充分，但除非有心力衰竭等禁忌证，每天给予等渗生理盐水 2.5~3.5L 比较合适。若患者通过胃肠获得营养液，通过静脉入液量就该相应减少。发热的患者液体量应适度增加。可留置导尿管准确计算液体平衡情况。

（三）低钠血症

蛛网膜下腔出血后可出现高钠血症或低钠血症，低钠血症更为常见。大多数情况下低钠血症是由尿钠排出过多或脑耗盐综合征导致的，低钠血症往往会导致血容量减低，从而增加继发性脑缺血的风险。纠正蛛网膜下腔出血后的低钠血症实际上是纠正血容量不足。急性症状性低钠血症很少见，通常是要紧急使用高张盐水（1.8%或甚至 3%）。虽然对于慢性低钠及酒精、营养不良、肾衰竭或肝衰竭、器官移植引起的低钠，快速纠正低钠血症可能导致脑桥中央髓鞘溶解症，但是高张盐水治疗蛛网膜下腔出血后低钠血症还是比较安全的。生理盐水（0.9%；钠浓度为 150mmol/L）会引起负液平衡或尿钠过多的患者出现低血钠。由于肾上腺皮质激素的作用（作用于远端小管，导致钠重吸收），所以理论上，氟氢化可的松可以防止负钠平衡、低血容量，进而预防缺血并发症，但目前研究不足支持对蛛网膜下腔出血患者常规使用氟氢化可的松或氢化可的松。

（四）血糖的管理

高血糖的定义是血糖浓度>11.1mmol/L，有 1/3 的患者会出现高血糖。血糖增高与患者入院时临床情况较差有关。高血糖是预后较差独立的危险因素，但纠正高血糖能否改善患者结局仍不明确。

（五）镇痛药

通常可使用对乙酰氨基酚（扑热息痛）之类效果缓和的镇痛药物处理头痛；对于出血性疾病引起的头痛尽量避免使用水杨酸类药物，这类患者可能要接受神经外科开颅夹闭术或脑室内引流术。如果疼痛严重，需要加用可待因，甚至还需要使用合成阿片制剂（如曲马多）缓解疼痛。

（六）发热

患者在发病最初的几个小时通常会有轻度发热（不超过 38.5℃），这可能是由蛛网膜下腔内炎症反应所致，患者的心率基本是正常的。入院时临床状况较差的患者及脑室内积血的患者更容易出现发热。发热是结局较差独立的危险因素。若体温超过 38.5℃或脉搏相应增高，应考虑感染。白细胞数增高不能区分感染或非感染性发热。

（七）深静脉血栓的预防

大约 4%的动脉瘤性蛛网膜下腔出血的患者会发生深静脉血栓形成（DVT）。皮下注射低分子肝素或肝素类似物可预防 DVT。由于低分子肝素类似物可增加颅内出血风险，使用弹力袜是预防蛛网膜下腔出血患者 DVT 不错的方法，但该方法缺乏随机临床试验支持。然而，加压弹力袜必须根据患者实际情况应用才有效。可以使用气囊对腿部静脉进行间歇加压预防 DVT，患者能够较好地耐受该类装置，同时也便于护理人员操作。联合使用气囊间歇加压装置和弹力袜可能对于治疗蛛网膜下腔出血患者也更加有优势。

（八）抗癫痫药物

是否预防性应用抗癫痫药物尚存争议。大约有 7%的患者在发病初发生痫性发作，但是痫性发作对患者预后的影响还不明确。另有 10%的患者在疾病最初的几周发生癫痫，以抽动为主的癫痫发作的发生率为 0.2%。有 8%的昏迷患者会发生无肢体抽动的癫痫发作，但是选择 EEG 作为指标本身过高估计了癫痫发生率。是否对所有患者或昏迷患者进行连续 EEG 监测尚未得出确切结论。连续记录的 EEG 花费很高，工作量大，也很容易出现误判。开颅术增加了痫性发作的风险，但目前的研究没能证实抗癫痫药能降低癫痫发生率或死亡率。由于缺乏预防性抗癫痫药物的证据，以及该类药物可能造成的不良反应，目前不支持将抗癫痫药物作为预防治疗。

（九）心肺功能不全

即使入院时情况较好，患者还是有可能在出血发生的几个小时内发生肺水肿和心功能不全。心功能不全也可加重肺水肿。患者在急诊室或入院后很短时间内可出现低氧血症及低血压，导致意识水平的迅速下降。若患者在普通病房出现肺水肿及心室功能不全，应立即将其转入重症监护病房进行机械通气，使用心脏正性肌力药物。是否进行呼气末正压通气尚存争议。

第五节　颅内静脉窦及脑静脉血栓形成

一、临床表现

由于颅内静脉窦及脑静脉血栓形成起病形式快慢不一，病变部位不一，病变程度不一，因此临床表现复杂多样，病程及转归各不相同，除海绵窦血栓形成，临床表现均缺乏特征性。病程小于两天的急性起病者约占30%，多见于感染、妊娠或产后；病程1月以内亚急性起病最常见，占40%~50%；慢性起病，病程大于1个月，多为炎性因素、凝血机制障碍所致。颅内静脉窦及脑静脉血栓形成起病的快慢与病因以及静脉侧支循环的建立有关，临床表现主要与血栓形成的部位、血栓形成的速度以及年龄、基础疾病有关。主要的、基本的临床表现可以分为以下四类：

（一）局灶性神经功能缺失和（或）部分性癫痫

局灶性神经功能缺失包括颅神经麻痹和意识障碍，任何脑部病变的表现如失语、偏瘫、偏盲、记忆障碍均可出现。颈内静脉血栓形成可致第九、第十对颅神经麻痹。有40%~50%的患者会有癫痫发作，初次发作多为局灶性癫痫，可伴有Todd瘫痪。

（二）颅内压增高症

颅内压增高症表现为头痛、视神经盘水肿、外展神经麻痹，可类似于良性颅内压增高症的表现。其中头痛是最早出现、最常见的症状，多表现为急性发作的严重、类似蛛网膜下隙出血的疼痛，也可类似偏头痛的表现，头痛同时可完全没有局灶性神经系统体征。约有半数患者可出现视神经盘水肿。

（三）亚急性脑病

亚急性脑病指不同程度的意识障碍，不伴有局灶性或特征性的症状。脑深静脉血栓形成，累及基底节、部分胼胝体、枕叶，患者意识障碍迅速加重，出现昏迷伴传导束征，可不伴有视神经盘水肿和癫痫。

（四）痛性眼肌麻痹

尽管海绵窦血栓形成大多为急性起病，一些慢性起病的患者可表现为动眼神经、外展神经的痛性麻痹。

虽然该病有上述主要的、基本的临床表现，但部分患者症状很轻，甚至可以完全没有症状。而且由于血栓形成的部位不同，病因不同，其临床表现错综复杂，对上述症状进行鉴别诊断时要考虑本病的可能性，须仔细鉴别，避免误诊。以下分述各主要静脉窦血栓形成的表现：

1. 海绵窦血栓形成

常有副鼻窦炎或鼻窦旁皮肤严重感染，及眼眶周围、面部“危险三角”区的化脓性感染引起。海绵窦血栓形成的临床表现有其特异性，常有高热、眼部疼痛、剧烈头痛、呕吐和意识障碍。由于眶内静脉回流受阻，眼眶内软组织、眼睑、眼结膜、额部头皮往往水肿，眼球突出。由于海绵窦内有动眼神经、滑车神经、外展神经以及三叉神经眼支通过，在血栓形成时上述神经均可受累，出现海绵窦综合征，表现为眼睑下垂、病侧的眼球向各方向活动均受限制，严重时眼球正中位固定，瞳孔散大，对光反射消失，三叉神经第一支分布区感觉障碍，角膜反射消失。部分患者可出现视神经盘水肿，眼底静脉淤血，甚至可有出血，引起视力减退，甚至失明。由于两侧海绵窦相连，单侧海绵窦血栓形成常在数日内扩展到对侧海绵窦而表现出双侧眼球突出、充血、活动受限。

2. 上矢状窦血栓形成

以非炎性多见。多见于分娩 1~3 周的产妇、妊娠期、口服避孕药、严重脱水、全身衰竭、恶病质等情况下。偶可由于头皮或邻近部位感染、颅脑外伤所致。起病多为亚急性，以颅内压增高症状为主。可出现头痛、呕吐等颅内压增高症，严重时出现嗜睡、精神异常或昏迷。婴儿中可表现为喷射性呕吐、颅缝分离、囟门隆起。在成人患者中视神经盘水肿可能是唯一的症状。在老年患者中，症状可能较轻微，无特异性表现，诊断困难。上矢状窦血栓扩展到脑皮层静脉，脑皮层水肿，可出现出血性梗死，出现相应的症状，如局灶性或全身性癫痫、偏瘫、失语等。

3. 横窦、乙状窦血栓形成

横窦和乙状窦解剖上紧密相连，血栓形成时多同时累及。其主要为化脓性乳突炎并发症，一侧血栓形成时可无明显的症状。在化脓性乳突炎或中耳炎患者中发生败血症就须考虑乙状窦血栓形成的可能。其主要症状为颅内压增高综合征，出现头痛、呕吐、视神经盘水肿、不同程度的意识障碍。如上、下岩窦受到影响，出现患侧三叉神经眼支、外展神经麻痹症状；血栓扩展至颈静脉，出现舌咽神经、迷走神经、副神经同时受累；极为罕见可出现血栓经窦汇或颞交通静脉扩张到上矢状窦后出现偏瘫、癫痫发作。

4. 脑静脉血栓形成

单独的皮层静脉受累罕见。多数由静脉窦血栓扩展而来。可发生在高热或严重传染病患者中。常突然起病，出现头痛、呕吐，局灶性癫痫、肢体瘫痪、感觉障碍。由于脑静脉血栓形成常为多发性，分布于脑的不同部位，临床表现错综复杂，主要表现为局灶性功能缺失，可不伴颅内压增高症。深静脉如大脑大静脉血栓形成，可导致双侧丘脑对称性梗死，可表现为淡漠、痴呆的症状，病情严重时出现高热、痫样发作、昏迷、去大脑强直，即使患者存活，多遗留有不同程度的并发症。

二、实验室检查及特殊检查

除进行生化常规检查外，对怀疑颅内静脉窦及脑静脉血栓形成的患者特别要进行血常规检查，了解有无外周血白细胞增高，以明确有无感染因素；血电解质测定，了解有无高钠血症；凝血功能检查，了解有无凝血机制障碍；必要时可进行蛋白 S、蛋白 C、抗凝血酶Ⅲ，Ⅷ因子，抗心磷脂抗体，以及因子 G1691A 基因突变，凝血因子 G20210A 基因突变检测。在急性发病疑似静脉血栓形成的患者还可检测血 D_2 聚体浓度，如在急性期浓度 >500ng/mL，有可疑病史，须高度怀疑该病的可能，必须予以影像学检查。

腰穿检查可明确患者是否存在颅内感染，排除脑膜炎。在颅内压增高的患者中进行腰穿可测定颅内压、适量放出脑脊液后将降低颅内压力，起到治疗的作用。但腰穿易诱发脑疝，在严重颅高压时，须充分评估检查的危险性。

脑影像学检查是目前诊断颅内静脉窦及脑静脉血栓形成最常用的方法，也是明确诊断首选的方法，主要包括头颅 CT、MRI、MRV 和 DSA，分述如下：

头颅 CT 是急诊室最常用的检查，通常为诊断本病最早采用的影像学方法。颅内静脉窦及脑静脉血栓形成的患者可出现具有诊断意义的“束带征”“高密度三角征”和“空 delta 征”，但阳性率不高。“束带征”是指在 CT 平扫上，可见致密血栓形成后显示出增粗的血管条索状影，如显示出静脉窦影称“高密度三角征”。“空 delta 征”是指发病 1 个月内的 CT 增强中，由于血栓形成可显示出造影剂的充盈缺损，多见于上矢状窦血栓形成。上述特异性直接征象仅见于约 1/3 的患者，其他一些非特异性的间接征象较为常见，包括不同程度的脑水肿、多灶性常伴出血的静脉性梗死、小脑室、大脑镰和小脑幕强化。由于头颅 CT 特异性征象出现率低，没有经验的医生难以识别，约 30%的患者 CT 检查可以完全正常，通常不能用以确诊静脉窦血栓形成。

头颅磁共振（MRI）与磁共振静脉成像（MRV）结合是目前公认诊断和随访颅内静脉窦及脑静脉血栓形成的首选影像学方法，除非进行磁共振检查有禁忌证。它可以显示血栓形成后继发的脑组织病理改变及其程度，MRV 还可直接显示静脉窦和血栓本身，又能反映血栓的病理基础及演变过程，尚可用于观察治疗效果。静脉窦血栓的MRI表现演变可分为四期：急性期（1~5d），T_2WI低信号，LWI等信号；亚急性期（5~20d），T_1WI、T_2WI均呈高信号；慢性期为患者出现症状3周后，血栓信号于所有序列均下降且信号不均；第四期（后期）特征性表现为血管再通或血栓的长期存留。其中亚急性期的高信号是较为典型的表现，而其他时期则不典型。MRV检查可见血栓形成的直接征象和间接征象。直接征象指病变初期可见有病变的静脉窦高信号影缺失，而静脉窦血流再通时则表现为边缘欠清晰且不规则的稍低的血流信号。间接征象为梗阻远端侧支循环血管建立或其他引流静脉异常扩张、颈内静脉压升高等。

由于脑静脉解剖变异比动脉更大，判读MRV时必须注意如下几点，避免出现误读、误判。正常MRV±矢状窦、直窦、大脑大静脉、横窦、乙状窦、颈内静脉均可100%显示，其他小静脉或静脉窦不能完全显示，在诊断较小静脉窦血栓时要注意；横窦以右侧优势为多见，左右等势的仅占16%，在诊断横窦血栓形成时要注意；上矢状窦横断面呈三角形，前端逐渐变细、消失，由皮层静脉代替，这需要与血栓形成相鉴别；血流间隙易与血栓形成和肿瘤侵蚀相混淆，优势侧横窦、上矢状窦、直窦和Galen静脉很少发现流动间隙。当在这些部位发现流动间隙时，应高度怀疑是由于病理状态引起的。

DSA可显示静脉窦血栓形成的部位、范围，以及静脉异常回流和代偿循环的情况，具有目前CT和MRI甚至MRA所不能替代的作用。对MRV显示较少的下矢状窦、大脑大静脉及大脑内静脉等较小静脉窦及静脉血栓的诊断还是存在一定的优势。但是DSA不能显示血栓本身，亦不能显示静脉窦血栓形成继发的脑组织的病理改变及其程度。操作具有创伤性并可能加重患者的颅内高压的危险性影响了其应用。多用于不能进行磁共振检查的患者，或准备进行血管内溶栓时。

三、诊断

颅内静脉窦及脑静脉血栓形成中除海绵窦血栓形成的临床表现比较特殊，可依据临床表现、原发病灶的存在而明确诊断。其他部位的血栓形成如影响多支静脉和静脉窦诊断易，单独的小静脉受累诊断困难，不能仅从临床表现诊断，必须结合神经影像学检查，明确诊断。

四、治疗

颅内静脉窦及脑静脉血栓形成是多种病因引起的，临床表现不同的疾病。因其少见，大宗病例临床治疗研究报道不多，治疗时需坚持个体化的综合治疗原则。

（一）病因治疗

1. 感染性血栓形成

应积极控制感染及处理原发病灶，如面部疖肿、乳突炎、副鼻窦炎，抗生素的应用应遵循尽早、合理、足量、长疗程原则。抗生素的选择可依据细菌培养、血培养、脑脊液检查的结果，如病原菌不清，可选用广谱抗生素或两药联用。在抗生素应用的基础上，应彻底清除原发病灶，如疖肿切开排脓、乳突根治术等。

2. 非感染性血栓形成

也应在针对原发疾患治疗的基础上，尽力纠正脱水，增加血容量，降低血黏度，改善脑循环。

（二）对症治疗

①脑水肿颅内高压者应积极行脱水降颅压治疗，使用甘露醇降低颅内压；颅内压较高的患者应在大剂量抗生素使用的同时短期加用激素；使用乙酰唑胺抑制脑脊液分泌；可行腰椎穿刺适当放出脑脊液，颅高压危及生命时可行颞肌下减压术。

②癫痫发作者采用抗痫治疗，高热者物理降温，意识障碍者加强基础护理、支持治疗，预防并发症。

（三）抗凝治疗

目前尚没有标准化治疗方案。国内外倾向肝素抗凝治疗是安全、有效的，可列为脑静脉系统血栓形成的一线治疗方法。肝素可限制血栓发展，促进其溶解。及时给予抗凝治疗，可解除静脉闭塞，恢复血流再通，为获取最佳疗效、改善预后的最有效措施。静脉给予普通肝素与皮下注射低分子肝素最为常用，至今尚缺乏两者疗效比较的大规模临床试验研究资料。既往由于担心肝素使用可能导致继发性出血，其使用受到限制，近期的研究显示肝素治疗不良反应较少，相对安全，即使发生出血性梗死，也可谨慎应用。急性期后，如患者存在凝血障碍，尚须口服抗凝药物 3~6 个月，或更长，保持 INR 在 2~3。

（四）局部溶栓

目前不主张全身性溶栓，主要采用导管经股静脉、颈静脉到达血栓形成处释放溶栓剂，同时通过机械力破坏血栓。t-PA 溶解纤维蛋白性血栓以及促进血管再通的效果均优于尿激酶，局部药物溶栓一般用于起病即为昏迷的患者，或使用足量抗凝药物病情仍在进展的患者。不良反应包括肺栓塞、再栓塞，目前尚没有大规模的临床试验结果和明确的治疗规范。

第四章　中枢神经系统感染性疾病

第一节　脑炎

脑炎系指由病毒、细菌及其他生物病原体感染脑实质所引起的弥漫性炎症性疾病，主要临床特点为发热、抽搐、不同程度的意识障碍，重则昏迷或死亡。

一、虫媒病毒脑炎

虫媒病毒脑炎系指通过节肢动物传递的中枢神经病毒感染，最常见的病毒脑炎有森林脑炎和流行性乙型脑炎。

（一）森林脑炎

森林脑炎，又称蜱传染脑炎、春夏脑炎、壁虱脑炎、远东脑炎等，主要分布于俄罗斯的西伯利亚，我国的黑龙江、吉林、新疆等地的森林地区。好发季节为 5~7 月，以青壮年的森林工作者多见，森林旅游者也有发生。

森林脑炎病毒属被盖病毒科的 B 组，嗜神经质性，寄生于森林的蜱虫。当森林工作人员或旅游者被感染的蜱虱叮咬后，即可产生病毒血症而不发生临床症状。抵抗力降低者，病毒可经血脑屏障薄弱部位（如嗅神经）进入中枢神经引起各脑部位的实质性病变而出现脑炎的临床症状。

1. 临床表现

多数感染患者在蜱虫叮咬后 1~4 周后出现上呼吸道样感染症状，多数发病较急，突然高热，体温可达 39℃~40℃，呈稽留热或弛张热，少数还可出现每日双峰或三峰热，持续 5~10d。患者精神萎靡，可伴出血性皮疹，部分可出现心肌损害和心律不齐，重者可出现血压下降。神经精神症状一般在发病的 2~5 天后出现，半数以上的患者出现不同程度的意识障碍，如嗜睡、谵妄、昏沉乃至昏迷；亦可出现胡言乱语、狂躁不安和惊厥、抽搐发作等。这种神经精神症状，往往随体温下降而逐步减轻。剧烈头痛、恶心、呕吐、颈项强直是多数患者的神经症状和体征。这些症状可与发热同时存在，持续 7~10d。此后可出现肩颈无力，抬头困难，两上肢近端无力和瘫痪。少数病者出现偏瘫和下肢瘫痪。所有瘫痪均属软瘫，肌张力降低，腱反射降低。多数患者出现上述症状和体征后持续10~20d，此后逐步恢复。部分患者残留颈肌肩胛肌萎缩和垂头现象。极少数患者发病时出现震颤和不自主运动、眼球震颤和构音障碍等。

多数病程转归良好，极少数发展到慢性瘫痪，精神失常，继发癫痫、震颤麻痹等症状，迁延数年。极个别者因过度高热而救治不及，在1~2d内死亡。重症患者死亡率在20%以上。

实验室检查可见周围血白细胞的增高，可达（10~20）$\times 10^9$L，以中性粒细胞为主。脑脊液检查，压力升高，白细胞增多，达（50~500）$\times 10^6$/L，以淋巴细胞为主。糖、蛋白质、氯化物含量正常。血清免疫学双份血清前后对照比较，抗体滴度增高4倍以上可供诊断参考。

2. 诊断与鉴别诊断

根据发病季节、职业、疫区活动史等流行病学资料，结合发热、头痛、项强、神经精神症状，特别是出现肩颈肌无力、肢体软瘫等临床表现，脑脊液蛋白、糖、氯化物正常和以淋巴细胞为主的白细胞增多等可做诊断。但临床上仍须与流行性乙型脑炎、肠道病毒中枢神经系统感染等相鉴别。

3. 治疗

本病无特殊治疗。急性高热期的物理降温，脑肿胀、脑水肿的积极降颅压以及镇静药的应用均十分必要。急性期后的恢复阶段，应康复治疗。

预防本病的发生是关键。春夏进入森林的工作者应做病毒疫苗的主动免疫接种。

（二）流行性乙型脑炎

流行性乙型脑炎亦称为日本乙型脑炎，简称乙型脑炎，是由乙型脑炎病毒直接感染所引起的，以蚊子为主要传播的自然疫源性疾病。流行于夏秋季节。主要分布于亚洲日本、中国、东南亚各国、俄罗斯远东地区以及太平洋一些岛屿国家。我国以每年的7~9月为主要流行季节，每隔若干年出现一次较大的流行。其流行状况与人群的免疫水平、蚊子密度、季节消长以及牲畜、家禽乙型脑炎病毒血症出现的情况等因素有关。人群感染中，60%以上见于10岁以下的儿童。

1. 临床表现

（1）分期

乙脑病毒侵入人体经4~21d潜伏期后出现神经症状。按病程可分为下列四期。

①初热期：病初 3d 为病毒血症期，起病急，无明显前驱症状。有发热、精神萎靡、食欲缺乏或轻度嗜睡。儿童可诉有头痛，婴幼儿可出现腹泻。体温一般在 39℃左右，持续不退。此时神经系统症状及体征不明显而误诊为上呼吸道感染。少数患者出现神志淡漠、易激惹或颈项轻度抵抗感。

②极期。病程 3～10d，此期除全身毒血症状之外，常伴严重脑部损害的症状。主要表现：

a. 高热：体温表可高达 40℃以上，并持续不退，直至极期结束。轻者 3～5d，重者 3～4 周以上。发热越高，病程越长，症状越重。

b. 严重的神经系统症状和体征：50%～94%的患者意识障碍加重，由嗜睡转入昏迷。昏迷出现越早、越深，病情越重。一般患者此期持续 1 周左右，重者可达 1 个月以上。40%～60%的患者可出现抽搐发作，呈强直-阵挛发作，发作后意识障碍加重，浅反射减弱或消失，腱反射亢进或消失，病理锥体束征阳性。部分患者可有脑膜刺激征阳性。随弥漫性脑损害加重，出现不同程度的脑水肿。随脑水肿加重，抽搐发作可以增多，昏迷加重，严重者出现天幕裂孔疝（额叶疝），或出现枕大孔疝等极为严重的症状。

重症乙型脑炎患者由于受累水平的不同可以出现不同的神经系统体征，根据受累部位可分为以下几型。a. 大脑型：病变累及大脑及间脑，不累及脑干，此型患者临床表现为昏睡或昏迷，压眶反应存在，患者眼球运动正常，瞳孔光反射良好，呼吸正常，但可有颞叶的精神症状或枕叶的皮质盲。若累及间脑则可有脸色潮红和血压波动。b. 脑干型：当病变累及中脑时患者呈深昏迷，四肢肌强直，瞳孔散大、强直，光反应消失。两侧中脑受累常出现去脑僵直，两下肢挺直，两上肢旋后、伸直。鉴于同时伴皮质损害，往往伴发强直-阵挛痫性发作。当病变累及脑桥和延髓时，除出现深昏迷和相应脑神经（第Ⅸ、Ⅻ对脑神经）损害外，突出的表现为吞咽困难，喉部分泌物积贮和严重的呼吸障碍。以脑桥损害为主时出现潮式呼吸，延髓受累时出现鱼嘴状呼吸、叹息样呼吸等。重症乙型脑炎中，发生呼吸障碍者占 30%～40%。凡有脑干损害者往往提示患者预后不佳。

③恢复期：继极期之体温下降后，意识状况逐步恢复，由呆滞、淡漠而逐步转为清醒。重症患者，一般需 1～6 个月的恢复期。恢复期中亦可出现许多神经和全身症状和体征；例如，持续性中枢性低热不退；多汗、面色潮红、失眠等自主神经症状；反应迟钝、精神异常、行为紊乱或痴呆等弥漫性脑损害症状；失语或构音障碍，吞咽困难；癫痫发作以及肢体强直性瘫痪或不自主运动等。上述症状在半年内逐步消失者为恢复期，若在急性期后 6 个月内症状不能消除者为后遗症。

④后遗症期：在半年恢复期后仍残留神经精神症状的患者，占总病例的 5%～20%。后遗症的多少和轻重直接与疾病的严重程度有关。主要的后遗症表现有意识障碍、认知行

为障碍（痴呆）、失语、不自主运动和肢体瘫痪等。少数长期意识不能恢复者可因继发全身感染而死亡。多数患者残留不同程度的神经系统体征而终身残疾。

（2）分型

根据临床症状严重度，一般又可将乙型脑炎分为下列四种临床类型。

①轻型：患者意识清醒，或有嗜睡，体温在38℃～39℃，可伴脑膜刺激征，脑脊液检查可有白细胞数增加。此型患者一般在7～10d后症状消失。除流行季节外，极易误诊为病毒性脑膜炎。往往须做乙型脑炎病毒抗体检测才能诊断。

②中型：患者嗜睡或昏迷，高热39℃～40℃持续4～5d，可有短暂抽搐，并有明显的脑膜刺激征。可有浅反射消失，脑神经麻痹或肢体运动障碍。多数患者在两周内恢复。

③重型：昏迷，持续高热40℃以上，伴频繁抽搐。脑膜刺激征明显，病理锥体束征阳性，脑干受累者可出现呼吸障碍，部分患者亦可出现脑疝症状。此型患者病程较长，若能度过脑水肿期，多数患者可在2～4周后恢复，但多数在恢复期中出现精神、行为障碍和一定的神经系统体征。

④极重型：少见，占脑炎的5%左右。往往起病骤然，频繁抽搐，体温在40℃或41℃以上。患者昏迷，严重脑水肿和脑肿胀，抽搐极难控制，患者往往在发病后1～2d内因为呼吸衰竭或因脑疝而死亡。除上述四种典型类型之外，尚有少数表现脑干脑炎、脑膜脑炎或脊髓炎等不典型性临床症状者。

2. 实验室检查

周围血白细胞增多，一般在（10～20）$\times10^9$/L间，偶亦可高达30×10^9/L之多，以中性白细胞为主。脑脊液检查可见压力升高，白细胞数增多，达（50～500）$\times10^6$/L，早期以中性粒细胞为主，4～5d后转为以淋巴细胞增多为主。脑脊液蛋白质、糖、氯化物含量正常或有轻度升高。

血清免疫学检测有诊断价值，IgM型乙脑病毒抗体可于病毒感染后5～7d内出现阳性，并速达高峰，对乙脑的早期诊断有一定价值。

3. 诊断和鉴别诊断

根据典型的临床表现：急性起病的发热、头痛、恶心、呕吐、嗜睡、昏迷和抽搐等症状，伴脑神经麻痹和肢体瘫痪等体征，在7～9月季节发病及蚊子（特别是库蚊）好发地区发病者，应当首先考虑乙型脑炎之可能。应做脑脊液和血清学抗体检测予以确诊。但同时亦应考虑其他病毒脑炎，特别是单纯疱疹病毒脑炎、肠道病毒脑膜脑炎、恶性疟疾等可能。暑天尚应与中暑相鉴别。

4. 治疗

乙型脑炎患者的治疗可归纳为降温、止惊、脱水和防止呼吸衰竭四个方面。

（1）降温

凡高热者应尽一切措施，包括化学、物理和药物等综合措施，将体温降至38℃以下。反复抽搐发作者可考虑亚冬眠疗法，降低体温和降低脑细胞代谢。

（2）止惊

凡抽搐发作者应按癫痫发作治疗，可静脉推注地西泮10~20mg，每分钟2mg。若连续发作者可用地西泮100mg加于生理盐水250mL中静脉滴注。必要时，可加用苯妥英钠250mg加生理盐水10~20mL做静脉推注。亦可用10%水合氯醛10~30mL鼻饲或保留灌肠。

（3）脱水

颅内压增高的处理与一般相同，以20%甘露醇250mL静滴，短期内，每日可用3~4个剂量。急性脑肿胀和脑水肿期，在应用甘露醇同时，可加用地塞米松10~20mg/d，分次静脉滴入。

（4）防止呼吸衰竭

凡有呼吸衰竭者，激素可加大剂量，亦可合用人体清蛋白等其他脱水剂。凡有严重呼吸道感染者除积极应用抗生素药物外，应尽早气管切开，加强引流。凡有呼吸麻痹和呼吸衰竭者应尽早应用人工辅助呼吸，保持呼吸道通畅。

二、疱疹病毒脑炎

过去的50年中，从各种动物身上分离出疱疹病毒50余种，与人类有关的是单纯疱疹病毒、水痘-带状疱疹病毒、巨细胞病毒和EB病毒，都属于DNA病毒。此组病毒的共同特点是：①通过接触黏膜表面传染，也可通过胎盘屏障或器官移植传播，巨细胞病毒及EB病毒亦可通过输血感染；②引起多种临床表现不明显或轻型感染，但严重者可致死；③感染后病毒终身寄生，在机体抵抗力降低、免疫抑制等情况下，寄生病毒可被再次激活，并导致各种疾病；④与肿瘤和脱髓鞘性疾病有一定关系。

（一）单纯疱疹病毒脑炎

自1941年从脑炎患者的脑中分离出单纯疱疹病毒以来，确立了本病的致病原。本病呈散发性，见于世界各地，无季节性倾向。可能是非流行性脑炎中最常见的病原。据统计占病毒性脑炎的2%~19%，散发性坏死性脑炎的20%~75%，且发病率有逐渐增高趋势。

1. 临床表现

本病可发生于任何年龄。10岁以下和20~30岁有两个发病高峰。本病临床变化很大，常急性起病。前驱期可有呼吸道感染、发热、乏力、头痛、呕吐等非特殊性症状以及轻度行为、精神或性格改变，症状持续1到数天，继之，出现神经精神症状。

单纯疱疹病毒脑炎的临床表现轻重差异很大，形式亦有不同。其主要临床表现包括：①症状性癫痫，局灶性或全面发作：临床上可见突然跌倒后抽搐发作，继之意识丧失，数次抽搐发作后逐步意识转清醒，或连续多次发作，持续意识不清，昏迷。重症病者，癫痫发作呈持续状态，并因继发颅内压增高，出现脑疝而致死。癫痫发作频度随病情严重程度和积极治疗而异，一般可持续抽搐，昏迷一周至数周，重则可持续 1 个月至数个月，并残留严重后遗症。②精神症状：表现形式无固定模式，幻觉丰富、如幻嗅、幻视，呼喊别人名字、无目的的对话、大吵大闹、打人、骂人均很常见。多数精神症状丰富的患者不伴肢体瘫痪。③自动症和口周不自主运动：单纯疱疹病毒脑炎患者除丰富的精神症状、癫痫发作外，常可见摸索行为，口周掣动、咀嚼等不自主运动，有的患者还可出现吸吮等幼稚行为。除癫痫发作，精神异常和自动症等神经精神症状外，临床神经体征还可有颈项强直、失语、眼球同向凝视、瞳孔不等、偏盲、偏瘫、肌张力增高、反射亢进和病理征出现。32%的患者出现脑神经功能障碍，如眼球联合运动障碍、展神经麻痹等。部分患者在疾病早期即呈去大脑强直姿势，最后由于脑实质坏死、水肿，脑疝而死亡。有极少数病例经治疗后 1~3 个月又复发。约半数患者可残留癫痫、精神异常或认知障碍等后遗症。

新生儿单纯疱疹病毒感染，约 80%由单纯疱疹 II 型病毒所致。从分娩过程中经产道感染或胎儿期经产道上行性感染。分娩过程中感染的潜伏期为 4~21d。常见受损部位是皮肤、肝脏、肺、脑等。神经方面表现为难喂养、易激惹、嗜睡、局限性或全身性癫痫发作、囟门隆起、角弓反张、瘫痪、去大脑强直、昏迷。病死率高。胎儿早期的感染常造成畸形，如小头畸形、小眼球、颅内钙化等。Ⅱ型疱疹病毒寄生于骶神经节，主要的临床表现为神经根痛、腰背痛。近年来，有认为与复发性上皮细胞性脑膜炎有关。

2. **实验室检查**

周围白细胞数增高，可达 10×10^9L 以上。早期出现轻度中性粒细胞增多。脑脊液检查可见压力升高，白细胞数正常或增多。一般在（10~100）$\times10^6$/L，以淋巴细胞为主，亦可以多形核增多为主者。部分患者可以见到较多的红细胞，（50~500）10^6/L。脑脊液糖含量正常。蛋白质正常或轻度升高，一般均低于 1.0g/L。脑脊液单纯疱疹病毒抗体检测可以阳性。当脑脊液中单纯疱疹病毒抗体滴度与血清该抗体滴度相近或大于血清抗体滴度时，有诊断意义。

脑电图检查可见 α 波节律消失，额、颞部出现高波幅的周期性棘波和慢波，偶可出现局灶性的三相波。头颅 CT 可见局灶性脑肿胀。头颅 MRI 在 T_1W 可见额叶或额叶低信号，T_2W 则见高密度异常信号。部分患者头颅 MRI 不能发现异常信号。放射性核素检查，可见颞部受累区核素摄入增加，这种改变较 CT 异常为早。

脑组织活检，可应用抗病毒抗体与活检脑组织标本进行免疫荧光检测脑组织中单纯疱疹病毒抗原，还可用免疫酶点术检测脑组织中的特异抗原，为最终肯定诊断提供依据。

3. 诊断和鉴别诊断

根据急性起病，发热，意识障碍，伴或不伴抽搐，脑电图异常和头颅 CT 或 MRI 见到额、额叶的炎症性异常信号，可做出临床诊断。脑脊液细胞数增多和抗单纯疱疹病毒抗体阳性，脑脊液细胞单纯疱疹病毒抗体分泌细胞检测阳性，脑组织活检，单纯疱疹病毒抗原检测阳性为肯定诊断。然而，鉴于肯定病因诊断的检测方法限制，临床上仍为拟似诊断，必须与流行性乙型脑炎、肠道病毒脑炎、其他疱疹病毒脑炎和中枢神经其他炎性疾病相鉴别。

近年来，关于自身免疫性边缘叶脑炎、脑血管炎、炎性假瘤、弓形体虫病及淋巴瘤等的不断报告，特别是在过去诊断为单纯疱疹病毒脑炎患者血清中检测到抗 NMDA 受体、AMPA 受体、GABAa 受体等抗体阳性，这些结果为疱疹病毒脑炎致病的免疫病理机制提供了新思路。

4. 治疗

（1）抗病毒治疗

单纯疱疹病毒脑炎诊断一旦拟定，应立即进行抗病毒治疗。常用的抗病毒药物应用如下：

①阿昔洛韦：亦称无环鸟苷。按 5mg/kg 静脉滴注，1h 内滴入，每日两次；或 250mg 静脉滴注，每日 3~4 次，连续 10d 后改为口服，剂量为 0.2g，每日 5 次，5~10d 后改为 2~3次每日。用药时间不少于 4 周。

②更昔洛韦：粉针剂，按 5mg/kg 静脉滴注，每日两次，每次滴注 1h，连续应用 2~3 周。

抗病毒药物有轻度肾功能损害和血小板减少的不良反应。用药中应当随访肝、肾功能和全血改变。

（2）脱水治疗

弥漫性脑肿胀和脑水肿者可应用地塞米松 10~20mg/d，或甲泼尼龙 1 000mg/d 冲击治疗，疗程为 7~10 天。同时应用 20%甘露醇 125~250mL 静脉滴注，每日 3~4 次。严重者可应用乳清蛋白和 IgG 静脉治疗，剂量为 0.4g/kg，每日 1 次，连续 5d 为 1 个疗程。

（二）带状疱疹病毒脑炎

带状疱疹病毒脑炎属 DNA 疱疹病毒，与水痘病毒一致，又称水痘-带状疱疹病毒。初次感染常见于儿童。病毒感染后以一种潜伏的形式长期存在于脊神经背根神经节或三叉神经节细胞内，当机体免疫功能低下时，如老年人，恶性肿瘤特别是淋巴瘤、白血病患者，较长期接受肾上腺皮质激素、免疫抑制剂治疗的患者，放射治疗的患者，艾滋病患者，潜伏的病毒可被激活并复制，沿感觉神经离心传到相应皮肤引起皮疹，或沿神经上行，进入神经系统引起脑炎或脑膜炎。

1. 临床表现

脑部症状一般在皮疹出现后 3~5 周出现，此时疱疹已消退，皮肤留有色素斑；少数患者脑损害可先于皮疹或与皮疹同时发生。常突然发生头痛、呕吐、发热、抽搐、偏瘫、失语以及精神异常、意识障碍。少数由烦躁不安、谵妄转为昏睡、昏迷甚至死亡，伴发脑干受累者可有脑神经麻痹、共济失调、病理征等。有报道，在眼部带状疱疹后发生迟发性同侧小脑症状或对侧渐进型偏瘫，CT 扫描提示在带状疱疹同侧的内囊部位有椭圆形、边界清楚的低密度区，大脑中动脉分布区有多灶性密度减低区。颈动脉造影显示大脑中动脉近端呈节段性串珠状狭窄，可能由于眼眶带状疱疹发展至颈内动脉虹吸部动脉炎造成大脑半球梗死所致。带状疱疹脑炎患者一般症状较轻，可以完全恢复，但老年人或三叉神经眼支感染侵犯眼球时可有严重并发症。

2. 实验室检查

脑脊液白细胞轻至中度增高，可达 500×10^6/L，以淋巴细胞为主，蛋白质略升高，糖及氯化物正常。部分患者脑脊液中存在水痘-带状疱疹病毒抗体。

3. 治疗

带状疱疹病毒脑炎的治疗可参考单纯疱疹病毒脑炎的处理。阿昔洛韦（无环鸟苷）、阿糖腺苷以及转移因子和人血白细胞干扰素的应用可使症状减轻，病程缩短。

（三）巨细胞病毒脑炎

巨细胞病毒（CMV）感染普遍存在于世界各地，成人抗体的阳性率为 40%~100%不等，多数是隐性感染。巨细胞病毒为叶片神经病毒，它对神经系统有直接破坏和间接破坏作用。直接破坏作用系指巨细胞病毒感染后直接进入细胞内，形成包涵体，并利用细胞内物质进行繁殖，直接导致宿主细胞的死亡。间接作用是指巨细胞病毒感染后通过细胞介导的免疫反应而引起神经细胞死亡，如巨细胞病毒的感染，激活 TNF-α 和 IL-6 分泌，IL-8 的分泌可以增加巨细胞病毒的复制，并刺激白细胞数的增加。巨细胞病毒的直接感染引起脑内血管内皮细胞，通过血-脑屏障并感染星形细胞，因此，感染巨细胞病毒后，颅内血管内皮细胞中常发现包涵体，或伴发血管壁炎性反应和血栓形成，脑实质中有不同程度的胶质细胞增生，特别是在包涵体周边的胶质细胞增生更为明显。巨细胞病毒的间接侵入是由于病毒感染脉络膜上皮细胞后，引起脉络膜的炎性反应，继发地植入到脑室周边和向内扩散，引起脑室周围的脑白质坏死，称为坏死性脑室炎。病理上可见室管膜表面有大量的巨噬细胞，炎性渗出，细胞坏死，偶可伴出血。

临床表现以发热及呼吸道、神经系统及血液系统的症状为主。急性感染者常可累及脑血管而发生闭塞性脑膜血管病。体温可从低热到40℃，神经症状为嗜睡、昏迷、惊厥、运动障碍、脑性瘫痪，有时有脑积水、智能减退、视网膜脉络膜炎等。

脑脊液检查中单核细胞增多。尿沉渣中找到特征性含核内包涵体的巨细胞有助于诊断。应用荧光抗体可检测组织或脱落细胞中的抗原。由于 IgM 不能通过胎盘，因此新生儿脐带血抗体阳性即可诊断先天性感染。

抗病毒药更昔洛韦对巨细胞病毒效果较好。剂量为 5mg/kg，静脉滴注，2～3 周为 1 个疗程，急性感染者疗效较好。颅内感染者治疗效果较差，但伴血管炎者效果较好。

（四）Epstein-Barr 病毒脑炎

Epstein-Barr 病毒属疱疹病毒科 γ 疱疹病毒亚科，人们较早认识它是因为它与单核细胞增多症及鼻咽癌的发病有关。近年来，该病毒与神经系统疾病的关系备受人们注意，特别是中枢神经系统脱髓鞘性疾病及脑炎等的关系深感关切。E-B 病毒感染通过软脑膜血管深入感染脑实质或经血管引起血管周围性脱髓鞘的机制尚不完全清楚。

临床上，急性 EBV 感染可出现癫痫发作、昏迷、人格改变、知觉异常、小脑共济失调和局灶性的脑干及大脑病变。这些并发症常在传染性单核细胞增多症临床起病后 1～3 周内发生，但也可出现在病程之前或病程中，或者有可能是急性 EBV 感染的唯一症状。发展为脑炎的患者在数天内常有发热和头痛。大多数患者为年轻人和大龄儿童。癫痫、昏迷以及其他弥散性脑部病变的表现可以不出现局部神经系统症状。但多数患者出现不同程度的局灶性神经症状和体征，如局灶性癫痫、轻度偏瘫、单瘫、锥体束征阳性等。E-B 病毒脑炎可累及脑的任何部位，其中小脑最易受累，大多以步态异常起病，严重者亦可因小脑肿胀、颅内压增高和脑疝而致死。多数病者可出现精神症状、视物变形、体象改变和知觉异常；部分患者可有锥体外系的症状和体征，如齿轮状强直、手足徐动和舞蹈症等。E-B病毒脑炎是儿童和青年急性病偏瘫的常见原因，急性精神症状和短暂性遗忘症亦可能是 E-B 病毒脑炎的唯一神经系统表现。

E-B 病毒的特殊并发症有急性导水管阻塞、抗利尿激素分泌异常综合征、Reye 综合征等。

三、腮腺病毒脑炎

腮腺病毒脑炎系由流行性腮腺病毒感染所引起，该病毒属副黏病毒，主要感染腮腺，亦可感染附睾和中枢神经系统，产生腮腺病毒脑膜炎、脑炎。腮腺病毒的中枢神经感染，以脑膜炎最多见，亦有暴发性致死性脑炎。

腮腺病毒脑炎的发病机制尚不完全清楚。有的认为由病毒直接感染所致，有的认为系由病毒感染诱发脱髓鞘改变所致。

腮腺病毒脑炎多数在腮腺炎表现明显的时间发生，常表现为低热、厌食、乏力、头痛、耳痛和腮腺肿大。头痛和腮腺肿大往往同时出现，伴发脑膜炎者出现项强、恶心、呕吐，严重者意识不清、抽搐。体温可以高达39℃～40℃，持续3～4d。头痛、呕吐剧烈，持续48～72h。多数患者在体温降低后症状减轻。体温降低后症状不见减轻，又出现嗜睡、意识不清或抽搐，或有局灶性神经体征者，拟为腮腺病毒脑膜炎脑炎。腮腺病毒感染的临床病程为7～14d，伴发中枢神经感染时，病程延长至3～4周。

腮腺病毒脑炎的诊断依赖有典型的流行性腮腺炎临床表现和头痛、呕吐、昏迷等神经症状，脑脊液细胞增多，有糖、蛋白、氯化物正常的实验室检查特点可予诊断，但应与其他肠道病毒脑炎、脑膜炎等相鉴别。

腮腺病毒脑炎的治疗以对症治疗为主。以应用退热药，注意水电解质平衡，多饮水，保证足够的营养为主要治疗措施。中药牛黄解毒制剂可以试用。

腮腺病毒脑炎预后良好，病程自限，不留后遗症。死亡率在1.5%以下，罕见永久性后遗症。最多见的后遗症状为抽搐、人格改变、慢性头痛、听力减退，偶有脑神经麻痹、肢体无力、偏瘫等局灶性神经体征。偶有继发性阻塞性脑积水的报道。

四、狂犬病毒脑炎

狂犬病毒脑炎又称恐水病，是狂犬病毒所引起的传染病，因被病犬咬伤而感染。病毒经狂犬的唾液从伤口进入人体，沿脊神经背根进入中枢神经系统。若未经适当处理，经数月至数年的潜伏期后出现典型的狂犬病症状。近年来，国内大中城市中居民家养宠物非常普遍，我国已成为全世界狂犬病患者最多的国家，应引起广大医务人员的重视。

（一）临床表现

本病潜伏期一般在3个月之内。半数在1～2个月，文献报道最长为数十年。典型发病可分三期。

1. 前驱期

在已愈合的伤口周围出现麻木、刺痛、痒及蚁走感，并有低热、食欲缺乏、头痛、周身不适等症状，持续2～3d。

2. 兴奋激动期

高度兴奋、暴躁，出现反射性咽喉痉挛，饮水时明显加重，呼吸困难，极度惊恐，出现恐水、怕风、畏光，在看到水或听到水声、风声亦能引起咽喉痉挛发作。神志清楚，口涎增多，体温升高，脉搏加快，瞳孔散大，持续1～2d。

3. 麻痹期

根据病毒侵入的途径，神经麻痹的临床表现可有两种形式。一种表现为肢体上升性瘫痪，酷似上升性运动性麻痹，表现为下肢远端，逐步累及躯干、上肢的肌无力，张力降低，腱反射消失，但感觉存在，病理征阴性，因此，又称为吉兰-巴雷型样上升性瘫痪。然而，肢体肌肉的麻痹仍会上升，累及呼吸肌、延髓肌而引起呼吸困难。另一种为脑干型，此时虽然没有痉挛或很轻痉挛发作，多数患者将出现昏迷、呼吸循环衰竭而死亡。

本病一旦出现神经症状，病程均无逆转可能，并且迅速发展，多数在一周内死亡，偶可达10d以上。

（二）实验室检查

血液中白细胞增加，可达（20～30）$\times 10^9$/L，以中性粒细胞为主。脑脊液细胞数增多，一般不超过200 $\times 10^6$/L，主要为淋巴细胞。蛋白质增加，糖和氯化物正常。

（三）诊断

根据有被病犬、病猫咬伤史，明确患者的典型恐水、畏光、流涎等症状，诊断并不困难。

（四）治疗

被狂犬咬伤后应及早接种狂犬病毒疫苗。目前国际上通用的狂犬疫苗有两种，即Semple疫苗和鸭胚疫苗（DEV）。目前国内采用Semple疫苗，在腹壁或肩胛下缘做皮下注射，严禁肌内或静脉注射。剂量为1～6岁1mL，6岁以上2mL，每日1次。连续14d为1个疗程。伤口在颈部以上或伤势严重者可给2mL，每日两次，7d后改为每日1次。若能联合应用狂犬病毒血清则效果更好，一般剂量为0.5mL/kg肌内注射，伤情严重者可用1～2mL/kg，此外，应积极处理伤口，做清创术。

五、慢病毒脑炎

慢病毒脑炎系指由病毒直接感染后所引起的慢性弥漫性脑病，是中枢神经系统的一组难治性疾病，主要有进行性风疹病毒脑炎、亚急性硬化性全脑炎、进行性多灶性白质脑病等。

（一）进行性风疹病毒脑炎

1. 临床表现

隐袭起病，发病年龄在 8~19 岁，开始报道的 9 例均为男性。出现行为异常，学习成绩下降，智力进行性减退，动作笨拙。步态、躯体和四肢共济失调为本病突出的表现，癫痫发作常见，晚期发生痉挛性四肢瘫。其他有构音障碍、面肌无力和眼球运动障碍，尚可有视神经萎缩。病情进行性加重，经 8~10 年呈完全性痴呆和进行性痉挛状态。

实验室检查可见脑脊液中单核细胞增多，蛋白质增高，IgG 明显升高，有寡克隆 IgG 带，提示中枢神经系统内有抗风疹病毒抗体。血清及脑脊液中抗风疹病毒抗体滴度明显增高。脑电图示背景活动为慢节律，无局灶性表现。CT 检查示脑室扩大，特别是第四脑室，并有小脑皮质萎缩。

2. 诊断

根据母亲怀孕期有风疹病毒接触或感染史，或患者有明确的风疹感染史，以及以上临床表现和实验室检查，可做出诊断。

3. 治疗

主要是对症治疗，和 SSPE 相同。无特殊治疗方法可以中止疾病的进展。

（二）亚急性硬化性全脑炎

亚急性硬化性全脑炎（subacute sclerosing panencephalitis，SSPE）又称亚急性硬化性白质脑炎、亚急性包涵体脑炎。1933 年由 Dawson 首先报道。本病见于世界各地，主要发生在儿童和青年，农村儿童较城市儿童发病率高，50%以上病例在两岁前曾有麻疹感染。虽亦可发生在接种过疫苗的儿童，但其发生率只及自然麻疹感染后的 1/50~1/5。自患者麻疹感染到 SSPE 发病的潜伏期平均 5~8 年。

1. 临床表现

起病年龄为 2~20 岁，平均 7~8 岁，以学龄儿童为最多见。男性略多于女性，为 2.5∶1~3.3∶1。起病多呈隐袭进行性，偶有暂时缓解期。无全身性或中枢神经系统感染的临床表现。根据病程演变的特点，一般可分为四期。

（1）第一期

行为及精神障碍期，患者有性格和行为改变，情感不稳，记忆力减退，学习成绩下降，淡漠，嗜睡，幻觉。尚可有脉络膜视网膜炎，甚至失明。此期历时约数周至数个月。

（2）第二期

运动障碍期，一般为 1~3 个月。最重要的特征是肌阵挛抽动，每分钟 4~12 次，通常是头、躯干和四肢的突然屈曲运动，接着 1~2s 的缓慢放松期。发生在清醒时，尚可发生舞蹈样和手足徐动样姿态、震颤、半身狂跃运动或肌紧张不全、癫痫发作、共济失调。此外，由于脉络膜视网膜炎、视神经萎缩或皮质盲而致视力障碍。偶尔发生视盘水肿。

（3）第三期

昏迷、角弓反张期，表现为去大脑强直，阵发性角弓反张，伴不规则呼吸及自主神经功能紊乱症状，如体温波动、出汗异常、高热等，最终进入昏迷。

（4）第四期

终末期，大脑皮质功能几乎完全丧失并出现眼球浮动，肌张力低下，肌阵挛消失。

多数患者病情进行性加重，整个病程 9 个月至 3 年，最终因继发性感染、循环衰竭或营养不良、恶病质而死亡。亦有报道在病后 6 周就死亡或病程达 10 年以上。长期存活者，约 5%的患者有自发性的症状缓解。

脑脊液检查正常或轻微细胞、蛋白质升高，可见浆细胞和激活的淋巴细胞。大多数病例免疫球蛋白增高，主要是 IgG、IgM 增高，有寡克隆 IgG 带。血清、脑脊液中有高滴度的麻疹抗体。脑电图显示在低平的背景上间隔 4~8s，周期性地出现 2~3Hz 的高幅慢波，持续时间 0.5~2s。双侧对称，以枕顶部最为显著。该波在疾病第二期最显著，至第四期消失。早期脑 CT 及 MRI 正常，随着病情进展，可显示进行性皮质萎缩，脑室扩大和多灶性低密度白质病损。

2. 诊断

根据典型的临床病程，特殊的脑电图改变，脑脊液的细胞学检查，免疫球蛋白增高以及血清和脑脊液中抗病毒抗体的水平异常增高，可做出临床诊断，为进一步确诊可做脑活检，从脑组织中发现典型的包涵体、麻疹病毒抗原或分离出麻疹病毒。

3. 治疗和预防

主要是对症治疗，减轻肌阵挛及癫痫发作，加强护理，防止并发症。对疾病本身尚无特殊的治疗方法。曾用各种抗病毒药物、免疫抑制药或干扰素及转移因子，均不能肯定可影响疾病的自然过程。近年来有报道用肌甘治疗本病，特别对缓慢进展的患者似可延长生命，但确实的疗效尚待进一步研究。

预防本病最有效的方法是接种麻疹疫苗。

（三）进行性多灶性白质脑病

进行性多灶性白质脑病（PML）为一种少见的亚急性脱髓鞘疾病，1958 年首次报道至今已有许多消息见诸报端，世界各地都有病例发生。

1. 临床表现

多见于成年男性，起病年龄 20~80 岁，多在 50 岁以上；起病无发热。大多数患者在原发疾病确诊后 2~4 年出现神经症状，进行性脑损害的症状有精神症状、偏瘫、四肢瘫、偏盲、皮质盲、共济失调、构音障碍、智能减退，最后成为痴呆。少数有癫痫发作、意识模糊，严重者昏迷。一旦出现神经症状后，病程迅速进展，平均 3~6 个月死亡，个别报道可有缓解。

脑脊液检查多数正常，偶可有轻度蛋白质增高或少量单核细胞。脑电图呈弥散性异常伴局灶性改变。CT 检查示白质内有多灶性低密度区，注射造影剂后无增强现象，无肿块效应。MRI 对特征性白质病损的发现更为敏感。

2. 诊断

根据在原有疾病基础上，经数年后迅速出现神经系统症状，结合实验室检查，可考虑本病诊断，然而只有脑组织活检才能做出肯定的诊断。

3. 治疗

以支持及对症治疗为主。加强护理，预防并发症的发生。

第二节　脑膜炎

一、病毒性脑膜炎

病毒性脑膜炎又名无菌性脑膜炎、虚性脑膜炎，系由多种病毒引起的一种脑膜感染，具有急性脑膜感染的临床表现，多无并发症。脑脊液白细胞增多，以淋巴细胞为主。病毒侵犯脑膜常同时侵犯脑实质者为病毒性脑膜脑炎。本病见于世界各地，约有 2/3 的患者已可确认为某种病毒引起。目前所知能引起脑膜炎的病毒包括：肠道病毒，柯萨奇 A、B 组病毒，ECHO 病毒，灰髓炎病毒，腮腺炎病毒，单纯疱疹病毒，水痘-带状疱疹病毒，虫媒病毒，传染性单核细胞增多症（EB）病毒，淋巴细胞脉络膜脑膜炎病毒，脑心肌炎病毒，肝炎病毒，腺病毒。

以上诸病毒中以柯萨奇和 ECHO 病毒最常见。约 50%的患者由该两组病毒所引起。

由肠道病毒引起的病毒性脑膜炎，发病高峰主要在夏季和早秋。腮腺炎病毒脑膜炎一般多见于冬、春季节，与腮腺炎同时流行。淋巴细胞脉络膜脑膜炎则以冬季较常见，而单纯疱疹脑膜炎无明显季节性。

（一）临床表现

不论何种病毒所引起的脑膜炎，其临床表现大致相同。通常急骤起病，有剧烈头痛、发热、颈项强直，并有全身不适、咽痛、恶心、呕吐、嗜睡、眩晕、畏光、项背部疼痛、感觉异常、肌痛、腹痛及寒战等。症状的严重程度随患者年龄的增长而加重，体温很少超过 40℃，除颈强直等脑膜刺激征外，多无其他阳性体征。某些肠道病毒感染可出现皮疹，大多与发热同时出现，持续 4~10d。柯萨奇和 ECHO 感染，典型的皮肤损害为斑丘疹，皮疹可局限于面部、躯干或涉及四肢，包括手掌和足底部。ECHO 感染的皮疹为斑点状，易与脑膜炎球菌感染混淆。柯萨奇 B 组病毒感染可有流行性肌痛（胸壁肌）和心肌炎。

（二）实验室检查

血液中白细胞数大多正常，部分减少或中度增多。EB 病毒感染者的周围血液中可见大量不典型单核细胞。腮腺炎病毒感染，血清淀粉酶增高。脑脊液检查压力正常或轻度升高，色清，白细胞数增加，（10~1000）$\times 10^5$/L；早期以中性粒细胞为主，数小时后主要为淋巴细胞；蛋白质含量增高，糖含量一般正常。但在腮腺炎和淋巴细胞脉络膜脑病毒感染时，糖含量可减少。

（三）诊断和鉴别诊断

根据发热、头痛、恶心、呕吐、肌痛、脑膜刺激征、血液和脑脊液的特征性改变，诊断一般并不困难，但病原学的诊断往往须从脑脊液中分离出病毒才可确诊。诊断时应与各种邻近脑膜的化脓性感染引起的脑膜反应，细菌性、结核性、真菌性脑膜炎，钩端螺旋体病脑膜炎，癌性脑膜病，单核细胞增多症等相鉴别。

（四）治疗

主要为对症及支持治疗。发热可用退热镇痛药。有明显颅内压增高者用甘露醇等脱水药。抗病毒药物，可参见本章疱疹性脑炎。中药大蒜注射液、银翘解毒片曾用于临床。急性期患者适当应用激素可能有缓解症状之功效。

本病为自限性疾病，多数预后良好，不留后遗症。若两周不能缓解者，须考虑其他疾病或病毒侵及脑实质之可能，应予以注意。

二、化脓性脑膜炎

化脓性脑膜炎是神经系统最常见的中枢细菌性感染。按照致病菌的种类，临床表现各有不同，其中最常见的致病菌是脑膜炎双球菌、肺炎双球菌及流行性感冒嗜血杆菌 B 型，其次是金黄色葡萄球菌、链球菌、大肠埃希菌、变形杆菌、厌氧杆菌、沙门菌、铜绿假单胞菌（绿脓杆菌）等。脑膜炎双球菌最常侵犯儿童，称为流行性脑膜炎，是儿童最常见的脑膜炎，但成人亦可发病。流感杆菌脑膜炎好发于 6 岁以下幼儿。肺炎双球菌脑膜炎好发于老年人及婴幼儿。大肠杆菌是新生儿脑膜炎最常见的致病菌。金黄色葡萄球菌和铜绿假单胞菌脑膜炎往往继发于腰椎穿刺、颅脑外科手术或开放性损伤之后。近年来，由于抗生素的广泛应用，典型的细菌性脑膜炎已经十分少见，治疗不彻底或不典型性化脓性脑膜炎渐为多见，应引起广大临床医师注意。特别应当指出的是，随着医疗技术的进步，抗菌药物的发展，院内医源性感染和混合感染已是细菌性脑膜炎的重要原因。

院内感染所致的细菌性脑膜炎常与开颅手术、导管引流及颅脑损伤有关。经流行病学研究结果显示：①开颅手术发生细菌性脑膜炎者为 0.8%～1.5%。开颅手术后发生细菌感染者 1/3 发生于术后一周内，1/3 发生在第三周，仅 1/3 发生于手术两周后。②脑室内引流：常用于颅内压增高、交通性脑积水的患者。脑室内引流患者中约有 4%～17%的患者发生继发性细菌性脑膜炎，多数发生于内引流术后 1 个月之内。③脑室外引流：用于急性颅内压增高的抢救治疗。引流后发生细菌性脑膜炎的发生率约为 8%，引流超过 5d 者感染率将进一步增高，因此脑室外引流的时间应当不超过一周为宜。④腰椎穿刺亦可引起继发性颅内感染，但发生率极低，约为数万分之一。腰椎穿刺留置引流，用于蛛网膜下腔出血的病者，引起继发颅内感染的比例较高，约为 5%，多数发生在 5d 之内，因此建议腰椎穿刺的留置引流最长不要超过 5d。⑤颅脑外伤：特别是伴有颅底骨折的闭合性颅脑损伤者，继发性细菌性脑膜炎为 1%～4%。伴有鼻旁窦，特别是蝶窦的损伤并发颅内细菌感染的机会更大，可达颅脑损伤的 1/4。开放性颅脑损伤继发细菌感染者为 2%～11%。总之，颅脑损伤是继发颅内细菌感染的最重要感染途径。

医源性颅内细菌感染的病原学以葡萄球菌或革兰阴性的厌氧菌为最多见。颅底骨折者由鼻腔而入，以肺炎双球菌感染为多。

（一）临床表现

化脓性脑膜炎者大多为暴发性或急性起病。急性期出现全身症状，有畏寒、发热、全身不适及上呼吸道感染症状。头痛为突出的症状，并伴呕吐、颈项强直、项背痛或畏光等；精神症状常见，表现为激动、混乱、谵妄；以后发展为意识模糊、昏睡以至昏迷。然而，不同类型的细菌感染，其临床表现各不相同。

1. **双球菌脑膜炎**

该类脑膜炎多见于儿童，特别是幼儿。其临床表现轻重不一，临床过程可分为三种类型，即普通型、暴发型和慢性败血症型。普通型约占全部病例的90%左右，但也有不典型病例。

（1）普通型

临床过程可分为上呼吸道感染期、败血症期和脑膜炎期。①上呼吸道感染期：除部分患者有咽喉疼痛、鼻塞、流涕等症状外，多数患者没有任何症状。②败血症期：30%～50%的病者没有脑膜炎症状，表现为头痛、发热、寒战、呕吐、全身乏力、肌肉酸痛、食欲缺乏、神志淡漠等毒血症状。约70%的患者在高热不久即出现大小不等的皮肤、黏膜淤点、淤斑，1～2mm，大的可达到1cm。淤点分布于口腔黏膜、胸腹壁皮肤，严重者淤斑可扩大成大片，皮肤坏死。少数患者在出现皮肤淤点前出现全身玫瑰色斑丘疹。部分患者还可出现唇周单纯疱疹，伴有严重中毒症状的此期患者可继发脾大。多数患者在1～2d内出现脑膜刺激症状而进入脑膜炎期。③脑膜炎期：多数患者急性起病，高热，全身或局部出现皮下淤点，同时出现刺激症状。此期患者头痛剧烈，伴有频繁恶心、呕吐、血压升高、烦躁、重则抽搐、意识不清。体格检查可见颈项强直，凯尔尼格征阳性，重则角弓反张。严重者昏迷或因颅内压增高出现脑疝而呼吸衰竭。若能有效积极治疗者，本期病者多数可在2～5d内逐步开始恢复，体温下降，淤斑逐步消退，延迟诊断和治疗者，预后严重。

（2）暴发型

见于少数病例，以儿童为多。主要临床特征为突起高热、寒战、头痛、呕吐并迅速出现精神萎靡、意识混浊或抽搐。体检可见皮肤淤点、淤斑或皮片融合。此种典型症状被称为华-弗氏综合征（Waterhouse-Friderichsen´s syndrome），是急性暴发性脑膜炎双球菌性脑膜炎的极严重综合征，除高热和皮疹外，多数患者无脑膜刺激征。脑脊液检查压力升高，但细胞数正常或轻度增多。血培养可以阳性，淤点涂片可见革兰阴性双球菌。若不能及时诊断和治疗，此组病例常因并发中毒性休克而死亡。

（3）慢性脑膜炎双球菌脑膜炎

表现极不典型。病程可连续数个月，反复发作，表现为间歇性畏寒、发热，每次发作持续12h后缓解，间隔1～4d后又可再次发作。发作时皮肤可以出现皮疹，以红色斑丘疹为多见，亦可出现淤斑、脓疱疹、结节红斑样皮疹以及腕、膝等关节酸痛。体温曲线酷似疟疾。发热期血培养可能阳性。少数患者可继发其他细菌的化脓性脑膜炎和心内膜炎。

2. **肺炎球菌性脑膜炎**（pneumococcus meningitis）

该类脑膜炎呈散发性，多见于婴儿及老年患者。50%以上的患者继发于肺炎球菌性肺炎之后，绝大多数于肺炎后7~10d内逐步出现脑膜症状。本病起病急，常有高热、头痛、呕吐和不同程度的意识障碍，胡言乱语，谵妄昏睡或昏迷。半数以上患者可有脑神经受累症状，最常见的依次为展神经，面神经，动眼神经和滑车神经麻痹。有明显的颅内压增高和脑膜刺激症状。婴儿患者常表现为抽搐、嗜睡、烦躁、厌食和呕吐，反应特别敏感，突然尖叫，两眼发呆，重则角弓反张。老年患者则深睡，精神紊乱或抽搐发作。

反复多次发作（数次至数十次）的复发性脑膜炎是本病特征之一，绝大多数由肺炎球菌引起，发作期间为数个月或数年。反复发作的原因：①脑脊液鼻漏；②先天性缺陷（如先天性筛板裂、先天性皮样窦道、脑膜或脊髓膜膨出）或后天性颅骨损伤；③脑膜旁感染病灶如慢性乳突炎或鼻窦炎的存在；④儿童脾切除术后；⑤宿主免疫功能缺陷（如先天性免疫球蛋白缺乏症），应用免疫抑制剂等；⑥脑脊液极度黏稠，易形成粘连及脓性包裹，影响药物疗效。

由于炎症渗出和渗出物中的纤维蛋白含量升高，慢性患者常可出现脑膜粘连。粘连既可引起多脑神经损害，亦可继发硬脑膜下积液、积脓、阻塞性脑积水，可继发脑血管闭塞、偏瘫、失语乃至共济失调等症状。

3. **葡萄球菌性脑膜炎**

该病以金黄色葡萄球菌性脑膜炎最为多见，偶见表皮葡萄球菌，是严重的化脓性脑的主要原因之一。多见于新生儿和成年糖尿病患者的继发感染。主要临床表现：急性起病，除有或无局部葡萄球菌感染灶之外，一般均有明显的全身中毒症状，如高热在39℃以上，呈弛张热，伴或不伴畏寒、关节痛，肝、脾大，严重者伴感染性休克。神经系统表现为头痛、呕吐、畏光、眩晕、精神异常、激惹不安或精神淡漠、嗜睡，重则昏迷。神经系统体格检查可见项强、凯尔尼格征阳性等。未做积极有效治疗者，常可早期继发颅底粘连，出现多脑神经麻痹和颅内压增高，或继发脑内感染、脑脓肿或脑病而长期意识不清，重则继发脑疝而死亡。鉴于金黄色葡萄球菌脑膜炎常有全身或局部葡萄球菌感染的征兆，因此，脑膜炎的症状常为继发于全身败血症或脓毒血症之后。此组病者若不及时积极治疗常可继发脓毒症性脑病，残留严重后遗症。

4. **流感杆菌性脑膜炎**

多见于3岁以下的儿童，成人极为少见。亦见于免疫力降低的头颅外伤、中耳炎、鼻房窦炎的成年人患者。主要临床表现为，前驱症状较轻，以上呼吸道感染症状为多。成年患者常为突然头痛发热，在 7～10d 后出现项强、嗜睡或伴恶心呕吐，或伴抽搐。在追问病史和体格检查中可发现中耳炎或副鼻窦炎，或有头颅外伤或颅脑手术史。暴发病例中前驱症状不明显，可迅速出现高热、抽搐和昏迷，在数天内死亡。流感杆菌性脑膜炎患者常留后遗症，50%的患者残留不同程度的并发症，其中 30%的患者可并发硬膜下积液、脑积水、脑脓肿等，其中以硬膜下积液占多数。临床过程中有下列情况者应考虑并发硬膜下积液可能：①积极而合理治疗 4～7d 后，脑脊液中细胞数已经好转而体温不退或退而复升者；②一般临床好转后，患者出现不明原因的呕吐、抽搐等神经症状者；③婴儿患者的脑脊液检查已经正常，但囟门明显隆起，并有呕吐、厌食者。此型细菌感染的脑膜炎常留较多的神经后遗症，如共济失调、失明、耳聋、智能减退甚至瘫痪。

5. 铜绿假单胞菌性脑膜炎

铜绿假单胞菌是一种条件致病菌，仅当机体免疫功能降低或颅脑、脊柱手术或腰椎穿刺等检查时，污染手术野和创口后才能进入中枢神经系统而致病。近年来，由于免疫抑制剂的广泛应用，抗肿瘤药物以及 HIV 的感染等因素，条件性致病菌的中枢神经感染亦渐有增多。铜绿假单胞菌、变形杆菌等条件致病菌性脑膜炎尤为多见。主要临床表现与其他脑膜炎的表现没有区别，均以发热、头痛、呕吐和脑膜刺激症状等为表现，但是铜绿假单胞菌常继发于：①耳、乳突、鼻旁窦感染的扩散；②头颅外伤，颅脑手术后；③脊柱手术，椎管内手术，腰椎穿刺；④脑室引流；⑤肺部感染，心内膜炎，尿路感染；⑥褥疮等其他部位的铜绿假单胞菌感染。铜绿假单胞菌性脑膜炎患者较少急性发病，常表现缓慢起病，病程迁延，38℃～39℃高热。晚期病者逐步出现意识丧失或弥漫性脑病。有时起病隐匿，缺乏系统的症状和体征，造成诊断和治疗的延误。铜绿假单胞菌性脑膜炎患者预后差，死亡率在 60%以上。

6. 肠杆菌脑膜炎系

指由大肠杆菌、变形杆菌、克雷白杆菌等肠道杆菌引起的脑膜炎。两岁以下的儿童以大肠杆菌最为多见。成年人常发生于基础疾病的晚期；妇女患者常由产前、产时的感染，产生产褥热或大肠杆菌败血症及脑膜炎；中耳炎、胆脂瘤性中耳炎和乳突炎者最易继发大肠杆菌、变形杆菌的继发感染而发生脑膜炎。大肠杆菌脑膜炎早期和轻型的病例，炎症主要表现为脑及脑膜表面的炎性渗出，随病程的发展逐步漫及大脑表面、基底部及脊髓，并累及脑血管和脑神经，引起颅内压增高和多脑神经麻痹。由于大肠杆菌性脑膜炎极易并发脑室炎，引起严重后遗症，因此，脑室穿刺往往是治疗本病的重要手段。凡具下列体征时，可考虑脑室穿刺：①头颅 CT 或 MRI 提示脑室扩大；②常规抗菌药物治疗后，临床效果不佳，并有严重脑组织受压证据，如呼吸困难、意识不清；③脑脊液培养阳性；④伴发中枢神经先天畸形。大肠杆菌脑膜炎临床过程虽不凶险，但并发症多，后遗症多，往往预后较差。

细菌性脑膜炎的临床表现虽然随不同病原菌的发病年龄和转归有些差异，但其共同特点为发热、头痛、恶心、呕吐、颈项强直和抽搐。若不能及时治疗均可并发颅底粘连，产生颅内压增高和多脑神经麻痹，继之产生脓毒血症性脑病而长期意识障碍，或残留严重神经精神症状。

（二）诊断与鉴别诊断

根据发热、头痛、脑膜刺激征，脑脊液中以多形核白细胞增多为主的炎症变化，可予诊断。但须与病毒性、结核性及真菌性脑膜炎、脑炎、脑病、脑肿瘤、蛛网膜下腔出血以及其他疾病引起的昏迷相鉴别。脑脊液中糖含量降低，乳酸、乳酸脱氢酶、溶菌酶的含量增高和 pH 降低，可与病毒性脑膜炎鉴别。细胞数增多，以多形核细胞为主，对鉴别结核性与真菌性脑膜炎有帮助。但在疾病的早期，婴幼儿或老年，以及经过部分治疗的化脓性脑膜炎患者，其脑脊液的改变不典型，往往给诊断带来困难，常须反复多次脑脊液检查以明确诊断。具有下列标准，可作为急性化脓性脑膜炎的诊断：①脑脊液的革兰染色细菌涂片，细菌培养阳性或乳胶颗粒凝集试验检测抗原阳性；②脑脊液细胞数增高，达 1×10^9/L 以上，其中 60%为多形核白细胞；蛋白质升高在 1 200mg/L 以上和糖浓度降低，脑脊液/血液的糖浓度小于 0.3 为异常。70%～80%的细菌性脑膜炎患者脑脊液中可以查到细菌，细菌培养的阳性率在 80%～90%，但是慢性化脓性脑膜炎者常常培养阴性。近年来，根据血浆中原降钙素水平的升高可为细菌性与病毒性脑膜炎提供鉴别诊断。

（三）治疗

化脓性脑膜炎的治疗包括病因治疗和并发症的治疗两大方面。

1. 病因治疗

凡化脓性脑膜炎诊断成立，均应积极地选择有效的抗生素进行病因治疗，治疗的积极性与准确性直接与患者的预后相关。因此，诊断一经确立，按病原菌选用抗生素。如病原菌未明确者，应选用广谱抗生素，并按一般发病规律选用药物。首先经静脉给药，使其血浓度短期内明显升高，脑脊液中相应达到较高的药物浓度。某些抗生素经静脉给药不能通过血-脑屏障，可做鞘内注射或脑室内给药，但应注意药物剂量、稀释浓度、注射速度及间隔时间。

（1）脑膜炎球菌性脑膜炎

鉴于我国所流行的 A 群菌株，大多对磺胺药敏感，仍为首选药物。磺胺嘧啶的脑脊液浓度为血浓度的 40%～80%。首次剂量 50～100mg/kg，静脉缓慢注入；以后每日 80～160mg/kg，分 4 次口服或静脉内注入，同时给予等量碳酸氢钠和足够水分。如治疗后 48h 症状无减轻，体温不下降，则须及时改药。国外由于大多为耐磺胺的 B 群及 C 群菌株流行，故以青霉素为首选药物。对暴发型流脑，宜用大剂量青霉素 G（20 万～30 万 U/kg，儿童 10 万～25 万 U/kg）或（和）氯霉素联合应用。氯霉素易透过血-脑屏障，其脑脊液浓度为血浓度的 30%～50%；成人每日 50mg/kg，分次静脉滴注，应密切注意对骨髓的抑制作用。亦可用氨苯西林，剂量为 150mg/kg，分次静滴。

（2）肺炎双球菌脑膜炎

50%发生在急性大叶性肺炎恢复期。若青霉素敏感者首选青霉素 G，用量为 2 000 万 U/d，分次静脉滴注，两周为 1 个疗程。青霉素耐药（MIC 为 0.1～1.0μg/mL）者，选用头孢曲松（ceftriaxone），2.0～4.0g/d，分两次静滴；或头孢噻肟钠（cefotaxime）2.0g，每日 2～3 次；或头孢吡肟 4.0g/d，分两次肌内注射。当青霉素 MIC>1μg/mL 时，选用头孢曲松或头孢噻肟或头孢吡肟加万古霉素或利福平。

（3）金黄色葡萄球菌脑膜炎

目前认为 90%以上的金黄色葡萄球菌对青霉素 G 耐药。甲氧苯青霉素的蛋白质结合率低于其他半合成青霉素，所以较易透入脑脊液，可作为首选药物，剂量为 12g/d，分次肌内注射或静脉滴注，4 周为 1 个疗程。青霉素过敏者可用万古霉素，剂量为 5g/d。杆菌肽对葡萄球菌有高度活性，使用时耐受性好，成人常用量为 5 000U，鞘内注射，每周 2～3 次。

（4）流感杆菌脑膜炎

以氨苄西林或氯霉素作为首选药物，剂量同前。近年来，国外建议首选头孢噻肟或头孢曲松，剂量如肺炎球菌。

（5）肠道革兰阴性杆菌脑膜炎

该组脑膜炎在成人中占 22%，以大肠杆菌多见，其次为肺炎杆菌、铜绿假单胞菌。治疗方案见表 4-1。

表 4-1　革兰阴性杆菌脑膜炎抗生素的选择

菌种	常用方案
大肠杆菌	氨苄西林+庆大霉素（或卡那霉素）或妥布霉素
肺炎杆菌	头孢噻啶+庆大霉素（或卡那霉素、阿米卡星、妥布霉素）
铜绿假单胞菌	羧苄西林+庆大霉素（或阿米卡星）、多黏菌素 B

菌种	常用方案
变形杆菌	氨苄（或羧苄）西林+卡那（或庆大）霉素
产气杆菌	头孢噻啶+庆大霉素
沙门菌属	氨苄西林或氯毒素
沙雷菌	氨节西林（或氯霉素）+庆大霉素（或卡那霉素）
粪产碱杆菌	氯霉素（或多黏菌素 B、E）

2. 对症治疗

①肾上腺皮质激素：在应用大剂量抗生素的同时，静脉滴注 5mg/d 的地塞米松，对减少颅内粘连，减少脑积水和脑膜增厚等均有远期效果。

②20%甘露醇：400～600mL/d，分次静脉滴注，对急性颅内压增高者有改善症状之作用。

3. 脑室引流

脑膜炎后期，继发交通性脑积水或阻塞性脑积水者，均可选择脑室外引流或脑室体内引流。

三、结核性脑膜炎

结核性脑膜炎是由结核杆菌感染所引起的非化脓性细菌性脑膜炎。近年来，由于广谱抗生素的应用和公共环境及社会竞争激烈等综合因素，结核病包括结核性脑膜炎的发病似有增加趋势。结核性脑膜炎可伴或不伴全身结核如粟粒性肺结核、淋巴结核、骨关节结核等。

（一）临床表现

各年龄段均可发病。往往起病隐匿，轻度到中度发热，主诉头痛、嗜睡或不同程度的意识障碍。继之出现颈强直、克尔尼格征（克氏征）阳性等脑膜刺激症状，此时可出现不同程度的脑神经麻痹和肢体运动功能异常。随着疾病进展，可出现抽搐、昏迷以及严重的神经功能障碍。儿童病者，常以恶心、呕吐和行为异常等症状起病。大样本资料分析结果提示：头痛为主诉起病者占 35%。3 岁以下的儿童则以便秘、食欲缺乏为主诉者多见。抽搐亦是儿童结核性脑膜炎的首发症状，整个病程中约有 50%的儿童可有癫痫发作，但因癫痫而入院者仅为 10%～20%。儿童患者的既往结核病史常不明确，约有一半以上的儿童找不到明确结核病接触史。有人认为结核性脑膜炎的起病与儿童麻疹、百日咳、预防接种、头颅外伤等因素有关，但尚无法证实。儿童患者结核性脑膜炎的发展迅速，一旦起病，病程发展迅速，常在 3 周内发展到严重的临床症状。

成年人结核性脑膜炎的临床表现很不典型，症状可在感染后数天、数周、数个月甚至数年后才发病，但多数在感染后数周开始出现临床症状。20%的患者既往有结核病史。成人结核性脑膜炎的症状较儿童多而重。50%～70%的患者主诉头痛，但轻重不一，一般不伴恶心、呕吐。常有情感淡漠、意识模糊和行为异常。第三期的结核性脑膜炎患者常可出现局灶性神经症状和体征，30%以上的患者可出现单侧或双侧的脑神经麻痹，以第Ⅵ对脑神经（展神经）最多见，其次是第Ⅲ、Ⅳ、Ⅶ对脑神经，偶亦可累及第Ⅱ、Ⅶ、Ⅸ、Ⅺ、Ⅻ对脑神经。由于大脑血管病变的存在，可出现大脑中动脉主干或内侧豆纹动脉、丘脑穿支动脉的闭塞而出现肢体偏瘫、抽搐、偏侧投掷动作、舞动等症状，亦可出现肌阵挛和小脑共济失调等症状。这些症状和脑血管并发症，儿童结核性脑膜炎患者较成年人结核性脑膜炎病者更为多见。第三期脑膜炎患者常可出现颅内压升高，眼底检查可见明显眼底视神经盘水肿，脉络膜层黄色的结核结节，边缘不清，在粟粒性肺结核患者中多见，其他病例较少见，少于 10%。

（二）实验室检查

周围血液的常规检查显示，白细胞数正常或有轻度升高。血液生化检查亦无临床意义。

若伴严重恶心、呕吐者可能出现低钠、低氯等电解质失衡改变。

1. 脑脊液检查

脑脊液检查是结核性脑膜炎的主要实验室指标。腰椎穿刺可见脑脊液压力升高，50%以上的成年人或 70%的儿童结核性脑膜炎病者均有不同程度的压力升高。脑脊液常规检查显示无色，清（晚期病者可黄变），细胞数增多，一般为（10～20）$\times 10^7$/L，最高可达（300～400）$\times 10^7$/L，在早期急性发作阶段，中性粒细胞数增高，随着病程 1～2 周的发展后，中性粒细胞数逐步减少，而淋巴细胞逐步成为主要细胞：

（1）脑脊液的生化检查

生化检查可见糖的含量降低，平均在 2.0mmol/L 左右，严重病者可以降低至 0.5～1.0mmol/L 以下。脑脊液中糖含量的高低与脑膜炎症的活动程度有关，脑脊液中结核杆菌培养阳性的糖含量远比培养阴性者为低。因此，脑脊液中糖含量的变化亦可用作疾病发展过程的重要指标之一。结核性脑膜炎患者脑脊液中的蛋白质含量增高，平均为 1.5～20g/L，早期增高可能不明显，随着疾病发展，特别是第三期结核性脑膜炎病者，蛋白可以进一步升高，甚至可达 10.0～20.0g/L，此时极易引起椎管阻塞和脑膜粘连。脑脊液中结核杆菌培养阳性与否与脑脊液中蛋白含量的高低没有关系。脑脊液的氯化物含量降低，但在诊断与鉴别诊断中的意义较低。脑脊液中氯化物的降低可见于严重水盐代谢紊乱和结核性脑膜炎的晚期，因此氯化物含量的过分降低亦可作为本病预后的重要指标之一。

（2）免疫学检查

免疫学检查包括皮肤结核菌素试验和脑脊液抗结核免疫学检查。

①皮肤结核菌素试验：取结核菌素蛋白 1∶10 000 或 1∶5 000 的浓度，于前臂内侧皮内注射形成皮丘，观察 48h，若皮丘周边发红形成大约 1.0cm 直径的红色皮丘为阳性。结核菌素皮内试验阳性者提示有结核感染，但不提示结核性脑膜炎的诊断。近年来，由于病者常常应用皮质固醇类激素，因此，结核菌素皮内试验常为阴性结果。

②免疫酶联（ELISA）法检测脑脊液中抗结核抗体：应用结核杆菌蛋白或结核菌素为抗原包被，以免疫酶联技术测定血清和脑脊液中的抗结核杆菌的抗体滴度，当脑脊液中的抗体光密度（OD）值大于血清中的光密度值时，具有诊断意义。

③免疫酶点（Elispot）：系指应用结核菌蛋白或结核菌包膜蛋白为抗原，包被硝酸纤维膜板，取患者脑脊液，分离脑脊液中的淋巴细胞，1000 个/mL 以上，在培养基中加于硝酸纤维膜板上培养 24h，洗去淋巴细胞后按免疫酶联方法操作步骤和显色。若见到棕红色的免疫斑点则为阳性。每个斑点提示一个抗结核的抗体分泌细胞，可为结核性脑膜炎提供特异的诊断依据。其特异性在 90%以上。值得指出的是所有的免疫学检查均须脑脊液检查才有诊断意义。

（3）聚合酶链反应（PCR）

检测脑脊液中分枝杆菌的 DNA 片段。该方法是灵敏度最高的检测方法。但是，由于灵敏度高、特异性差、污染率高等缺陷，缺乏特异性而没有诊断价值。国内已被叫停。

（4）新检查法

结核病性脑膜炎的新诊断方法很多，包括：①溴化物通过血脑屏障的时间：方法为应用口服或静脉给予溴化胺，1~2d 后，血和脑脊液中浓度相近（γ 分析法），以≤1.6 作为结核性脑膜炎的诊断依据，敏感性和特异性约为 90%。假阳性可见于单纯疱疹感染以及其他病毒性脑炎、李斯特菌脑膜脑炎和中枢神经系统淋巴瘤。另外，神经梅毒也可出现溴化物的血/脑脊液比率降低，因此，该试验不能够区别结脑和神经梅毒。②生物化学法：检测脑脊液中腺苷脱氨酶（ADA）评估结脑患者宿主反应的一种新的生物化学方法。这种酶与人的 T 淋巴细胞相关，在全身感染时，可以引起细胞介导的免疫反应，从而使血中 ADA 浓度升高，如果胸水、腹水或滑膜腔液被感染，其中的 ADA 浓度也可升高。

结核病性脑膜炎的实验室检查方法繁多，其中最准确的方法仍以脑脊液的结核培养最具特征意义。但是由于该方法的阳性率太低，较好的实验中，阳性率亦仅 25%左右，而且耗时长，一般须在3~4周后方有结果。如此缓慢的实验室检查缺少临床指导意义。结核性脑膜炎的诊所有诊断方法，包括最新的方法都应密切结合临床。

2. **影像学检查**

常用的检查有胸部X片及头颅CT和头颅MRI检查。

（1）胸片

X胸片有无异常与患者的年龄有关。有25%~50%的成人患者可见近期或陈旧性结核病灶。胸片检查不能用于结核性脑膜炎的诊断。

（2）头颅CT和MRI

在病程早期，约75%的CT扫描有异常发现，可看到脑实质、脑血管和脑膜病变，随着病程的发展，这一比例逐步增高。在不增强状态下，CT平扫可以发现脑积水造成的脑室扩张和由于室管膜结核渗出物形成的脑室旁软化灶，低密度缺血性脑梗死；CT增强后可见脑膜炎增强，最常见于蛛网膜下腔基底池、大脑侧裂及脑干周围。钆增强的MRI发现结脑患者的异常要比CT扫描更敏感。在MRI成像中，可出现脑神经增粗，颅底结核渗出物增强，在渗出物覆盖下可出现大范围的脑实质损害。MRI检查可以发现血管狭窄和受累动脉的血管瘤形成。或动脉梗死所致的脑内软化灶。

（三）诊断与鉴别诊断

结核性脑膜炎的诊断主要依赖：①典型的临床表现：如低热、头痛、呕吐、项强、凯尔尼格征阳性等脑膜刺激症状。②特殊的脑脊液检查结果：表现为中度白细胞增高，生化检查提示糖、氯化物降低，蛋白质增高。典型病例诊断不难，但治疗不完全的化脓性脑膜炎、真菌性脑膜炎、癌性脑膜炎等均须予以鉴别。脑脊液的改变常为鉴别诊断的主要依据。

（四）治疗

自从应用链霉素治疗结核性脑膜炎以来，结核性脑膜炎病者的死亡率已有明显降低，虽然最佳的治疗方案尚未统一，用药剂量、疗程和给药途径等仍有各家的独立经验，但在抗结核药物选择等方面，仍然大同小异。

1. **药物的选择**

（1）**一线药物**

①异烟肼（isoniazid，INH）：自1952年，INH被引入临床后，很快成为治疗各种结核感染的核心药物。它可抑制结核杆菌DND合成，破坏菌体内酶活性，干扰分枝菌酸合成，对细胞内外、静止期或生长期的结核菌均有杀菌作用。最低抑菌浓度（MIC）0.025~0.05

μg/mL。儿童患者推荐的口服剂量是每日10mg/kg，成人可以0.3~0.4g/d顿服。口服经胃肠道迅速吸收，1~2h后，血药浓度可达3~5μg/mL，广泛分布于组织和体液，易透过血脑屏障，在结核性脑膜炎患者，脑脊液浓度可达血药浓度的90%。INH杀菌力与细菌活力成正比，对生长繁殖状态的细菌作用最强。INH既可口服也可胃肠外给药，半减期限为0.5~1.0h，大部分的乙酰异烟肼在24h内由尿排泄。单独应用易产生耐药性。不良反应以肝脏毒性最常见，可以表现为无症状性转氨酶升高到急性重型肝炎；在常用剂量下，偶有周围神经炎、精神症状、诱发癫痫甚至昏迷等不良反应。对易发生周围神经炎的患者，如糖尿病、尿毒症、慢性酒精中毒、营养不良等肺结核患者可并用维生素B_6 100~200mg/d。对妊娠、癫痫患者也可并用维生素B_6，剂量酌情选择。INH与苯妥英钠之间存在互相增加药物血浓度的影响。当两药同服时，须监测苯妥英钠血浓度水平，必要时减少用量。

②利福平（Rifampicin，RFP）：它与菌体RNA聚合酶结合，干扰DNA和蛋白质的合成而灭菌。对细胞内外结核菌有同样的杀菌作用，特别对半休眠状态、偶有突发生长的细菌最为有效。利福平口服吸收较好，也可静脉给药，甚至对重症结核性脑膜炎患者可以通过Ommaya留置器给药。儿童剂量为10~20mg/（kg·d），成人剂量为每日10mg/kg，最大不超过每日600mg，晨起饭前1h空腹顿服，1.5~3h后血药峰浓度可达7μg/mL，但个体差异较大，有效浓度维持8~12h。对中枢神经系统结核患者不须调整剂量。利福平可以广泛分布于组织和体液，部分透过炎症脑膜，脑脊液中的浓度可以超过0.1mg/mL，但峰浓度很少超过1 μg/mL。随着炎症的消退，脑脊液中的浓度越来越低。半减期为2.5~3.0h，代谢产物60%由粪便排出，18%~30%有尿液排泄，泪液、汗液及其他体液中也可排出，尿可呈橘红色。单药治疗易在短期内产生耐药性。耐RFP菌致病力可有不同程度的下降。利福平的不良反应较少见，可有肝肾功能损害和血液系统毒性，间歇性用药的患者可出现流感综合征和超敏反应。消化道反应较常见，一般不影响继续用药。

③吡嗪酰胺（pyrazinamide，PZA）：破坏菌体内酶活性，干扰菌体须氧电子运输系统，在酸性环境下对细胞内结核菌具有杀灭作用，特别对半休眠状态的菌群更有效。口服1.0g PZA后，血药浓度可达45μg/mL。目前推荐剂量为每日25~35mg/kg，分3次口服。口服在胃肠道内几乎全部被吸收。2h后达高峰浓度，迅速分布到各组织与体液中，并可自由透过血脑屏障。半减期9h，主要自尿液排出。单药治疗极易产生耐药性。肝脏毒性较多见，偶尔引起高尿酸血症和关节疼痛。过敏反应较少见。

④乙胺丁醇（ethambutol，EMB）：乙胺丁醇是一种结核杆菌抑制剂，它可抑制细菌RNA合成，阻碍核酸合成，干扰脂类代谢，与其他抗结核药物合用能防止耐药菌产生。在药物敏感试验中，约有70%的结核分枝杆菌可被1 μg/mL的EMB抑制，其余的也可被5μg/mL的EMB抑制。给药25mg/kg，峰药血浓度可达1~8μg/mL，平均为4μg/mL；给

药 15mg/kg，平均血药浓度为 1.8～1.9μg。经胃肠道吸收良好，其口服剂量为每日 15～25mg/kg，成人 750～1 000mg/d 顿服或分次服用，4h 达峰血浓度，半减期 4h。24 h 内大部分以原形由肾排泄。脑膜炎症时，脑脊液浓度可达同期血药浓度的 10%～50%，大多超过 1μg/mL；脑膜正常时，EMB 难以进入脑脊液。忌与利尿剂配伍，碱性药物能降低药效。单药治疗产生耐药速度缓慢。若剂量偏大，约有 5%的患者出现球后视神经炎，表现为视物不清、辨色力差，或视野狭窄。常用剂量的球后视神经炎的发生率一般<1%，在肾功能不全者发生率增高，停药后视神经损害可恢复。过敏反应极少见。

⑤链霉素（streptomycin，SM）：尽管链霉素在很大程度上已被更有效、毒性更低的药物取代，但它在结核性脑膜炎的治疗中仍占有一定的地位。它可干扰菌体蛋白质合成和需氧电子运输系统而杀灭或抑制结核菌生长，在碱性的条件下为细胞外杀菌药。链霉素经胃肠道不能吸收，必须胃肠外给药。儿童剂量为每日 20～40mg/kg，成人每日 1.0g，1.5h 达高峰血浓度。有效浓度维持 12h，主要分布在细胞外液，易渗入胸腹膜腔，也可透过胎盘进入胎儿循环，不易渗入干酪病灶和脑脊液。在脑膜炎患者，脑脊液浓度可达血药浓度的 25%。半减期 5h，大部分以原形经肾小球滤过排出。主要毒性反应为 VID 对脑神经的不可逆损害，前庭损害比听力下降更多见。总剂量大或血药浓度过高都可引起这些毒性，成人比儿童更常见。肾脏毒性作用在肾功能不全时尤易发生。此外，尚有皮疹、发热、嗜酸细胞增多和关节痛等。在多数抗结核治疗方案中，一般均在治疗的前几周每日给链霉素，以后逐渐减至每周 2～3 次，鞘内应用链霉素亦曾是大多数抗结核治疗方案的一部分，但目前已不再主张。

（2）二线药物

1991 年 WHO 制定抗结核的二线药物为环丝氨酸、乙硫异烟胺、卡那霉素、卷曲霉素、对氨基水杨酸、氨硫脲。二线药物为抑菌药，主要用以防止结核菌耐药性的产生。这些药物对血脑屏障的通透性差异较大。对氨基水杨酸（PAS）曾被广泛用于结核性脑膜炎的治疗，但脑膜没有炎症时不能达到有效的脑脊液浓度；乙硫异烟胺在脑膜正常或有炎症时，其脑脊液浓度都可接近血药浓度；环丝氨酸也有较好的通透性，但由于其严重的神经系统毒性，限制了它在中枢神经系统感染中的应用；卡那霉素（KM）和阿米卡星都具有抗分枝杆菌作用，在脑膜正常时，脑脊液中药物浓度很低，当脑膜有炎症时，脑脊液药物浓度可轻度升高。另外，在喹诺酮类药物中，氧氟沙星最易透过血脑屏障，其脑脊液浓度可达血药浓度的 70%，甚至更高。

2. 辅助治疗

（1）肾上腺皮质激素

尽管皮质固醇类激素的应用与抗结核治疗的基础理论不符，但长期以来仍然主张应用，但它在抗结核性脑膜炎治疗中的地位仍不清楚，结论亦有有效、无效和更坏的说法，但是，多数学者仍主张结核性脑膜炎患者应用皮质固醇类激素。目前主张口服泼尼松 1mg/（kg·d），一个月内逐步减量并停药，不主张鞘内注射。推荐指征如下：①病期：结核性脑膜炎第 2、第 3 期，有或部分椎管阻塞的患者。②剂量：成人，泼尼松 1mg/（kg·d），或地塞米松 10~20mg/d 分次给予；儿童，地塞米松 0.3~0.6mg/（kg·d）。③用药时间：持续 3~6 周，此后在 2~4 周内逐步停用。

（2）脱水剂

由于颅内压的增高，常须降压治疗。常用的药物包括：①20%甘露醇 125~250mL 静脉滴注，每日 2~3 次，应注意肾功能改变。②10%甘油果糖 250mL 静脉滴注，每日 2~3 次。③七叶皂苷钠静脉滴注。

（3）抗癫痫药物

结核性脑膜炎患者常可继发癫痫发作。由于抗结核药物的 INH 的大量应用，抽搐发作颇为多见。服用 INH 者应加用大剂量维生素 B_2，并可选用卡马西平 0.1g，每日 2~3 次；或丙戊酸钠 0.2g，每日 3~4 次。

3. 手术治疗

结核性脑膜炎第 3 期病者，常继发颅底粘连和阻塞性或交通性脑积水，此时应做手术治疗。常用的方法包括：①脑室引流：适用于急性颅内压增高，而颅内结核病灶没有很好控制之时，可做脑室引流；②脑室—颈静脉或脑室—心房引流：适用于脑内病灶稳定，没有活动性病灶，以 Omaya 手术，做脑脊液分流。

四、真菌性脑膜炎

真菌性脑膜炎是由真菌侵犯脑膜所引起的炎症，常与脑实质感染同时存在，属于深部真菌病。随着抗生素、激素、免疫抑制剂，特别是器官移植后的大剂量和长期应用，艾滋病的发病增加以及家庭饲养动物的增多等因素的影响，中枢神经系统真菌感染的发病率有增加趋势。引起中枢神经系统真菌感染的有致病性真菌和条件致病菌。前者有新型隐球菌、环孢子菌、皮炎芽生菌、副球孢子菌、申克孢子丝菌、荚膜组织胞质菌等；后者有念珠菌、曲霉菌、接合菌、毛孢子菌属等。

（一）临床表现

真菌性中枢神经系统感染属于一种亚急性或慢性的中枢神经系统感染，临床表现以慢性中枢神经系统感染为多见，但亦随真菌感染类型而异。

1. 隐球菌性中枢感染

隐球菌性中枢感染的临床表现可分为脑膜炎、脑膜脑炎、脑脓肿或脑和脑膜肉芽肿等，以脑膜炎表现为最多见。脑膜炎患者起病隐匿，表现为阵发性头痛，此后逐步变为持续性，并日益加重。极少数患者起病不清，表现为突然发作，剧烈头痛，眩晕，呕吐，或抽搐发作。多数病者除头痛、呕吐外，伴有发热，热度不高，在38℃左右，偶可达40℃，但亦有少数病例不伴发热。体格检查可有颈项强直、凯尔尼格征阳性；眼底检查可见眼底乳头水肿、渗出和出血。晚期患者可因颅底粘连而出现脑神经麻痹（面瘫，眼球运动受限，双侧内斜视）和失明以及交通性脑积水。在脑膜炎基础上，隐球菌感染沿血管进入脑实质后可引起脑内小脓肿，弥漫性脑病而出现意识障碍或癫痫发作。当沿血管发展而出现血管闭塞时可发生脑血栓形成而出现偏瘫的抽搐发作。若隐球菌沿血管进入脑实质，而临床抗真菌治疗比较晚或不彻底则可形成隐球菌性肉芽肿，临床表现为颅内占位病变。其症状依病变所在的解剖部位而出现神经症状，如偏瘫、抽搐、精神症状或共济失调等。

隐球菌性脑膜炎、脑膜脑炎是所有真菌性神经系统感染中最常见的临床类型，若能及时诊断和积极治疗，多数患者可以成活。若不能及时诊断，多数患者可因继发颅底粘连和脑实质感染而致隐球菌性脑炎，导致长期意识障碍或继发脑疝而死亡。

2. 念珠菌性脑膜炎

较少见。见于儿童，免疫功能低下，或长期应用抗菌药物治疗，或长期应用免疫抑制剂而并发。临床表现为低热、头痛、畏光、颈项强直、嗜睡或意识不清。当形成脓肿时，表现为颅内占位病变的症状和体征。当累及血管引起血管炎和脑梗死时产生脑卒中的临床病态和体征。念珠菌的中枢感染者常有颅外多部位的念珠菌感染，如鹅口疮、念珠菌性尿路感染和支气管感染等。严重者可在中枢念珠菌病的同时并发念珠菌性败血症。念珠菌中枢感染者多数预后不良。

3. 中枢神经曲霉菌病

很少见。多数患者均为头面邻近器官曲霉菌病的延续，如耳、鼻、鼻旁窦等部位的曲霉菌感染后直接蔓延，亦可见于肺部曲霉菌感染后，经血行播散侵犯颅内。曲霉菌进入颅内后根据累及的部位出现相应临床症状和体征。脑膜炎、脑膜血管病、慢性颅内肉芽肿均有可能，共同的特点往往是头痛、恶心、呕吐，但发热不明显。累及脑动脉后可能继发脑血管炎、脑梗死，出现神经系统定位的症状和体征。脑曲霉菌患者常并发颅外的曲霉菌感染，如肺曲霉菌病而出现咳嗽、哮喘、胸痛、咯血和呼吸困难等。脑曲霉菌患者 90%以上均并发有颅外曲霉菌病的存在。

各种真菌侵入中枢神经系统所产生的临床症状有其共性，亦有其各自的特性。一般说，共同的症状有颈强直等脑膜刺激症状、弥漫性精神症状、癫痫或局灶性症状。

（二）实验室检查

1. 血液检查

中枢神经真菌感染者常规血液检查多数正常，白细胞数正常或有轻度升高。血清学检查特别是隐球菌性脑膜炎患者，血清乳胶试验，其敏感性和特异性均达 90%以上。但是，类风湿病、红斑狼疮、肿瘤或其他慢性脑膜炎，血清乳胶试验亦可能出现阳性，应当注意。真菌抗原检测，特别是在机体抵抗力降低或肿瘤化疗或患艾滋病等患者，血液中亦可检测到真菌的存在。

2. 脑脊液检查

（1）生化常规

特别是隐球菌感染时，脑脊液压力明显增高，多数人在 200mmH_2O 以上或达 300mmH_2O 以上。脑脊液外观清，透明或微混，细胞数增多，以单核细胞为主，细胞数（10～15）×10^7/L。脑脊液蛋白含量轻度增高，为 0.5～1.0g/L，晚期伴颅底粘连时可高达或超过 1.0g/L。脑脊液的糖含量往往降低，其降低程度较结核性脑膜炎、化脓性脑膜炎、癌性脑膜炎为轻，多数人为 2.0～2.5mmol/L，极少降低至 1.0mmol/L 以下。应当注意的是，在长期应用免疫抑制剂或长期应用激素治疗的患者继发隐球菌感染时，脑脊液的细胞数可能很低或正常。亦有少数隐球菌性脑病患者仅表现为慢性脑膜炎，出现中性粒细胞增多。

（2）脑脊液病原学检测

真菌感染的直接证据是在脑脊液中找到病原菌。常用的方法包括：①脑脊液墨汁涂片直接找真菌：该方法简便。取脑脊液 3～5mL，离心（1 000rpm）后取沉渣 1 滴加于玻璃片上，即加等量印度墨汁涂色后镜检。此方法可在 70%的隐球菌性脑膜炎患者中找到阳性结果，其中 90%的患者可在一次中得到阳性结果。但由于技术原因，人工镜检亦可出现误诊。②脑脊液培养：从脑脊液中直接培养出真菌是中枢神经真菌的金标准。取 2～3mL 脑脊液直接注入培养皿中进行培养，可以提高培养的阳性率。隐球菌性脑膜炎的阳性率为 75%左右，若将脑脊液离心后再直接倒入培养基中培养其阳性率可以增加。一般的培养周期为 2～10d。③脑或脑膜组织活组织检查：除隐球菌外，念珠菌和曲霉菌等感染，常难在脑膜炎的脑脊液培养中找到病原，因此，脑组织活检和脑膜的活检，从病理切片中找到真菌，或取脑组织、脑膜等组织进行培养予以确诊。

3. 影像学检查

头颅 CT 或 MRI 常无明确病灶，仅表现脑实质水肿，脑室受压等。在脑实质中可见不均匀的低密度病灶，病灶分布于大脑皮质、基底节和丘脑。脑实质中亦可见到等密度或低密度的阴影，病灶在 0.5cm 左右，大则 1.0cm 左右，单发或多发。病灶一般为组织坏死或脓肿形成，若做增强 MRI 检查则可见病灶周围增强。头颅 MRI 检查还可显示局灶性改变：①颅内结节或脓肿形成：见颅内片状低密度区或小结节，环形强化病灶相互融合形成脓肿，形成占位病变压迫邻近组织。②脑室扩大：皮质受压变薄，继发交通性脑积水。慢性病程者还可以有脑膜增厚和蛛网膜囊肿，出现假性占位病变。③脑梗死样改变：见于继发性血管病变、血管炎性闭塞，引起相应血管供应区的低信号。④肉芽肿性改变：MRI 提示炎性占位病变，可有增强改变，但占位效应不明显。

（三）诊断与鉴别诊断

中枢神经系统真菌感染的诊断主要依赖慢性起病的病史。临床有脑膜刺激症状和脑脊液中中等数量的细胞数增多，蛋白增高和糖降低的特征改变。它的确诊有赖于实验室的病原诊断，包括真菌涂片、培养以及特异性抗原的免疫学检测结果。真菌的神经系统感染，没有特征性，仅表现慢性或亚急性起病的头痛、发热、颈项强硬等一般性慢性脑膜炎的症状和体征，甚至病程长达数年。因此，临床上当遇到下列情况时均应特别注意真菌性感染的可能，并做详细的真菌检查：①临床拟诊为结核性脑膜炎，治疗不满意；②临床拟诊为颅内压增高，原因不明，影像学显示有交通性脑积水表现者；③临床或头颅影像学显示有颅内占位病变，并且伴有发热者；④慢性消耗性疾病，恶性肿瘤或长期使用免疫抑制剂、皮质固醇类激素而出现头痛、发热、颈项强直者。

脑脊液的检查和临床表现是中枢神经系统感染中最常见的诊断和鉴别诊断手段，因此必要和重复的腰椎穿刺检查对脑脊液中的细胞、糖、蛋白质和氯化物分析，肿瘤细胞寻找和真菌涂片、培养等均为十分必要。

（四）治疗

中枢神经真菌感染的治疗包括病原治疗和对症治疗两方面。

1. 抗真菌治疗

抗真菌治疗是真菌性中枢神经病治疗能否有效与患者预后直接相关的治疗。目前用于临床的主要抗菌药物有下列数种。

（1）两性霉素 B（amphotericin B，AMB）

为深部真菌病首选药物，几乎对所有真菌均有活性，本品的作用机制为药物与敏感真菌细胞上的固醇结合，损伤细胞膜的通透性，导致细胞主要物质如钾离子、核苷酸和氨基酸等外漏，从而影响了细胞的正常代谢而抑制其生长。口服本品后肠道吸收少且不稳定。蛋白结合率为91%~95%。本品开始时每日静滴1~5mg，逐渐增至每日0.65mg/kg时血药峰浓度为2~4mg/L，半减期24h。在体内经肾脏缓慢排出，每日有2%~5%以药物原形排出，7d内自尿中排出给药的40%，停药后药物自尿中排出至少持续7d，在碱性尿中药物排出增多。临床应用于新型隐球菌、球孢子菌、荚膜组织胞质菌、芽生菌、孢子丝菌、念珠菌、毛霉菌、曲菌等引起的内脏或全身感染。用法：首次0.02~0.1mg/kg静滴，以后每日或隔日增加5mg，当增至每日总剂量为0.6~0.7mg/kg时，即可暂停增加剂量。每日最大剂量不超过1 mg/kg，为减轻不良反应，应加入5%或10%葡萄糖液500mL避光缓滴，并加用1~5mg地塞米松。总累计量1.5~3.0g，疗程1~3个月。鞘内注射：应从小剂量开始，首次为0.05~0.1mg，逐渐增至每次0.5mg，总量20mg左右。鞘内给药时宜与地塞米松或琥珀酸氢化可的松同时应用，并须用脑脊液反复稀释药液，边稀释边缓慢注入以减少反应。

两性霉素B脂质体：是两性霉素B与脂质体的结合物。其突出优势在于不良反应低于两性霉素B。两性霉素B脂质体较两性霉素B增加了对真菌细胞膜内麦角固醇的亲和力，降低了对哺乳动物细胞膜胆固醇的亲和力，从而提高了抗真菌活性，而且对宿主器官的损伤大为降低。与两性霉素B相比，该药半衰期长（26~38h），在肝脏、脾脏和肺腑中的药物浓度高，在血浆、肾脏、淋巴结、脑组织与用心脏中的浓度低，主要经网状内皮细胞系统吸收，然后到达感染灶。两性霉素B脂质体通过抑制中性粒细胞、巨噬细胞炎症介质的释放，因而减少高热、寒战、血栓形成等的不良反应，并且因其肾内药物浓度较两性霉素B低3~8倍，肾毒性也大大下降。

两性霉素是一种毒性很大的抗真菌药物，临床应用中应特别注意其安全性。静脉滴注中恶心、呕吐、浑身颤抖常可发生，偶有心动过速、心室颤动等心脏不良反应。应当定期检查肝、肾功能和心电图，一旦发现有重要的器官功能受损时，应当及时停药。由于频繁呕吐，应注意电解质失衡；因长期静脉给药，亦应注意静脉炎和深静脉血栓形成。

（2）5-氟胞嘧啶（Flucytosine，5-FC）

本品对隐球菌属、念珠菌属和球拟酵母菌等具有较高抗菌活性，对着色真菌、少数曲菌属有一定抗菌活性，但对其他真菌抗菌作用均差。本品为抑菌剂，高浓度时具杀菌作用。其作用机制在于药物通过真菌细胞的渗透酶系统进入细胞内，转换为氟尿嘧啶替代尿嘧啶进入真菌的脱氧核糖核酸中，从而阻断核酸的合成。口服吸收迅速而完全，具有正常肾功能的成人，单剂口服 2g 后血药峰浓度为 30mg/L，隐球菌脑膜炎患者口服相同剂量后血药峰浓度可达 48.5mg/L，口服的生物利用度达 80%以上。2g 单剂静脉滴注后，其血药峰浓度约为 50mg/L。药品的半减期为 3~6h，肾功能不全患者可明显延长，有 80%~90%的给药量以原形自尿中排出；约有 10%的药物不吸收，随粪便排出。

临床主要用于念珠菌病、隐球菌病和其他敏感真菌所致的感染。由于本品单独应用时真菌易对其产生耐药性，故在治疗深部真菌感染或疗程较长时均宜与两性霉素 B 等抗真菌药联合应用。用法为每日 100~150mg/kg 静滴或口服，口服者分 3~4 次给药，静脉滴注者分 2~3 次给药（成人每次 2.5g 溶解于 250mL 生理盐水中）。

（3）吡咯类药物

目前此类药物较多，作用机制是通过与菌体胞膜结合，使胞质外渗，菌体溶解死亡。常用的药物包括：①氟康唑：为新型广谱抗真菌药，在治疗隐球菌及念珠菌感染中取得可靠疗效，它在治疗真菌性中枢神经系统感染中的疗效确切而不良反应少。该药血脑屏障的通透性良好，在中枢神经系统中的半衰期长，极少出现的不良反应，包括粒细胞减少、消化道症状以及严重皮损等。氟康唑单独应用易产生耐药性，宜与氟胞嘧啶或两性霉素 B 联用。②伊曲康唑：为亲脂性制剂，在脑脊液中浓度低，但在脑膜与脑组织中浓度高。有研究推测伊曲康唑能以免疫细胞为载体而直接到达感染灶。该药不良反应相对较少，常见有消化道症状、一过性肝损、低钾血症、皮疹等，患者多能耐受。③酮康唑与咪康唑：因不易渗入脑脊液，故不用于脑膜炎患者的治疗。

长期临床实践与临床研究后，目前针对隐球菌性中枢神经系统感染的治疗方案有了一些共识。抗真菌药物治疗主要有两性霉素 B 与氟胞嘧啶或其他抗真菌药物联合治疗。两性霉素的成人剂量开始为 1mg，加入 10%葡萄糖液 250mL 内静脉缓慢滴注，滴注时间不少于 6~8h，第 2 与第 3 天各为 2mg 与 5mg，加入 500mL 葡萄糖液中静脉滴注，若无严重反应，第 4 天可将剂量增至 10mg，若仍无严重反应，则以后每日递增 5mg，一般每日达 25~40mg（最高剂量 50mg/d）即可，疗程一般需 3~4 个月，总剂量为 3~4g。对于严重隐球菌脑膜炎，经单用静脉滴注无效者或复发患者，可同时由鞘内或小脑延髓池内给药，首次剂量为 0.05~0.1 mg，加地塞米松 2~5mg。注入时用脑脊液反复稀释，以免因药物刺激而导致下肢瘫痪等严重后果，以后逐次增加剂量至每次 1mg 为高限，鞘内给药一般可隔日 1 次或每周两次，总量以 20mg 为宜。

采用氟胞嘧啶与两性霉素 B 联合治疗隐球菌脑膜炎时具有协同作用，能增强疗效，降低复发率。氟胞嘧啶成人口服或静脉剂量为每日 5~10g，儿童每日 100~200mg/kg，分次给予。病程 3 个月以上者，疗程第 1 个月须每周检查血常规及肝肾功能，以后每月复查 1 次。联合用药时两性霉素 B 的剂量可减少至 20mg/d。

两性霉素 B 尚可与利福平联用，亦具协同作用。

在隐球菌脑膜炎治疗中曾对氟康唑单独用药的疗效与联合治疗（两性霉素 B 加氟胞嘧啶）做对照，发现前者在最初数周内的治疗失败率高于后者。氟康唑剂量初为 400mg/d，后可改为 200mg/d，分两次给药，初用静脉滴注，病情稳定后改为口服。目前，氟康唑多在急性期与两性霉素 B 及 5-氟胞嘧啶联合用药，病情稳定后撤药，或在患者不能耐受两性霉素 B 时采用氟康唑联用 5-氟胞嘧啶或氟康唑单独用药。

抗真菌的治疗，除选择合理方案外，还须对治疗效果进行审慎的评估。一般认为除临床症状、体征完全消失外，还须每周做 1 次脑脊液涂片及培养，连续 4 次阴性，脑脊液糖含量恢复正常，以及脑脊液中抗原转阴方可停药。尽管涂片阳性并非炎症活动的指标，但是如果持续阳性且糖含量偏低或颅内压仍高，宜相应延长疗程直到脑脊液上述指标转为阴性。

中枢神经系统真菌感染的合理药物选择和联合用药的方法学很有讲究，联合应用抗真菌药物可以增强疗效而同时降低每一成分的剂量，减少了不良反应。两性霉素 B 加 5-氟胞嘧啶在治疗隐球菌脑膜炎中取得了显著的疗效。该两种药物联用在治疗念珠菌性脑膜炎中亦能取得疗效。

球孢子菌脑膜炎主要治疗药物为两性霉素 B。用法与隐球菌脑膜炎相同，而总剂量为 1g，可采用鞘内注射。氟康唑每日 400mg 口服，绝大多数患者可获得症状改善，而脑脊液检测指标好转则稍滞后。绝大多数球孢子菌脑膜炎不能治愈，只是抑制感染。对该菌有抑制作用的口服药物氟康唑长期治疗是控制这种难治性感染的巨大进步。球孢子菌脑膜炎的疗程难以确定，一般建议至少保持脑脊液细胞数低于 10×10^6/L 及糖含量正常达 1 年。脑脊液内特异性抗体水平降低亦可用于疗效评估。由于该病的复发率高，常须不定期进行抑菌治疗。

芽生菌以及孢子丝菌脑膜炎的治疗目前尚无足够的经验。个别病例以两性霉素 B 治疗后获得痊愈。中枢神经系统曲霉菌感染极难愈。在机体免疫功能好转时采用大剂量两性霉素 B 治疗有时能够获得较理想的疗效。一般建议在感染获得稳定控制后继续长期服用伊曲康唑进行抑菌治疗。

2. ***症状治疗***

（1）降低颅内压

隐球菌脑膜炎者常伴有急性颅内压增高，可在发病后两周内因颅内压增高，脑疝而死亡。因此急性颅内压增高的治疗十分重要。降低颅内压的药物治疗包括：①20%甘露醇 250mL 静滴，每日 2~3 次，必要时可加用地塞米松 5~10mg/d；②七叶皂苷钠静脉注射，虽然比较安全，但脱水效果没有甘露醇明显；③10%乳清蛋白 20～40mL/d 静脉滴注，每日 1～2 次。如药物治疗仍不能改善颅内压增高而出现脑疝前综合征时应考虑脑外引流，但应严格进行头皮及引流装置、导管及手术的无菌操作，防止医院内的医源性继发感染的发生。

（2）支持疗法

由于真菌性中枢感染病者常伴严重的消耗性改变，患者消瘦、营养不良或因严重呕吐、不能进食而出现水和电解质的紊乱。因此，应经常了解病者的水盐电解质平衡，维持兼顾而治，切忌强力脱水而不注意水盐平衡。

3. 特殊治疗

（1）手术切除和活组织检查

当真菌病不能证实时，可选择组织或脑膜的活组织检查。特殊类型的真菌感染，如曲霉菌病患者可选择肉芽肿或脓肿的手术切除。一般说，病灶或脓肿大于 3cm 者可做手术切除，但手术中必须完整，彻底切除之。手术前和手术后均应使用抗真菌药物。若为曲霉菌病者，一般均推荐大剂量曲康唑 16mg/（kg·d），联合应用利福平 0.6g/d 或 5-氟胞嘧啶 0.1～0.15g/（kg·d），4 次分服，连续 3 个月为 1 个疗程。每月随访肝肾功能。

（2）脑室外引流和内引流

脑室外引流适用于急性或慢性颅内压增高，有交通性脑积水，并有可能发生脑疝危险的患者。此法属救急不救病，仅适合急性期真菌病原学没有诊断时用，在手术后积极抗真菌药物治疗。外引流的时间以 1 周为宜，最长不应超过两周。真菌性脑膜炎晚期，在有效药物治疗的基础上，脑脊液中找不到真菌的前提下可以选择脑室内引流手术治疗。

第三节　脑脓肿

一、概述

脑脓肿主要指各种化脓性细菌，通过身体其他部位的感染灶转移或侵入脑内形成的脓肿，破坏脑组织和产生占位效应。近年来，由于神经影像技术如 CT 和 MRI 的应用，有效抗生素的使用，脑脓肿的诊断和治疗水平显著提高。脑脓肿可发生于任何年龄，男性多于女性。

二、临床表现

（一）症状

1. 全身中毒症状

患者多有近期原发病灶感染史，随后出现脑部症状及全身表现。有发热、畏寒、头痛、全身乏力、肌肉酸痛、精神不振、嗜睡等表现。体检有颈阻阳性，克氏征、布氏征阳性。外周血白细胞增多，中性粒细胞比例升高，血沉加快等。隐源性脑脓肿的中毒症状不明显或缺如。中毒症状可持续 1～2 周，经抗生素治疗，症状可很快消失。部分患者可痊愈，部分脓肿趋于局限化，即进入潜伏期，时间长短不一，持续时间可从数天到数年。

2. 颅内压增高症状

颅内压增高症状在脑脓肿急性脑炎期即可出现，随着脓肿的形成和逐渐增大，症状更加明显。头痛多为持续性，并有阵发性加重。头痛部位与脓肿位置有关，一般患侧较明显。头痛剧烈时常伴喷射性呕吐。半数有视神经盘水肿，严重时可有视网膜出血及渗出。患者常常伴有脉搏缓慢、血压升高、呼吸缓慢等表现，严重者甚至出现表情淡漠、反应迟钝、嗜睡、烦躁不安等表现。

3. 局灶性症状

脑脓肿局灶性症状与脑脓肿所在的部位有关。额叶脓肿常有表情淡漠、记忆力减退、个性改变等精神症状，可伴有对侧肢体局灶性癫痫或全身大发作、偏瘫或运动性失语（优势半球）等。颞叶脓肿可出现欣快、感觉性或命名性失语（优势半球）等。

应警惕颞叶或小脑脓肿随着脓肿的不断扩大容易发生脑疝。一旦出现，必须紧急处理；此外，脑脓肿溃破引起化脓性脑炎、脑室炎，患者表现为突然高热、寒战、意识障碍、脑膜刺激征、癫痫等。腰穿脑脊液白细胞明显增多，可呈脓性。应迅速救治，多预后不良。

（二）类型

1. 急性暴发型

起病突然，发展迅速。呈急性化脓性脑炎症状。患者头痛剧烈，全身中毒症状明显。早期即出现昏迷，并可迅速导致死亡。

2. 脑膜炎型

以化脓性脑膜炎表现为主。脑膜刺激症状明显，脑脊液中白细胞和蛋白含量显著增高。

3. **隐匿型**

无明显的颅内压增高或神经系统体征。仅有轻度头痛、精神和行为改变、记忆力下降、嗜睡等症状。诊断较困难，脑脓肿常被忽略，多数是开颅手术或尸检时才得以证实。

4. **脑瘤型**

脓肿包膜完整，周围水肿消退，病情发展缓慢，临床表现与脑瘤相似，手术证实为慢性脑脓肿。

5. **混合型**

临床表现多样，不能简单归于以上任何一类。脓肿形成过程中的各种症状均可出现，较为复杂。

三、诊断

通常脑脓肿的诊断依据包括：①患者有原发化脓性感染病灶，如慢性胆脂瘤性中耳炎、鼻窦炎等，并有近期的急性或亚急性发作的病史。②颅内占位性病变表现，患者有高颅压症状或局灶症状和体征。③病程中曾有全身感染症状。

具有以上三项者须首先考虑脑脓肿的诊断，如再结合 CT 或 MRI 扫描可对典型病例做出诊断。

四、辅助检查

（一）实验室检查

1. **外周血常**

急性期白细胞增高，中性粒细胞显著增高。脓肿形成后，外周血常规多正常或轻度增高。大多数脑脓肿患者血沉加快。

2. **脑脊液检查**

脑脓肿患者颅内压多增高，因此腰椎穿刺如操作不当可能诱发脑疝。腰穿脑脊液多不能确定病原菌（除非脓肿破入脑室）。脑膜脑炎期脑脊液中白细胞可达数千，蛋白含量增高，糖降低。脓肿形成后白细胞可正常或轻度增高，一般在（50～100）$\times10^6$/L，蛋白常升高，糖和氯化物变化不大或稍低。

（二）影像学检查

1. X 线平片

可见原发感染部位骨质变化。耳源性及鼻源性脑脓肿可见颞骨岩部、乳突、鼻旁窦骨质有炎性破坏。外伤性脑脓肿可见颅骨骨折碎片、金属异物等。

2. CT 扫描

是目前诊断脑脓肿的首选方法，敏感性为 100%。脓肿壁形成前，CT 平扫病灶表现为边缘模糊的低密度区，有占位效应。增强扫描低密度区不发生强化。脓肿形成后 CT 平扫见低密度边缘密度增高，少数可显示脓肿壁，增强扫描可见完整、厚度均一的环状强化，伴周围不规则脑水肿和占位效应。这种“环状强化影”是脑脓肿的典型征象。

3. MRI

脑脓肿 MRI 的表现随脓肿形成的时期不同而不同。急性脑炎期表现为边界不清的不规则长 T_1、长 T_2信号影。包膜形成后病灶中央区在 T_1加权像表现为明显低信号，周边水肿区为略低信号，两者之间的环状包膜为等或略高信号。T_2加权像病灶中央脓液为等或略高信号，包膜则为低信号环，周围水肿区信号明显提高。Gd-DTPA 增强后 T_1加权像包膜信号呈均匀、显著增强。病灶中央脓液及包膜周围水肿区信号不变。

五、治疗

原则上，急性脑炎及化脓阶段以内科治疗为主。一旦脓肿形成，则应以外科手术治疗为主。

1. 内科治疗

主要是抗感染、降颅内压和对症治疗。少数患者经内科治疗可以治愈，多数患者病情可迅速缓解，病灶迅速局限，为进一步手术治疗创造条件。

内科治疗时抗生素应用原则：①及时、足量使用抗生素。一般静脉给药，必要时可鞘内或脑室内给药。②选用对细菌敏感和容易通过血脑屏障的抗生素。细菌培养和药敏试验结果出来前，可按病情选用易于通过血脑屏障的广谱抗生素，待结果出来之后，及时调整。③用药时间要长。必须在体温正常，脑脊液及血常规检查正常后方可停药。脑脓肿静脉使用抗生素的时间为 6~8 周。

2. 外科治疗

脑脓肿包膜形成后，应在抗感染、脱水、支持治疗的同时，尽早采用外科治疗。

第四节　神经梅毒

神经梅毒是由梅毒螺旋体感染人体后引起的大脑、脑膜或脊髓损害的一组临床综合征，通常是晚期梅毒全身性损害的重要表现之一。神经梅毒的临床表现十分复杂，导致临床诊断时误诊的概率较大。

一、临床表现

神经梅毒是全身梅毒的一部分，多发生于梅毒晚期，未经治疗的梅毒患者中4%~9%可以发展成为有症状的神经梅毒。按发病过程和临床表现，神经梅毒分为以下类型：

（一）无症状性神经梅毒

临床无神经系统症状和体征，诊断完全依赖血清学和脑脊液检查。

（二）脑（脊）膜血管型梅毒

广泛的脑（脊）膜炎症和小动脉血管内膜炎是脑（脊）膜血管型梅毒的共同发病基础。临床以慢性脑膜炎为主，常见间歇性头痛、头晕以及记忆力下降等；少数患者可以出现急性脑膜炎或脑膜脑炎的表现，表现为发热、头痛、意识障碍、癫痫发作等，体征主要表现为颈项强直，Kernig征阳性。影响脑脊液循环时可出现颅内压增高的症状和体征。

脑膜血管和大脑表面血管内膜炎时可以阻塞血管而出现相应供血区的脑梗死症状。临床上往往突然发病，局灶性神经系统症状和体征与脑卒中没有明显差别，主要是偏瘫、偏身感觉障碍、偏盲、失语、吞咽困难和前庭功能障碍等。

脊膜血管型梅毒相对少见，主要表现为脊髓脊膜炎或者横贯性脊髓炎。

（三）脑（脊髓）实质型梅毒

自抗生素应用以来已罕见，是由梅毒螺旋体直接侵袭神经组织并破坏组织结构引起的，常在感染后数年或数十年后出现，主要包括麻痹性痴呆和脊髓痨两种类型。

1. 麻痹性痴呆

记忆力减退、判断力丧失和情绪不稳是最常见的症状，也可出现人格改变、虚构和夸大妄想等精神症状。体格检查可见瞳孔对光反应迟钝，最终可进展成阿-罗瞳孔。疾病后期痴呆和肢体瘫痪症状加重，也可出现癫痫发作。

2. 脊髓痨

一般在梅毒感染后15~20年出现，其特征性的临床表现为“闪电样疼痛”，常发生在肢体远端，表现为剧烈的刺痛、放射痛，历时短暂，可反复发作。因主要累及脊髓后索，可出现进行性共济失调症状，因此也称为进行性运动性共济失调。腰骶神经根受累时尚可出现括约肌功能障碍，主要表现为膀胱功能失调和男性性功能损害等。主要体征包括膝反射和踝反射消失，下肢震动觉和位置觉减退以及闭目难立征等。

（四）先天性梅毒

梅毒未经彻底治疗的母亲生出的新生儿中，可出现类似于成人梅毒的临床表现，可以为无症状性梅毒，也可以表现为其他任何一种类型。部分患儿可以出现脑积水和哈钦森三联征（间质性角膜炎、畸形齿和听力减退）。

二、实验室检查及特殊检查

脑脊液检查表现为淋巴细胞轻度增高，蛋白质含量增高，糖含量正常或减低。

从脑、脑膜或者脑脊液中分离出梅毒螺旋体才能确诊神经梅毒，但因为实行难度大，难以用于临床梅毒的诊断。

目前梅毒的血清学和脑脊液检查是诊断的主要方法。疑诊患者可先应用RPR（rapid plasma reagin）或高效价VDRL（venereal disease research laboratory）筛查，阳性者可采用TPHA（treponema pallidum haemagglutination assay）或FTA-abs（fluorescent treponemal antibodies）进行确诊。筛查试验敏感度高，假阳性可见于自身免疫性疾病、结核、疫苗接种和其他类型的螺旋体感染等。其中VDRL能进行浓度测定，可用于随访治疗的效果。确诊试验的特异性更强，有文献报道TPHA的灵敏度和特异度分别为98.3%和100%。艾滋病患者的梅毒筛查和确诊试验都可出现假阴性。

三、诊断

活动期神经梅毒的诊断需要满足三个标准，即相关的临床病史（不洁性接触史、皮肤梅毒症状史等）、脑脊液表现和梅毒血清学检查阳性，同时还要排除其他可引起同样神经功能缺失和脑脊液异常的神经系统疾病。

无症状梅毒的诊断必须依据血清学和脑脊液检查。

四、治疗

神经梅毒应早期治疗。

①青霉素为首选药物，高剂量的青霉素能在脑脊液中达到杀灭梅毒螺旋体的药物浓度。青霉素 G 可安全有效地治疗有或无症状的梅毒患者，剂量为每天 1 800 万~2 400 万 U，每 4h 1 次静脉滴注或连续滴注，10~14 天为 1 个疗程。普鲁卡因青霉素每天 240 万 U，肌内注射，并口服丙磺舒每次 500mg，每日 4 次，10~14 天为 1 个疗程。

②青霉素过敏者可以改用头孢曲松 2g 肌内注射或静滴，每日 1 次，连用 14 天；或用四环素 500mg 口服，每日 4 次，连用 14 天。

治疗过程中应密切注意有无 Jarisch-Herxheimer 反应出现。这是抗生素应用后导致大量的病原体死亡，释放毒素入血而导致的发热反应。临床表现为突然发热、寒战、颜面潮红、呼吸急促和血压下降等。据报道 50%以上的患者在治疗时可出现该反应，通常发生在首剂抗生素治疗后 2~6h，可持续 24h。该反应发生时情况危重，应立即使用氢化可的松 200~300mg，或地塞米松 5~10mg，静脉滴注，同时予以饮水、镇静、退热和抗休克治疗。

神经梅毒治疗后应在第 3、6、12 个月以及第 2、3 年年底进行临床检查和血清学与脑脊液检查，如果第 6 个月脑脊液细胞数仍不正常或脑脊液 VDRL 滴度仍未降低者，可认为治疗不彻底，仍可重复应用大剂量青霉素治疗。

闪电样疼痛可应用卡马西平进行治疗。

第五章　中枢神经系统脱髓鞘疾病

第一节　视神经脊髓炎

一、概述

视神经脊髓炎（neuromyelitis optica，NMO）又称 Devic 病或 Devic 综合征，是视神经和脊髓同时或相继受累的急性或亚急性脱髓鞘病变。Devic（1894 年）描述 NMO 临床特征为急性或亚急性起病的单眼或双眼失明，其前或其后数日或数周伴横贯性或上升性脊髓炎。NMO 是严重的单相病程疾病，许多病例呈复发病程。

二、病理

脱髓鞘、硬化斑和坏死，伴血管周围炎性细胞浸润。与经典的 MS 不同，主要累及视神经、视交叉和脊髓（胸段和颈段）。破坏性病变较明显，脊髓坏死最终形成空洞，胶质细胞增生不明显。

三、临床表现

（一）发病年龄和性别

多为 5~60 岁，以 21~41 岁最多，男女均可发病。

（二）特征性表现

急性横贯性脊髓炎和双侧同时或相继出现视神经炎，在短时间内连续出现，导致截瘫和失明，病情进展迅速，可有缓解-复发。

（三）病程

多数 NMO 为单相病程，70%可在数日内出现截瘫，约 1/2 受累眼全盲；复发型约 1/3 发生截瘫，约 1/4 视力受累，临床事件间隔时间为数月至半年，此后 3 年内可有脊髓炎复发。

（四）症状和体征

急性起病可数小时或数日内单眼视力部分或全部丧失；在视力丧失前一两天感觉眶内疼痛，眼球运动或按压时明显，视神经乳头炎或球后视神经炎；亚急性起病者 1~2 个月内症状达到高峰；少数呈慢性起病，视力丧失在数月内稳步进展，进行性加重。

（五）其他

急性横贯性脊髓炎是脊髓急性进展性炎症性脱髓鞘病变，已证实多数为 MS 表现，呈单相型或慢性多相复发型。临床多见播散性脊髓炎，体征呈不对称和不完全性，表现快速进展的（数小时或数天）轻截瘫、双侧 Babinski 征、躯干部感觉平面和括约肌功能障碍等。约 1/3 复发型急性脊髓炎常伴有莱尔米特（Lhermitte）征、阵发性强直性痉挛和神经根痛，但单相病程患者很少见。

四、辅助检查

（一）脑脊液（CSF）检查

细胞数增多，约 73%单相病程和 82%复发型患者（$>5\times10^6/L$），约 1/3 单相及复发型患者$>5\times10^6/L$，CSF 蛋白增高复发型较单相病程显著。

（二）脊髓 MRI

复发型患者发现脊髓纵向融合病变超过 3 个或 3 个以上脊柱节段的发生率约为 88%，通常 6~10 个节段，脊髓肿胀及包强化较常见。

五、诊断及鉴别诊断

（一）诊断

①急性横贯性或播散性脊髓炎，双侧同时或相继发生视神经炎。

②MRI 显示视神经和脊髓病灶、视觉诱发电位、CSF-IgG 指数增高及寡克隆带等异常表现。

（二）鉴别诊断

1. 早期眼症状

易与单纯球后视神经炎（ON）混淆，ON 多单眼损害，NMO 常为两眼先后受累，有脊髓病损。

2. MS 可表现 NMO 的临床模式

MS 可表现 NMO 的临床模式，CSF 及 MRI 检查有鉴别意义。

①NMO 的 CSF-MNC 大于$>5\times10^6$/L 或中性粒细胞增多常见，MS 罕见。

②90%以上 MS 可见寡克隆带，NMO 不常见。

③NMO 发病初期头部 MRI 正常，复发-缓解型 MS 多有典型病灶。

④NMO 脊髓纵向融合病变超过 3 个脊椎节段，常见脊髓肿胀和包强化，而 MS 的脊髓病变极少超过 1 个脊椎节段。

3. 亚急性脊髓视神经病

小儿多见，先有腹痛、腹泻等症状，多无瘫痪，以对称性感觉异常为主，无复发，CSF 无明显改变。

六、治疗

（一）皮质类固醇

甲泼尼松大剂量冲击疗法，500～1 000mg，静脉滴注，每天 1 次，连用 3～5d 后，大剂量泼尼松口服。注意单独口服泼尼松可能增加视神经炎新的发作危险。

（二）血浆置换

皮质类固醇疗效不佳者经血浆置换约半数患者的症状可改善。

第二节　多发性硬化

一、概述

多发性硬化（multiple sclerosis，MS）是以中枢神经系统（CNS）白质脱髓鞘病变为特点，遗传易感个体与环境因素共同作用发生的自身免疫病。多种免疫细胞、细胞因子、抗体和补体参与此过程，引起神经轴突髓磷脂及少突胶质细胞破坏和脱髓鞘反应。MS 在英国曾被称为播散性硬化，法国人称为 sclerose en plaques。MS 发病率较高，呈慢性病程和倾向于年轻人罹患，估计目前世界范围内年轻的 MS 患者约有 100 万人。

中枢神经系统散在分布的多数病灶与病程中的缓解与复发，症状、体征的空间多发性与病程的时间多发性构成了 MS 的主要临床特点。从早期未引起注意的轻微症状进展为特征性症状体征，潜伏期通常为 1～10 年或更长，往往易于贻误诊断。MS 起病时或疾病早期临床症状体征常提示病灶位于中枢神经系统一个部位，使诊断难以确定，随着疾病复发和病灶沿脑-脊髓轴播散，确诊率可近于 100%。

二、病理

尸检可见 MS 脑和脊髓萎缩，脑沟增宽，脑室扩大，脑和脊髓冠状切面可见较多分散的脱髓鞘病灶，呈粉灰色轻微凹陷，大小不一，直径 1～20mm，最大可达整个脑叶白质，形态各异。多数斑块发生在脑室旁白质或灰白质交界处，约 40%出现于脑室周围白质，中脑、脑桥和延髓等处，小脑齿状核周围、脊髓、视神经和 JK 体亦相当常见。小静脉周围常有大量炎症细胞，如 T 细胞、浆细胞、大单核细胞和巨噬细胞等浸润，急性期可见软脑膜轻度充血和脑水肿，弥漫性炎症反应也累及脑脊膜，蛛网膜下腔可见巨噬细胞、淋巴细胞和浆细胞等。长期病程的严重病例可见软脑膜增厚，局限性或广泛性脑萎缩等。急性期脊髓病变可见节段性肿胀、脱髓鞘，长期病程慢性期可见脊髓节段性萎缩变细。视神经、视交叉和视束切面可见局灶性肿胀或萎缩硬化斑，脊髓以颈段病损多见，切面可见灰白质病灶边界不清。

颈髓斑块数是颈体以下斑块数的 2 倍，典型斑块呈扇形，位于脊髓侧索可引起下肢无力，可能是 MS 患者出现疲乏症状的原因。锥体束损害引起痉挛，后索和脊髓丘脑束斑块引起针刺样感觉异常和麻木，Lhermitte 征是颈体斑块脱髓鞘纤维机械变形的结果。我国 MS 病理表现坏死灶较多见，仅少数病例表现如欧美病例的典型硬化斑。同一患者脑组织斑块外观、大小及新旧程度不同。急性期新鲜斑块边界不清，呈暗灰色或粉色、质软，斑块生长方式是自斑块边缘指样延伸生长或相邻损害融合，可见局限性轻度肿胀。长期病程陈旧性斑块边界清楚，呈浅灰色半透明，较坚硬，可见局限性脑萎缩和脑室扩张。

髓磷脂和少突胶质细胞破坏后遗留完整而裸露的轴突，脱髓鞘早期形成髓磷脂间囊泡，使髓磷脂分为层状结构，斑块外围异常薄的髓质称为影斑，为髓鞘再生区，是 MS 特征性表现。影斑含形态一致的薄髓磷脂，Ranvier 结间长度较正常髓鞘短，是髓鞘再生神经纤维的特性。髓鞘再生是早期活动性 MS 病灶的显著标志，可能由于少突胶质细胞不是损害的最初靶子，甚至在高度破坏性损害的急性 MS 仍保存许多可快速诱导髓鞘再生的少突胶质细胞，MS 晚期少突胶质细胞广泛破坏，故影斑少见。任何新出现的少突胶质细胞都来源于干细胞库，是造血干细胞移植治疗 MS 的理论基础。同一区域复发性脱髓鞘和少突胶质细胞破坏最终不仅耗竭了发病前存在的少突胶质细胞，且耗竭了干细胞库，可能是疾病晚期无髓鞘再生的原因。星形胶质细胞充填于脱髓鞘缺损部位，出现胶质增生和硬化。

MS 斑块分为炎症（活动）性或脱髓鞘斑块和休眠（静止）性斑块。前者表现脱髓鞘及少突胶质细胞丧失，静脉周围炎性巨噬细胞和 T 细胞浸润，BBB 破坏加重；后者表现脱髓鞘而无降解产物，不同程度的炎性细胞浸润，轻到中度 BBB 破坏，斑块胶质形成。Schwann 形成周围神经髓鞘，少突胶质细胞形成 CNS 髓鞘，但 MS 脊髓型常含 Schwann 细胞形成的髓鞘再生，导致 CNS 出现周围型髓磷脂形成。

综上所述，早期、晚期和急性（Marburg 型）MS 斑块的病理学区别是：①早期 MS，广泛脱髓鞘及髓鞘再生（影斑），轴索大多保留，少突胶质细胞数相对正常，血管周围炎，浆细胞较少。②晚期 MS，脱髓鞘，少突胶质细胞显著减少，髓鞘再生稀疏，轴索密度减低，炎症反应不明显，浆细胞较多，形成神经胶质瘢痕。③急性 MS，斑块呈强炎性反应，广泛髓鞘破坏和轴索丧失，浆细胞较少，少突胶质细胞、星形胶质细胞变性。

MS 可见无症状性斑块，MRI 追踪扫描发现，数月后无症状性斑块体积增加而后减小，无症状可能由于发生在临床静区，以大脑半球斑块常见；神经系统可塑性，当一种神经通道破坏时，另一神经通道表现相同功能，慢性斑块出现有效的冲动传导。

总之，CNS 炎症性脱髓鞘是 MS 临床表现的病理基础。MS 早期髓鞘再生明显，但并不意味功能改善，因为新生髓鞘存在生理学异常。尽管如此，髓鞘再生仍是临床症状缓解的一个原因，髓鞘再生不会导致进展型 MS。抑制炎症反应及增加少突胶质细胞的髓鞘再生能力是治疗的基本原则。

三、临床表现

（一）病程

MS 多为慢性病程，半数以上的病例病程中有复发-缓解，我国 MS 患者多为急性或亚急性起病，复发时也可为急性或亚急性，可复发数次或 10 余次，缓解期可长可短，最长可达 20 年，每次复发通常都残留部分症状和体征，逐渐积累使病情加重；少数病例呈阶梯式进展，无缓解而逐渐加。传统观点认为，MS 多在年轻人健康状态极佳时患病，实际上病史中常可追溯到患者在发生神经症状前数周或数月已有疲劳、精力缺乏，体重减轻、肌肉和关节隐痛等。感冒、发热、感染、败血症、外伤、外科手术、拔牙、妊娠、分娩、过劳、精神紧张、药物过敏和寒冷等可诱发或引起复发，但最新研究认为，妊娠期病情通常不恶化，反而减轻，产后 3 个月病情恶化增加。

（二）神经系统受累

约半数患者以肢体无力、麻木或二者并存为首发症状起病，可表现一侧或双侧下肢拖曳或控制不良，以至于痉挛性或共济失调性轻截瘫、腱反射亢进、腹壁反射消失及病理反射阳性。可有不同程度深、浅感觉缺失，肢端针刺感及围绕躯干或肢体的束带感，可能为脊髓后索受累。可出现 Lhermitte 征，常主诉下背部有令人痛苦的钝痛，与 MS 病灶的关系不确定；定位不明确的烧灼痛及一个肢体或躯干某部位根性撕裂痛不常见，可能为脱髓鞘病侵及神经根所致，可为首发症状或见于任何时期。球后视神经炎及横贯性脊髓炎常为 MS 典型发作症状，常是确诊病例的特征性表现，但也可见于其他疾病，在一段时间内可为推测性诊断。我国统计 MS 首发症状多为肢体力弱、单眼或双眼视力减退及失明、感觉异常、肢体疼痛或麻木、复视、共济失调、智能或情绪改变等。国外 MS 首发症状依次为走路不稳、复视、眩晕和排尿障碍，偏瘫、面瘫、耳聋及三叉神经痛及其他发作性症状仅见于少数病例。缓慢进展的颈脊髓病常见于老年妇女，早期表现下肢无力和共济失调，与颈椎病难以鉴别；MS 以眼球震颤和共济失调起病并不少见，可伴肢体无力和强直，提示小脑和皮质脊髓束受累。

（三）症状和体征

有一句有意义的格言是“多发性硬化患者有一条腿的症状，却可能有两条腿的体征”。患者主诉一侧下肢无力、共济失调、麻木和针刺感，但查体可能发现双侧皮质脊髓束病损或 Babinski 征以及双侧后索病损。约半数患者表现视神经、脑干、小脑和脊髓受累，为混合型，30%~40%的患者表现脊髓型，出现不同程度痉挛性共济失调和肢体远端深感觉障碍；混合型加脊髓型至少占 80%。不论哪种类型，不对称性痉挛性轻截瘫都是进行性 MS 最常见表现。病变主要累及小脑或脑桥，延髓仅约 5%，黑矇型发病率与之相似。MS 典型症状体征如下：

1. 肢体瘫痪

最多见，国外发生率为 83%。开始多为下肢无力、疲劳及沉重感，继而变为痉挛性截瘫、四肢瘫，亦有偏瘫、单瘫，伴腹壁反射消失、腱反射亢进和病理反射。

2. 视力障碍

其发生率约 46%，多从一侧开始，隔一段时间侵犯另一侧，亦可在短时间内两眼先后受累，常伴眼球疼痛。多数病例发生较急，有缓解-复发。早期眼底无改变，后期可见视神经萎缩和球后视神经炎，视神经炎引起视敏度损害和眼球疼痛，可出现双颞侧偏盲、同向性偏盲等。多数患者视力可于数周后开始改善，约 50% 的病例可遗留颞侧视乳头苍白，但患者可不觉察有视力障碍。

3. 眼球震颤及眼肌麻痹

约半数病例可出现，水平性多见，可有水平加垂直、水平加旋转及垂直加旋转等，病变位于脑桥前庭神经核、小脑及联系纤维。约 1/3 的病例出现眼肌麻痹及复视，多因侵及内侧纵束，导致核间性眼肌麻痹，眼球同向运动联系纤维内侧纵束病损可引起凝视麻痹，特征是侧视时对侧眼球内收不全，同侧眼球外展伴粗大震颤；MS 多表现双侧病损，年轻患者出现双侧核间性眼肌麻痹应高度怀疑 MS。有时可出现一个半综合征，是脑桥被盖部病变引起一侧脑桥旁正中网状结构（PPRF），即眼球同向运动的皮质下中枢受损造成向病灶侧凝视麻痹，使同侧眼球不能外展，对侧眼球不能内收，若病变同时累及对侧已交叉过来的支配同侧动眼神经核的内侧纵束，则同侧眼球也不能内收，仅对侧眼球可以外展，一个半综合征最常见的病因是脑干脱髓鞘或腔隙性梗死。眼震和核间性眼肌麻痹是高度提示 MS 的两个体征，若二者并存可指示脑干病灶，须高度怀疑 MS 的可能。核上性联系中断也可引起凝视麻痹，动眼、外展神经的髓内路径受累可出现个别眼肌麻痹，以外展神经最多，动眼神经次之。

4. 其他脑神经受损

面神经瘫多为中枢性，病灶在大脑半球白质或皮质脑干束，少数为周围性，病灶在脑干；脑桥病变可出现耳聋、耳鸣、简单幻听（因迷路联系受累）、眩晕和呕吐（前庭联系受累），以及咬肌力弱；延髓病变或小脑病变引起咽部肌肉共济失调可出现构音障碍、吞咽困难；舌肌瘫痪而无舌肌萎缩和纤颤为大脑或皮质脑干束病变所致。严重病例可见上述脑干症状的集合，并伴四肢轻瘫及小脑性共济失调等。

5. 感觉障碍

见于半数以上病例，可为疼痛、感觉异常等主观症状，痛温觉减退或缺失、深感觉障碍及 Romberg 征，以及节段性及传导束性感觉障碍，肢体多见而面部少见，是病变累及脊髓、脑干和大脑感觉传导路或脊髓后根纤维的节段性装置所致。

6. 共济失调

出现率约 50%。表现断续性言语、意向性震颤、共济失调步态及躯干节律性不稳等，病变位于小脑及其联系纤维；严重者轻微移动躯干或肢体可引发强烈不能控制的共济失调性震颤，病灶可能位于中脑被盖，并侵及齿状核-红核-丘脑束及邻近结构。夏科

(Charcot) 三联征 (眼球震颤，意向震颤，吟诗样或断续样语言) 只见于部分 MS 晚期患者。小脑性共济失调可与感觉性共济失调并发，或以小脑受累为主，或以深感觉障碍为主，后者为累及脊髓后索或脑干内侧丘系。

7. 发作性神经症状

是 MS 较少见的特征性表现，疾病复发和缓解期均可出现，极少为首发症状，个别患者倾向于固定模式。卡马西平通常对控制症状十分有效。①最常见发作性神经症状是构音障碍、共济失调、单肢痛性发作及感觉迟钝、多发性面肌痉挛、闪光、阵发性瘙痒和强直性发作等，持续数秒或数分钟，有时一日之内可反复发作；可表现手、腕和肘部屈曲性肌张力障碍性痉挛，伴下肢伸直，感觉刺激等，过度换气可以诱发。②Lhermitte 征：部分患者表现颈部过度前屈时自颈部出现一种异常针刺样、串电样不适感，并沿肩背部或脊柱向下放散，可传导至大腿前侧或直达足部和小腿，是颈髓受累征象%Lhermitte 征更像是一个症状，而不是体征，仅在少数 MS 患者出现，并非 MS 特有，也见于其他颈髓病变；Babinski 首先在一例颈髓外伤病例描述，Lhermitte 注意到该征可见于 MS，可能是脱髓鞘轴突对牵张或受压敏感性增高表现。③痛性强直性痉挛发作是发生于四肢的放射性异常疼痛及强直性痉挛，可因手指运动或刺激诱发，数十秒消失，在 MS 患者常可与 Lhermitte 征并存。④发生于年轻人短暂性面部感觉缺失或三叉神经痛常提示 MS，是三叉神经髓鞘及髓内纤维受累，归因于病灶内相邻脱髓鞘轴突间神经元接触传递或“对话”。⑤2%～3%的 MS 患者病程中有一次或反复癫痫发作，是邻近皮质的白质病灶所致。⑥严重而短暂的疲劳是 MS 另一特殊症状，发热或疾病活动时更易发生。这些短暂性症状可突然出现，数日、数周或更长时间内频繁再发，然后可完全缓解，体现了复发的短暂性表现，很难确定是否代表一次恶化或出现一个新病灶；Thygessen 对 60 例 MS 患者 105 次恶化的分析提示，新症状仅占 19%，其余仅是旧症状的一次再现。

8. 精神障碍

MS 患者可面对自己明显的神经功能缺陷而表现欣快、兴奋的不适当反应。患者常可伴脑损害其他体征，某些病例是假性球麻痹综合征的一部分，如强哭强笑等。多数病例表现抑郁、易怒和脾气暴躁，或淡漠、嗜睡、反应迟钝、重复语言、猜疑和迫害妄想等。疾病晚期也可规律地发生精神混乱状态，复发期的情感障碍发生率明显增高。

9. 认知功能障碍

约半数 MS 患者可出现认知功能障碍，通常表现为保持性记忆丧失、近记忆障碍、持久注意力损害和智能低下等，实际上是完全性痴呆的表现。认知损伤与皮质下痴呆表现一致，晚期常以明显意志缺失的额叶综合征为特征。

10. 自主神经功能障碍

如尿流不畅、尿急、尿频和尿失禁等，提示为脊髓受累，侵及骶髓而发生尿潴留者较少见。男性患者常可合并阳痿，如不特殊问及，患者可能不主动叙述而被遗漏。MS 患者也可发生半身多汗和流涎等。

由于 MS 病灶散在多发，中枢神经系统不同部位病变组合构成其临床症状。某些症状体征在 MS 罕见，如失语症、偏盲、锥体外系运动障碍、严重肌萎缩和肌束颤动等，出现这些症状体征常提示可能不是 MS。

（四）罕见症状

有些患者以罕见症状及非常规方式起病，导致诊断困难。

①年轻患者出现典型三叉神经痛，可为双侧性，其后出现面部感觉缺失或其他体征而确诊 MS。

②有些患者出现臂痛、胸痛或腰骶部疼痛，是痛觉传导通路病变刺激所致，常使诊断困难，直至发现新病灶才确诊。

③起病较急的右侧偏瘫和失语，易误诊为脑卒中，当出现脑和脊髓的其他症状和体征才得以确诊。

④有些患者表现缓慢进展的偏瘫，颇似脑胶质瘤。

⑤MS 患者可于复发期发生昏迷，最后常导致死亡。

⑥可在长期病程中仅表现反复非致残性脊髓型发作。

⑦有的患者以精神错乱伴嗜睡为首发症状，其后病情复发，出现小脑和脊髓症状。

⑧可表现缓慢智力减退伴缓慢进展的轻度小脑性共济失调。

⑨可以迅速进展的上行性下肢瘫痪起病，伴尿便障碍和骶部剧痛，反射消失，颇似脊髓病变，两年后症状缓解，可重新行走。

⑩晚发型于 50~60 岁起病，症状和体征完全符合 MS 临床诊断标准，一些病例表现如缓慢进展的颈髓病。

本病临床症状体征多样性取决于不同部位脱髓鞘病灶及病变程度，临床常见下肢轻截瘫、感觉异常、视力障碍、复视、眼震、构音障碍、意向性震颤、共济失调、深感觉障碍、膀胱功能障碍和情感反应异常等。MS 病变的空间多发性（散在分布于 CNS 的多数病灶）及时间多发性（病程中复发-缓解）构成其症状、体征及临床经过的主要特点。

四、临床分型

（一）按病程分型

MS 可分为以下五型，该分型与 MS 治疗决策有关（表 5-1）：

表 5-1　MS 与治疗决策有关的临床病程分型

病程分型	临床表现
复发-缓解（R-R）型 MS	临床最常见，约占 85%，疾病早期出现多次复发和缓解，可急性发病或病情恶化，之后可恢复，两次复发间病情无进展
继发进展（SP）型 MS	R-R 型患者经过一段时间可转为此型，患病 25 年后 80% 的患者转为此型，病情进行性加重（不再缓解，伴或不伴急性复发）
原发进展型 MS	约占 10%，起病年龄偏大（40~60 岁），发病后轻偏瘫或轻截瘫在相当长时间内缓慢进展，发病后神经功能障碍逐渐进展，出现小脑或脑干症状，MRI 显示造影剂钆增强病灶较继发进展型少，CSF 炎性改变较少
进展复发型 MS	临床罕见，在原发进展型病程基础上同时伴急性复发
良性型 MS	约占 10%，病程呈现自发缓解

（二）按临床表现分型

①急性型：起病急，发热；组织病理学显示多数同期斑块和小静脉周围脱髓鞘区融合；少数重症患者出现昏睡、昏迷或去大脑状态，伴脑神经和皮质脊髓束受损，常在数周至数月内死亡，部分患者可恢复，转变为缓解-复发型。

②发作型：最常见共济失调和构音障碍，还可见肢体强直、感觉异常、运动障碍和复视等发作，有时每天可发作数次。

③肿瘤型：较少见，常见于儿童及年轻人，患者表现头痛、癫痫发作、失语、局灶性运动和感觉障碍以及颅内压增高症状和体征。最初 MRI 表现支持原发性脑瘤，MRI 典型表现为单发的中至大的 T_2WT 高信号脱髓鞘病灶，急性期显示环状增强，通常须立体定向或开颅活检才能确诊。

③良性型：隐袭起病或短暂发作后永久缓解，无神经系统体征，仅于 MRI 检查或尸检时发现。

（三）按病变部位分型

①脊髓型：亚洲及我国多见，急性、慢性或暴发性起病，表现完全或不完全性中枢性截瘫、四肢瘫或脊髓半离断，呈横贯性或节段性感觉障碍、疼痛、麻木及束带感，可有Lhermitte征、痛性强直性痉挛发作、尿便及性功能障碍等。

②脑干或脑干小脑型：表现周围性或中枢性面瘫，三叉神经痛、眩晕、耳聋及眼球震颤，少数患者出现复视、眼外肌麻痹、核间性眼肌麻痹和吞咽困难等；可有小脑性共济失调、夏科氏三联征。

③大脑半球型：较少见，表现精神症状或智能障碍，如欣快、抑郁、人格改变、精神错乱和强哭强笑等，少数出现癫痫发作、单瘫、偏瘫，失语和皮质盲等。

五、辅助检查

（一）脑脊液（CSF）检查

尽管近年来神经影像学技术如CT、MRI及诱发电位等取得长足进步，为MS临床诊断提供了有力手段，但CSF检查在MS临床及研究方面的重要性仍是其他方法无法取代的。

1. 脑脊液单个核细胞（CSF-MNC）

计数患者CSF-MNC数正常或轻度增高，一般在15×10⁶/L以内。约1/3 MS患者，尤其急性起病或恶化病例可有轻到中度CSF-MNC增多，通常不超过50×10⁶/L，超过此值应考虑其他疾病。脑干严重脱髓鞘时可以达到或超过100×10⁶/L，暴发型病例多形核白细胞比例较大，CSF细胞增多是衡量疾病活动的唯一指标。

2. 检测IgG鞘内合成

（1）CSF-IgG指数

约40%的MS患者CSF总蛋白含量轻度增高，超过1.0g/L者罕见，可考虑其他疾病。约2/3的MS患者IgG比例增高，超过总蛋白12%；70%以上患者CSF-IgG指数增高。CSF-IgG指数表示：（CSF-IgG/S-IgG）/（CSF-Alb/S-Alb）（S代表血清，Alb代表白蛋白）。IgG指数，0.7提示CNS内IgG合成。测定这组指标也可计算CNS 24h IgG合成率，其意义与IgG指数相似。IgM测定也有一定意义，但因含量微、检测困难及阳性率低，诊断价值有限。

（2）寡克隆区带（oligoclonal bands，OB）

已证明MS患者CSF-IgG增高是CNS内合成，在琼脂糖凝胶电泳中表现异常分离的区带寡克隆 IgG 带，是 MS 脑脊液常规诊断方法和重要免疫学指标。通过琼脂糖等电聚焦和免疫印迹技术，双抗体过氧化物酶标记及亲和素-生物素放大系统，可使 OB 阳性检出率达到 95%以上。

OB 检测须 CSF 与血清并行检查，如 CSF 和血清同时出现类似区带并不提示鞘内 IgG 合成，只有 CSF 存在而血浆缺如才是寡克隆区带。须强调的是 CSF 寡克隆区带并非 MS 特异性改变，在 Lyme 病、神经梅毒、亚急性硬化性全脑炎（SSPE）、人类免疫缺陷病毒（HIV）感染和多种结缔组织病患者的 CSF 中也可检出，因此，诊断须密切结合临床，对结果解释也须慎重，MS 临床上与这些疾病不难区别。检出 CSF-OB 对诊断早期或非典型 MS 更有帮助，MS 首次发作即出现 CSF-OB 可能预示慢性复发性 MS。目前，CSF-IgG 指数和 CSF-OB 测定是 MS 最可靠的实验诊断方法。

3. **放射免疫分析**（RIA）

放射免疫分析（RIA）证明，许多急性期 MS 患者 CSF 含高水平 MBP，慢性进行性 MS 患者 MBP 水平较低或正常，缓解期也正常。因 MBP 水平增加也见于脑梗死等髓鞘破坏病变，检测又需特殊设备和试剂，所以它在诊断性试验中应用不广。已经证明 MS 患者 CSF 中髓鞘素组分如 MBP、PLP、MAC 和 MOG 等抗体生成细胞数明显增多，CSF、MBP、PLP 多肽片段的自身应答性 T 细胞数也增加。MS 是一种器官特异性炎症性疾病，CSF 又紧邻炎症攻击的 CNS 靶器官，并易于获得，故检测 CSF 免疫细胞及免疫分子成为研究 MS 免疫发病机制的最佳途径。

（二）诱发电位检查

MS 早期或 MS 脊髓型，当临床资料提示 CNS 仅有一个病灶时，视觉诱发电位（VEP）、脑干听觉诱发电位（BAEP）和体感诱发电位（SEP）等检查，以及视觉刺激知觉延迟、眼电图、眨眼反射及视觉图像闪光融合等可确定无症状病灶存在。国外报告，VEP 异常见于约 80%的临床确诊 MS 患者和约 60%的临床可能或可疑 MS 患者。SEP 的相应数值分别为 69%和 51%，BAEP（通常为波内潜伏期延长或第 5 波幅降低）分别为 47%和 20%，在 Halliday 和 McDonald 的系列研究中，50%～90%的 MS 患者有一项或多项试验异常。

（三）CT 扫描和磁共振（MRI）成像

1. CT **扫描**

偶可意外显示脑部病损，双倍剂量造影剂和注药后 1h 延迟 CT 扫描可提高 MS 病情恶化时病灶显示率。应注意两点：①急性斑块可显示强化的环状病灶，类似脓肿或肿瘤。②类固醇治疗后脑室旁病灶可变得不明显，颇似 CNS 淋巴瘤。

2. 磁共振成像

是检出 MS 病变高敏感性的理想方法，可发现小脑、脑干、视神经和脊髓的无症状性 MS 斑块；不仅可进行 MS 定位及定性诊断，连续 MRI 检查还可动态观察病灶进展、消退及转归，还可用于药物疗效评价。

六、诊断

缓解-复发的病史及症状体征提示 CNS 有一个以上的分离病灶，是长期以来指导临床医生诊断 MS 的准则。然而，近年来磁共振成像和诱发电位等可以识别临床不明显的病损，使 MS 诊断不再只依靠于临床标准。目前国内尚无 MS 的诊断标准，长期以来沿用国外标准，如 Schumacher、McDonald 和 Poser 等诊断标准。

（一）Schumacher（1965 年）诊断标准

①病程中有两次或两次以上缓解复发，间隔 1 个月；或呈进展型，病程 6 个月。

②有两个或以上病变体征。

③病变主要在神经系统白质。

④发病年龄 10~50 岁。

⑤排除其他病因。

（二）McDonald（1977 年）诊断标准

1. 确诊 MS

经尸体解剖确定。

2. 临床确诊 MS

①病史中有两次或两次以上缓解复发。②CNS 有两个或两个以上分离性病灶的体征。③病变主要在 CNS 白质。④发病年龄 10~50 岁。⑤体征或症状存在的时间超过 1 年。⑥排除其他病因。

3. 早期可能或潜伏期 MS

①提示 MS 的一次发作，CNS 有两个或两个以上分离性病灶体征。②呈缓解-复发病程，仅 1 个与 MS 有关的病灶体征。

4. **进展性可能** MS

①进行性截瘫病史。②CNS 有两个或两个以上分离性病灶的体征。③排除其他病因。

5. **进展性可疑** MS

①进行性截瘫病史。②仅有 1 个病灶体征。③排除其他病因。

6. **推测的** MS

提示 MS 的一次发作，无病灶体征或仅有 1 个病灶体征，或者单侧或双侧复发性视神经炎，伴视神经以外的另一次发作，但无视神经以外的病灶体征。

（三）Poser（1983 年）诊断标准

1. **临床确诊** MS

①病程中有两次发作和两个分离病灶的临床证据。②病程中有两次发作，有一处病变的临床证据和另一不同部位病变的亚临床证据。

应注意两次发作必须涉及 CNS 不同部位，至少间隔 1 个月，每次发作须至少持续 24h。某些病史资料也可作为两处病变之一的临床证据，如 50 岁以下患者出现 Lhermitte 征，放射线检查已除外颈椎病；因严重位置觉、实体觉缺失使手运用不灵；50 岁之前发生的典型视神经炎，视力丧失并伴眼球运动疼痛，或视力未完全丧失，但有视野缺损和辨色力障碍；有复视而无甲状腺疾病及先期眼眶外伤，当物体靠近任何一只眼时复视消失；40 岁以前发生的三叉神经痛等。以病史材料作为病变临床诊断证据必须慎重，如医生未亲自观察到上述发作，须有患者亲友加以证实。高温诱导试验、诱发电位、脑部 CT 和 MRI 检查也是获取 CNS 病变的亚临床证据方法，神经心理学鉴定发现 50 岁以下患者有肯定的认知缺陷对诊断本病也有帮助。表现缓解-复发病程的典型病例诊断可能很少有疑义，但应注意其非典型临床经过及症状特点，如急性型、隐匿起病及缓慢进展病例，以及缺乏视神经炎等典型症状的患者。

2. **实验室检查支持确诊** MS（laboratory-supported definite MS，LSPMS）

指 CSF-IgG 寡克隆带或 CSF-IgG 合成增加，患者血清无寡克隆带，血清 IgG 水平为正常范围，须排除梅毒、亚急性硬化性全脑炎（SSPE）、类肉瘤病和胶原血管病等。

诊断标准：①病程中有两次发作，有一个临床或亚临床病变证据，CSF-OB 阳性或 CNS 内 IgG 合成增加（表示为 CSF-OB/IgG）。②病程中有一次发作，两个分离病灶的临床证据，并有 CSF-OB/IgG。③病程中有一次发作，有一处病变的临床证据和另一不同部位病变的亚临床证据，并有 CSF-OB/IgG。

应注意病史资料不能作为临床或亚临床证据。第一次检查时的两处病变必须不同时间存在，至少间隔 1 个月，这种时间间隔的要求旨在尽量不把急性播散性脑脊髓炎包括在内。进展型患者最初出现轻截瘫时，不应同时存在视神经受累的临床或亚临床证据，若二者同时存在，且病情稳定进展至少 6 个月以上，应诊断为 MS。

3. **临床可能的** MS（clinical probable MS，CPMS）

①病程中有两次发作和一处病变的临床证据，这两次发作必须涉及 CNS 不同部位，病史材料不能作为病灶的临床证据。②病程中有一次发作和两个不同部位病变的临床证据。③病程中有一次发作和一处病变的临床证据和另一不同部位病变的亚临床证据。

4. **实验室检查支持可能的** MS（laboratory-supported probable MS，LSPMS）

病程中有两次发作和 CSF-OB/IgG，两次发作须累及 CNS 不同部位，间隔至少 1 个月，每次发作持续 24h。

七、治疗

MS 的许多治疗方法被认为是成功的，但必须注意到该病自然缓解的特性。目前多数治疗方法都基于 MS 作为器官特异性自身免疫病的假说，由于迄今尚未找到 MS 特有的免疫异常证据，目前治疗的主旨在于抑制炎症性脱髓鞘病变进程，防止急性期病变进展恶化及缓解期复发，晚期采取对症及支持疗法，减轻神经功能障碍。治疗方法的选择主要依据病程分类，即复发-缓解型和进展型。

（一）复发-缓解型 MS 治疗

1. **促皮质素及皮质类固醇类**

主要治疗 MS 急性发作及复发，有抗炎、免疫调节、恢复血脑屏障（BBB）功能、减轻水肿及改善轴索传导等作用，缩短急性期和复发期病程。已证明对临床症状体征和 MRI 显示病损有作用。主张大剂量短程疗法，近期有效率达 74.8%，远期疗效尚不确定。临床常用药物如下：

①甲泼尼龙：显效较快，作用持久，不良反应较小，促进急性发作的恢复优于 ACTH 及其他皮质类固醇制剂，近年有取代后者的趋势。中度至严重复发病例可用 1 000mg/d 加于 5% 葡萄糖注射液 500mL 静脉滴注，3～4h 滴完，连用 3～5d 为一疗程。继以泼尼松 60mg/d 口服，12d 后逐渐减量至停药。

②促肾上腺皮质激素：20 世纪 70～80 年代很流行，可促进复发的恢复。80U/d 静脉滴注或肌内注射 1 周；减量为 40U/d，用 4d；20U/d，4d；10U/d，3d。

③泼尼松：80mg/d 口服 1 周；减量为 60mg/d，用 5d；40mg/d，5d；以后每 5d 减 10mg，4~6 周为 1 疗程。

④地塞米松：30~40mg 加入生理盐水 50mL 缓慢静脉推注，5min 内注完，短时间使血药浓度达到高水平，迅速有效抑制免疫活性细胞，缓解临床症状，1~2 次可望完全控制急性发作。此药不良反应较大，半衰期较长，对水电解质代谢影响较大。为避免复发，可在第 1、3、5、8 和 15 天注射 5 次。也可用地塞米松 20mg 加甲氨蝶呤 10mg 鞘内注射，对急性发作及重症者效果好，可 1 周后再行第 2 次注射。

皮质类固醇应用大剂量很重要，如大剂量甲泼尼龙冲击疗法对终止或缩短急性或亚急性 MS 或 ON 恶化有效，也可口服泼尼松 60~80mg/d，优点是不须住院。临床经验提示，严重发作尤其脊髓炎对大剂量静脉给药反应迅速，但急性恶化 MS 可无反应，有些患者疗程结束后 1 个月或更长时间疗效不明显，无明显可影响病程或预防复发的证据，皮质类固醇用药时间通常限制在 3 周内，如症状反复可延长用药时间。短期用药很少产生不良反应，可有失眠、抑郁、急躁等，超过数周易出现肾上腺皮质功能亢进，如高血压、高血糖、糖尿病失控、骨质疏松、髋臼无菌性坏死、白内障和较少见胃肠道出血和结核病活动。适量补钾是必要的。经验表明，类固醇隔日用药几乎无效，连续口服易耐受，每月一次大剂量类固醇静脉滴注脉冲疗法可使某些患者免于复发。

2. 干扰素疗法

三种类型干扰素（interferon，IFN）即 IFN-α、IFN-β 和 IFN-γ 均曾用于 MS 治疗。IFN-α 和 IFN-β 称为Ⅰ型干扰素。分别由白细胞和成纤维细胞产生，有较强的抗病毒作用。IFN-γ 为Ⅱ型干扰素，由 T 细胞产生，有较强免疫调节作用。MS 患者非特异性抑制细胞效应明显减低，IFN-α 及 IFN-β 可增强抑制功能；IFN-γ 可增强 MS 病灶中活性小胶质细胞和血管周围浸润细胞表达 MHC-Ⅱ，使病情加重。IFN-β 有免疫调节作用，IFN-β1a 和 IFN-β1b 两类重组制剂已作为治疗 R-R 型 MS 推荐用药在美国和欧洲被批准上市。IFN-β1a 是基化重组哺乳动物细胞产物，氨基酸序列与天然 IFN-β 相同，IFN-β1b 是非基化重组细菌细胞产物，17 位上丝氨酸为半胱氨酸所取代。

IFN-β1a 治疗首次发作 MS 可用 22μg 或 44μg，皮下注射，1~2 次/周；确诊的 R-R 型 MS，22μg，2~3 次/周。耐受性较好，发生残疾较轻。IFN-β1b 为 250μg，隔日皮下注射。IFN-β1a 和 IFN-β1b 均须持续用药两年以上，通常用药 3 年疗效下降。常见不良反应为流感样症状，持续 2~8h，2~3 个月后通常不再发生。IFN-βla 可引起注射部位红肿及疼痛、肝功能损害及严重过敏反应如呼吸困难。IFN-βlb 可引起注射部位红肿、触痛，偶引起局部坏死、血清转氨酶轻度增高，白细胞减少或贫血。妊娠时应立即停药。

3. 醋酸格拉太咪尔

也称为 Copolymer I，用量 20mg，每天 1 次，皮下注射。本药是人工合成的，亲和力高于天然 MBP 的无毒类似物，是 L-丙氨酸、乙谷氨酸、L-赖氨酸和 L-酪氨酸以 6.0：1.9：4.7：1.0mol/L 浓度比偶然合成的多肽混合物，免疫化学特性模拟抗原 MBP，作为“分子诱饵”进行免疫耐受治疗，可作为 IFN-β 治疗 R-R 型 MS 的替代疗法，国际 MS 协会推荐 Glatiramer acetate 和 IFN-β 作为 MS 复发期的首选治疗。本药耐受性较好，但注射部位可产生红斑，约 15%的患者注射后出现暂时性面红、呼吸困难、胸闷、心悸和焦虑等。Glatiramer acetate 和干扰素两种新疗法展示了适当改变本病自然史的希望。

4. 硫唑嘌呤

2~3mg/（kg·d）口服。可抑制细胞和体液免疫，降低 MS 复发率，但不能影响残疾进展。可试用于 IFN-β 和乙酸 glatiramer 治疗无效的 R-R 型患者，对 ON 和复发性脊髓炎也可能有效。硫唑嘌呤长期疗法是否增加非霍奇金淋巴瘤或皮肤癌的危险尚未确定。

5. 大剂量免疫球蛋白静脉输注（IVIg）

0.4g/（kg·d），连续 5d。对降低 R-R 型患者复发率有肯定疗效，但最好在复发早期应用。可根据病情需要每月加强治疗 1 次，用量仍为 0.4g/（kg·d），连续 3~6 个月。

（二）进展型 MS 治疗

与 R-R 型比较，进展型 MS 患者治疗反应较差，皮质类固醇无效，可采用非特异性免疫抑制疗法。临床常用药物如下：

1. 甲氨蝶呤（methotrexate，MTX）

甲氨蝶呤抑制二氢叶酸还原酶，可抑制细胞及体液免疫，并有抗炎症作用。65 例非卧床慢性进展型并有中-重度残疾 MS 患者，用 MTX 每周 7.5mg，治疗两年，与安慰剂组比较，病情持续恶化显著减轻。可用于进展性恶化患者，继发进展型疗效尤佳，临床取得中等疗效时毒性很小。

2. 环磷酰胺

环磷酰胺是一种强细胞毒及免疫抑制药，最适宜治疗快速进展型 MS，特别是甲氨蝶呤治疗无效者。大剂量静脉给药单盲对照试验，不论是否追加注射对慢性进展型均有效；每月给予冲击量也可降低 R-R 型恶化率。不良反应有脱发、恶心、呕吐、出血性膀胱炎、白细胞减少、心肌炎、不孕症和肺间质纤维化等。其他抗肿瘤药如硫唑嘌呤、克拉屈滨和米托蒽醌可能有助于终止继发进展型 MS 病情进展，但尚无定论。

3. **环孢霉素** A（cyclosporine A，CsA）

环孢霉素 A 是强力 T 细胞激活免疫抑制药，间接影响抗体生成。用药两年可延迟完全致残时间。剂量应在 2.5mg/（kg·d）之内，>5mg/（kg·d）易发生肾中毒，须监测血清肌酐水平（<13mg/L），为减少毒性可分 2~3 次口服。84%的患者出现肾脏毒性，高血压常见。

（三）对症治疗

病变原发性症状、并发症及功能障碍导致精神和躯体症状可使患者陷入极端痛苦，影响正常休息和恢复。处理 MS 这种慢性致残性疾病时，医生对患者的同情心非常重要，要耐心向患者提供有关日常生活、婚姻、妊娠、用药和预防接种等方面建议，解释他们所患疾病性质和症状，应始终强调疾病的乐观方面。患者期望对病情和预后有一个坦诚的评价，许多患者认为预后不确定要比实际上病残还糟糕。

①规定足够的卧床休息期和康复期，保证病情最大限度地恢复，防止过度疲劳和感染，使用康复措施如牵拉带、轮椅、坡路行走、升降器，手控电瓶车等来推迟疾病的卧床期。卧床患者可使用压力转换床垫、硅树脂凝胶垫等预防压疮。

②疲劳是 MS 患者常见主诉，常与急性发作有关，盐酸金刚烷胺（早晨和中午各 100mg）或苯异妥英（早晨 25~75mg）可在一定程度上缓解症状。

③膀胱、直肠功能障碍是治疗中的严重问题，氯化氨基甲酰甲基胆碱有助于缓解尿潴留。监测残余尿量可预防感染，尿量达 100mL 通常可被较好耐受。尿急或尿频（痉挛性膀胱）较常见，溴丙胺太林（普鲁本辛）或盐酸奥昔布宁可使逼尿肌松弛，最好间断用药。尿潴留患者宜采取间断插导尿管方法，患者自行插管，并可减少尿路感染危险性。严重便秘可间断灌肠，肠管训练法也可能有效。

④严重痉挛性截瘫和大腿痛性屈肌痉挛：氯苯氨丁酸鞘内注射可能有效，可安置微型泵及内置导管；痉挛程度较轻患者口服即可有效。背侧脊神经前根切断术、脊髓切开术和闭孔神经碾压术等外科方法可使症状长期缓解。

⑤震颤：由肢体轻微运动引发的严重震颤，单侧性可采用丘脑腹外侧核切开术治疗。该型严重姿势性震颤可用异烟肼治疗，300mg/d 口服，每周增加 300mg，直至 1200mg/d。每日并用吡哆醇 100mg。少数用卡马西平或氯硝西泮有效。

第三节 弥漫性硬化

一、概述

弥漫性硬化又称弥漫性轴周性脑炎。该病是一种发生于广泛脑白质的亚急性或慢性脱髓鞘疾病。好发于儿童。脱髓鞘病变虽弥漫，但常不对称。多认为本病是发生于幼年期的多发性硬化变异型。

二、病理

脑白质病变可累及大脑白质的任何部位，但大脑半球两侧病变常不对称，以一侧枕叶为主，其次为颞叶，病灶之间界限分明。视神经、脑干和脊髓也可发现与 MS 相似的病灶，早期可见病灶内血管周围淋巴细胞浸润和巨噬细胞反应，晚期胶质细胞增生、囊变，也可见组织坏死和空洞形成，可累及 JK 体，呈明显融合倾向。

三、临床表现

弥漫性硬化多在幼儿或青少年期呈慢性或亚急性起病，男性较女性多见。临床表现为亚急性重型脑病，病程呈进行性发展，停顿或改善极为罕见，无复发缓解的倾向。常以视力障碍为首发症状，早期可出现视野缺损、同向性偏盲及皮质盲等表现。继之出现精神、智能障碍和癫痫发作，晚期可出现四肢瘫、假性球麻痹、共济失调、锥体束征、眼肌麻痹或核间性眼肌麻痹、眼球震颤、面瘫、视乳头水肿、失语和大小便障碍等。本病平均病程 6.2 年，病程 1 年以内者占 40%，死因多为肺部感染。

四、辅助检查

CSF 检查细胞数正常或轻度增高，可达 $50\times10^6/L$，蛋白正常或轻度增高，50%~60% 患者 IgG 含量增高，一般不出现寡克隆带。

EEG 可见高波幅慢波占优势的非特异性改变。可见枕、颞区慢波、棘波及棘-慢复合波。VEP 多有异常，且与患者的视野及主观视敏度缺陷一致，提示视神经受损。

CT 可显示脑白质大片状低密度区，以枕、顶和 V 区为主，累及一侧或两侧半球，但常不对称，以一侧为主，MRI 可见脑白质区域长 T_1 低信号、长 T_2 高信号的弥漫性病灶。

五、诊断

应根据病史、病程及特征性临床表现，如儿童期起病的进行性视力障碍、智能和精神衰退伴锥体束征，神经影像学上以单侧枕叶为主同时累及大脑半球其他部位的广泛脱髓鞘病变，并结合 CSF、EEG 等辅助检查综合判定，应考虑本病。

六、治疗

本病目前尚无有效的治疗方法，主要采取对症及支持疗法，加强护理。有资料显示，应用肾上腺皮质激素和免疫抑制剂如环磷酰胺对病情的改善作用不大。

第四节　同心圆性硬化

一、概述

同心圆性硬化具有大脑白质特异性环状脱髓鞘病变，病理改变与 MRI 改变均与多发性硬化相似，认为是 MS 的变异型。

二、病理

Balo 描述本病的病理特点是病灶区脑白质内脱髓鞘带与正常髓鞘保留区形成整齐相间的同心圆形分层排列，状如树木的年轮，故名 Balo 同心圆性硬化。除脱髓鞘和胶质增生，还可见血管周围，特别是小静脉周围淋巴细胞“套袖”样浸润。

Balo 病是否为一个独立疾病，长期以来存有争议。由于本病的病理改变、病变分布及临床特点均与 MS 和弥漫性硬化相似，Balo 曾认为本病为急性 MS 或 Schilder 弥漫性硬化的变异型。研究发现，在一例急性进展性 MS 患者的病理标本中可见典型 MS 均质性脱髓鞘与同心圆性病灶并存。

三、临床表现

①青壮年期（20~50 岁）发病多见，无明显性别差异，临床病程无特异性，典型临床表现是亚急性（数周至数月）进行性起病的脑病，脑干、运动、感觉或膀胱直肠功能障碍，临床病程可为单相病程，病程较短，进展迅速，但也可发展成临床典型的 MS。

②多数患者以明显精神障碍为首发症状，如沉默寡言、淡漠、反应迟钝、发呆、无故

发笑、言语错乱和重复语言等；以后相继出现大脑弥漫性多灶性损害症状和体征，如头痛、偏瘫、失语、眼外肌麻痹、眼球浮动和假性球麻痹等。神经系统检查可见轻偏瘫、肌张力增高、腱反射亢进和病理反射等。

四、辅助检查

（一）脑脊液检查

压力多正常，脑脊液细胞数正常或轻度增高，蛋白含量可增高，部分病例脑脊液寡克隆区带和 IgG 指数增高。

（二）神经影像学检查

①CT 检查：可见双侧半球多发局限性低密度病灶，无明显占位效应，无增强效应。

②MRI 检查：可显示同心圆性病变如洋葱头样明暗相间的条纹，与病理所见非常相似。特征性表现是 T_1WI 显示额叶、顶叶、枕叶、颞叶白质区洋葱头样或树木年轮样黑白相间的类圆形病灶，直径 1.5～3cm，髓鞘脱失区为低信号环，大致正常髓鞘区为高信号环，二者黑白相间，层次分明，共 3～5 个相间环。有的病例大脑白质其他区域和脑桥基底部也可见数个小类圆形 T_1WI 低信号病灶，与 MS 相似。T_2WI 显示高信号大的类圆形病灶，直径较 T_1WI 略大，分不清黑白相间环带，大脑白质或脑桥可见数个小类圆形 T_2WI 高信号灶，颇似 MS 硬化斑，直径 3～10mm，数目多于 T_2WI，注射 Gd-DTPA 后洋葱头样结构可显示更加分明。

③脑立体定向活组织检查可为本病诊断提供重要病理学证据。

五、诊断

同心圆性硬化临床确诊须依靠活检或尸检的病理组织学证实，多数病例生前难以确诊。Balo 病诊断标准如下：

（一）必备标准

①急性起病的进行性大脑严重病损症状。②MRI 显示大脑白质急性期煎蛋样病变，以及亚急性期同心圆层状病变。

（二）参考标准

①青年期（20~40 岁）发病。②脑脊液压力增高。③CT 及 MRI 显示大脑白质局限性病灶。

近年来认为，Balo 病临床症状严重程度并非诊断关键，MRI 显示典型改变才是重要诊断标准。

六、治疗

基本原则与多发性硬化或弥漫性硬化相同。主要应用肾上腺皮质激素治疗，通常数月后病情可获缓解，此时不仅 T1W 和质子密度加权像显示典型的洋葱头样明暗相间环，T2W 也可显示同心圆样条纹，说明炎性水肿已经消退，血脑屏障功能已经恢复。

也有学者报告甲泼尼龙冲击疗法具有见效较快、疗程短、并发症较少等优点。

第五节　急性播散性脑脊髓炎

一、概述

急性播散性脑脊髓炎（acute disseminated encephalomyelitis，ADEM）是广泛累及脑和脊髓白质的急性炎症性脱髓鞘疾病，又称感染后、出疹后或疫苗接种后脑脊髓炎。

急性坏死性出血性脑脊髓炎（acute necrotizing hemorrhagic encephalomyelitis）又称急性出血性白质脑炎（AHL），是急性播散性脑脊髓炎的暴发型。起病急骤，病情凶险，病死率高。表现为高热、痫性发作、意识模糊、烦躁不安、偏瘫或四肢瘫及进行性加深的昏迷；脑脊液（CSF）压力增高、细胞数增多，EEG 弥漫性慢活动，CT 显示大脑、脑干和小脑白质不规则低密度区。

二、病理

散布于脑和脊髓的小和中等静脉周围的脱髓鞘病灶，病灶从 0.1mm 到数毫米（融合时）不等，脱髓鞘区可见小神经胶质细胞，伴炎症性反应，淋巴细胞形成血管袖套；常见多灶性脑膜浸润，程度多不严重。

三、临床表现

（一）感染或疫苗接种

多数在感染或接种疫苗后 1~2 周急性起病，多散发，四季均可发病，多数为儿童和青壮年，病情较重，有些病例病情险恶。脑脊髓炎常出现于皮疹后 2~4d，常是疹斑正在消退、症状改善时突然出现高热、抽搐、昏睡和深昏迷等。

（二）临床分型

①脑实质损害（脑炎型）：首发症状头痛、发热及意识模糊，重者昏迷和去大脑强直发作，可有痫性发作。

②脑膜受累时（脑膜炎型）：头痛、恶心、呕吐和脑膜刺激征等。

③脊髓炎型：部分或完全性截瘫或四肢瘫，上升性麻痹，腱反射减弱或消失，传导束型感觉缺失或下肢感觉障碍、病理征和尿潴留等。

四、实验室检查

①白细胞增多，红细胞沉降率加快。

②脑脊液压力正常或增高，CSF-MNC 增多，蛋白轻度至中度增高，以 IgG 增高为主，可发现寡克隆带。

③EEG 常见 θ 和 δ 波，或棘波和棘慢综合波。

④头颅 CT 显示白质内弥散性多灶性大片状或斑片状低密度区，急性期有明显的增强效应；MRI 示脑和脊髓白质内散在多发的长 T1、长 T2 信号病灶。

五、诊断

①发生于感染或接种疫苗后急性起病的脑实质弥漫性损害、脑膜受累及脊髓炎症状。

②CSF-MNC 增多，EEG 广泛性中度以上异常，CT 和 MRI 发现脑和脊髓内多发散在病灶。

六、治疗

急性期使用大剂量皮质类固醇冲击疗法，对皮质类固醇疗效不佳者可考虑用血浆交换或静脉注射免疫球蛋白。

第六章　周围神经疾病

第一节　概述

一、病因

（一）单一神经局限

单一神经局限的损害最常见的原因是外伤。剧烈的肌肉活动或关节用力过度牵伸可引起局灶性神经病变，反复的小的损伤（例如，经常紧握一些小的工具，或空气锤过度的振动冲击）同样也能产生局灶性神经病变。压迫性或卡陷性瘫痪通常影响浅表的神经（如尺神经、桡神经、腓骨神经），发生在骨质隆突处（例如，瘦弱或恶液质的人，酗酒者熟睡时，在麻醉过程中），或发生在狭窄的管道内（例如腕管综合征）。压迫性瘫痪也可以由肿瘤、骨质增生、石膏固定、拐杖或长时间处于拘谨的姿势中（例如从事园艺劳动）等因素所引起。神经内出血，受寒或受放射线照射都能引起神经病变。直接的肿瘤侵犯也可产生单一周围神经病变。

（二）多发的单一神经病变

多发的单一神经病变通常都是继发于胶原-血管性疾病（例如结节性多动脉炎、系统性红斑狼疮、干燥综合征、类风湿性关节炎）、肉样瘤病、代谢性疾病（如糖尿病、淀粉样蛋白变性病），或感染性疾病（如莱姆病、艾滋病）。微生物可直接侵入神经引起多发的单一神经病变（如麻风）。

（三）急性发热性疾病

急性发热性疾病引起的多发性神经病变可能是由毒素所造成（例如白喉），或由自体免疫反应引起（例如吉兰-巴雷综合征）；有时候发生在免疫接种后的多发性神经病变也可能是自体免疫性的。

（四）有毒物质引起多发性神经病变

有毒物质一般引起多发性神经病变，但有时也可引起单一神经病变。它们包括依米丁、环己巴比妥、巴比妥、三氯叔丁醇、磺胺类、苯妥英钠、呋喃妥因、长春碱类、重金属类、一氧化碳、磷酸三邻甲苯酯、磷二硝基酚、许多溶剂、其他工业有毒物质以及某些治疗艾滋病的药物（如扎西他滨、地达诺新）。

（五）营养缺乏与代谢性疾病

营养缺乏与代谢性疾病可引起多发性神经病变。B 族维生素缺乏是常见的病因（例如见于酒精中毒、脚气病、恶性贫血、异烟肼引起的维生素 B_6缺乏、吸收不良综合征以及妊娠呕吐）。多发性神经病变也可见于甲状腺功能减退、卟啉病、肉样瘤病、淀粉样变性与尿毒症。糖尿病可以引起感觉运动性远端型多发性神经病变（最为常见），多发的单一神经病变以及局灶性单一神经病变（例如累及动眼神经或展神经）。

（六）隐形肿瘤

恶性肿瘤引起的多发性神经病变可能是继发于单克隆 γ-球蛋白病（多发性骨髓瘤、淋巴瘤），或淀粉样蛋白侵入神经，或营养缺乏，或是作为副癌综合征的表现。

（七）特殊的单一神经病变

特殊的单一神经病变。单独的或多发的单一神经病变其特征是受损神经支配区域内的疼痛、无力与感觉异常。多发的单一神经病变是不对称的，各神经的损害可以同时出现，或相继发生。如果许多神经被广泛累及，可拟似多发性神经病变。

①尺神经瘫痪往往是由肘部尺神经沟内的尺神经受到外伤所引起，例如反复用肘部做支撑，或儿童时代肘部骨折以后出现不对称的骨质生长（迟发性尺神经麻痹），尺神经也可以在肘管内受到压迫。小指与无名指的尺侧有感觉异常和感觉缺失；拇指内收肌、小指外展肌以及骨间肌群出现无力与肌萎缩。严重的、慢性的尺神经瘫痪可产生爪形手畸形。神经传导速度的测定可帮助病变部位的确定。在考虑手术修补之前应先采取保守治疗。

②腕管综合征是由于正中神经在腕部掌侧遭受压迫所致，在该处正中神经是处于腕浅横韧带与前臂一些屈腕肌的纵行肌腱之间。可为一侧性或双侧性。正中神经在这个部位的受压产生手的桡侧掌面感觉异常，以及腕部与手掌的疼痛；有时候疼痛可向受压部位的近端扩展，出现在前臂与肩部。疼痛在晚间更为剧烈。继而可以出现拇指、示指与中指掌面的感觉缺失；拇指外展肌与对掌肌出现无力与肌肉萎缩。本综合征必须与颈神经根病变中

颈 6 神经根受压做出鉴别。

③腓神经瘫痪通常是由于神经被压向腓骨颈的外侧所造成。最常见于消瘦的卧床不起的患者，以及习惯性喜欢交叉搁腿的瘦型者，出现足部背屈与外翻的无力（足下垂）。偶尔，在小腿前外侧以及足背，或第 1 与第 2 趾骨间足背侧有感觉缺失。对压迫性神经病变的治疗是保守治疗（例如避免交叉搁腿）。对不完全的神经病变可进行临床随访，通常都会有自发的改善。如无恢复，有适应证进行手术探查。

④桡神经瘫痪（“周六晚间的瘫痪”）是由于横神经被压向肱骨所造成，例如在（周末）酒醉后或熟睡中，上臂搭在椅背上或床架上所引起。症状包括手腕与手指伸肌的无力（腕下垂），以及偶见的第 1 背侧骨间肌背面的感觉缺失。治疗与压迫性腓神经瘫痪相似。

（八）特殊的多发性神经病变

特殊的多发性神经病变。相对比较对称，往往同时影响到感觉、运动与血管运动纤维。它们可以影响轴索或髓鞘，可为急性（如吉兰-巴雷综合征）或为慢性（如见于尿毒症）。

①代谢性疾病（如糖尿病）或肾衰竭引起的多发性神经病变发展缓慢，往往经时数月或数年。时常以下肢的感觉障碍作为发病症状，往往肢体远端的症状比近端更为严重。末梢部位的刺痛、麻木、烧灼痛或关节本体觉与振动觉的缺失往往很显著。疼痛常在晚间最为剧烈，触摸受损区域皮肤或温度的变化都能使疼痛加重。在病情严重的病例中，可查到客观的感觉缺失，典型的形式是手套-袜子形的分布。跟腱反射及其他腱反射减弱或消失。当感觉丧失达到严重的程度时，可发生足趾无痛性溃疡或 Charcot 关节。感觉或本体觉的障碍可导致步态异常。运动神经被累及时可发生远端肌肉的无力与萎缩。在感觉与运动障碍之外还可附加有自主神经系统的损害，后者也可选择性地受到损害，导致晚间的腹泻、大小便失禁、阳痿或直立性低血压。血管运动症状变动不定。皮肤可较正常苍白且干燥，有时呈黝黑变色；可有过度出汗。在严重与持久的病例中，常见营养性变化〔皮肤平滑发亮，指（趾）甲有凹痕或嵴突，骨质疏松〕。

②营养不良性多发性神经病变常见于酗酒者与营养不足的病例。原发的轴索病变可导致继发的脱髓鞘变化与轴索破坏，发生在最长与最粗大的神经中。病因究竟是维生素 B 缺乏或是其他维生素（如维生素 B_6、泛酸或叶酸）缺乏，目前还不清楚。维生素 B_6 的缺乏通常只发生在因结核病而服用异烟肼的病例中；缺乏维生素 B_6 或对维生素 B_6 有依赖性的婴儿可能出现惊厥发作。肢体远端的肌肉萎缩与对称性无力通常发展较慢，但也可有快速的进展，有时伴有感觉丧失，感觉异常与疼痛。小腿或足部钝痛、痉挛痛、寒冷感、烧灼感以及麻木症状可以因外界的触碰而加重。在病因学不明的情况下可以给予多种维生素，但无确实的疗效。

③少见的，有一种纯粹是感觉性的多发性神经病变，以周围末梢部位的疼痛与感觉异常作为开始症状，逐步向近端与躯干扩展，最后是所有各种感觉都丧失。这种多发性神经病变可见于癌肿（特别是支气管癌）的远隔作用，过量服用维生素 B_6（>0.5g/d），淀粉样变性，甲状腺功能不足，骨髓瘤与尿毒症。维生素 B_6 诱发的神经病变在停用维生素 B_6 后能有缓解。

二、诊断

①在采集病史或进行体格检查的过程中有可能发现一些全身性疾病的线索，包括皮疹、皮肤溃疡、雷诺现象、体重减轻、发热、淋巴结肿大与肿块。

②全血计数可能发现恶性贫血的巨幼红细胞或铅中毒的点彩红细胞。肝功能异常与碱性磷酸酶异常提示可能存在恶性病变。血肌酐测定可能提示肾衰竭；血糖测定可揭露糖尿病。应检查尿中有无卟啉原、卟吩胆色素原和重金属。异常的血清蛋白与免疫电泳结果有助于支持多发性骨髓瘤或单克隆、球蛋白病引起的周围神经病变的诊断。在适当的情况下，应做冷球蛋白与各种补体结合试验。应做甲状腺功能测定，特别对腕管综合征病例。

③肌电图与神经传导速度测定有助于证实周围神经病变，确定具体受损的神经，判断受损纤维的主要类型（感觉或运动），以及病理性质是属于轴索病变或脱髓鞘变化。脱髓鞘变化引起神经传导速度的减慢，远端潜伏期的延长，F 波有可能记录到局灶性脱髓鞘性传导阻滞。轴索病变则引起肌电图上的自发活动，诱发电位幅度降低，而神经传导速度相对保持正常。在腕管综合征中，可发现正中神经在经过腕横韧带的部位上神经传导速度减慢，至拇指外展短肌的潜伏期延长或传导被完全阻滞。远端的感觉潜伏期也有相似的延长。肌肉活检有时可提供特异性诊断（例如旋毛虫病、肉样瘤病、多动脉炎）。在罕见情况下有进行腓肠神经活检的指征。

三、预后和治疗

对全身性疾病（例如糖尿病、肾衰竭、多发性骨髓瘤、肿瘤）进行对因治疗可能阻止周围神经病变的进展并改善其症状，但恢复缓慢。外伤性病变导致神经完全切断者须进行手术重接。卡陷性神经病变可能需要肾上腺皮质激素局部注射或手术减压。理疗与夹板的应用可防止或减轻肌肉挛缩。

第二节　脑神经疾病

一、嗅神经损害

（一）病因

主要为传导嗅觉纤维被阻断所致。嗅神经很短，至今尚无原发性嗅神经病的报告，常与其他脑神经疾病合并存在或继发于其他疾病，主要症状为嗅觉障碍。常见的致病原因为颅内血肿、颅前窝、鞍区与鞍旁肿瘤、外伤、颅内压增高症与脑积水、老年性嗅神经萎缩、各种中毒及感染等。

（二）临床表现

嗅神经损害的主要表现为嗅觉减退、缺失、嗅幻觉与嗅觉过敏等。

（三）辅助检查

头颅 MRI 可检查出占位病变。

（四）诊断

1. 颅底肿瘤

以嗅沟脑膜瘤最为常见，患者常有慢性头痛与精神障碍。因嗅神经受压产生一侧或两侧嗅觉丧失。随着肿瘤的生长产生颅内高压症状，颅脑 CT 常能明确诊断。

2. 某些伴有痴呆的中枢神经病（早老性痴呆、柯萨可夫精神病、遗传性舞蹈病等）

常见于中老年患者，有嗅神经萎缩引起双侧嗅觉减退，有阳性家族史。颅脑 CT、MRI 常见脑萎缩等。

3. 颅脑损伤

颅前窝骨折及额叶底面的脑挫裂伤及血肿可引起嗅神经的撕裂与压迫，而引起嗅觉丧失，根据明确的外伤史、头颅 X 线、CT 等可明确诊断。

4. 颞叶癫痫

颞叶癫痫临床表现多种多样，钩回发作时表现嗅幻觉及梦样状态，患者可嗅到一种不愉快的难闻气味，如腐烂食品、尸体、烧焦物品、化学品的气味，脑电图检查可见颞叶局灶性异常波。

（五）治疗

主要是针对原发病治疗。

二、视神经损害

（一）病因

引起视神经损害的病因甚多，常见的病因有外伤、缺血、中毒、脱髓鞘、肿瘤压迫、炎症、代谢、梅毒等。其共同的发病机制是引起视神经传导功能障碍。

（二）临床表现

1. 视力障碍

为最常见最主要的临床表现，初期常有眶后部疼痛与胀感、视物模糊，继之症状加重，表现为视力明显降低或丧失。

2. 视野缺损分类

①双颞侧偏盲，如为肿瘤压迫所致两侧神经传导至鼻侧视网膜视觉的纤维受累时，不能接受双侧光刺激而出现双颞侧偏盲。肿瘤逐渐长大时，因一侧受压重而失去视觉功能则一侧全盲，另一侧为颞侧偏盲，最后两侧均呈全盲。②同向偏盲。视束或外侧膝状体以后通路的损害，可产生一侧鼻侧与另一侧颞侧视野缺损，称为同向偏盲。视束与中枢出现的偏盲不同，前者伴有对光反射消失，后者光反射存在；前者偏盲完整，而后者多不完整呈象限性偏盲；前者患者主观感觉症状较后者显著，后者多无自觉症状；后者视野中心视力存在，呈黄斑回避现象。

（三）辅助检查

①对于视盘水肿行头颅 CT、X 线、MRI、MRA、DSA 等可查找病因。

②视野检查。

③视觉诱发电位。

（四）诊断及鉴别诊断

有视力减退、视野缺损者诊断不难，但应明确病因。

1. 视力减退或丧失

①颅脑损伤：当颅底骨折经过蝶骨骨突或骨折片损伤颈内动脉时，可产生颈内动脉-海绵窦瘘，表现为头部或眶部连续性杂音，搏动性眼球突出，眼球运动受限和视力进行性减退等。根据有明确的外伤史，X 线片有颅底骨折及脑血管造影检查临床诊断不难。

②视神经脊髓炎：病前几天至两周可有上呼吸道感染史。可首先从眼部症状或脊髓症状开始，亦可两者同时发生，通常一眼首先受累，几小时至几周后，另一眼亦发病。视力减退一般发展很快，有中心暗点，偶尔发展为完全失明。眼的病变可以是视神经盘炎或球后视神经炎，如系前者会出现视盘水肿，如系后者则视盘正常。

脊髓炎症状出现在眼部症状之后，首先多为背痛或肩痛，放射至上臂或胸部，随即出现下肢和腹部感觉异常，进行性下肢无力和尿潴留。最初虽然腱反射减弱，但跖反射仍为双侧伸性。感觉丧失异常上或至中胸段。周围血白细胞增多，红细胞沉降率轻度增快。

③多发性硬化：多在 20~40 岁发病，临床表现多种多样，可以视力减退为首发，表现为单眼（有时双眼）视力减退。眼底检查可见视神经盘炎改变。小脑征、锥体束征和后索功能损害常见。深反射亢进、浅反射消失以及跖反射伸性。共济失调、构音障碍和意向性震颤三者同时出现时，即为夏科（Charcot）三联征。本病病程典型者缓解与复发交替发生。诱发电位、CT 或 MRI 可发现一些尚无临床表现的脱髓鞘病灶，脑脊液免疫球蛋白增高，蛋白质定量正常上限或稍高。

④视神经炎：可分为视盘炎与球后视神经炎两种。主要表现急速视力减退或失明，眼球疼痛，视野中出现中心暗点，生理盲点扩大，瞳孔扩大，直接光反射消失，感光反应存在，多为单侧。视盘炎具有视盘改变，其边缘不清、色红、静脉充盈或迂曲，可有小片出血，视盘隆起显著。视盘炎极似视盘水肿，前者具有早期迅速视力减退、畏光、眼球疼痛、中心暗点及视盘高起小于屈光度等特点，易与后者鉴别。

⑤视神经萎缩：分为原发性与继发性。主要症状为视力减退，视盘颜色变苍白与瞳孔对光反射消失。原发性视神经萎缩为视神经、视交叉或视束因肿瘤、炎症、损伤、中毒、血管疾病等原因而阻断视觉传导所致。继发性视神经萎缩为视盘水肿、视盘炎与球后视神经炎造成。

⑥急性缺血性视神经病：是指视神经梗死所致的视力丧失，起病突然，视力减退常立即达到高峰。视力减退的程度决定于梗死的分布。眼底检查可有视盘水肿和视盘周围线状出血。常继发于红细胞增多症、偏头痛、胃肠道大出血后、脑动脉炎及糖尿病，更多的是高血压和动脉硬化。根据原发疾病及急剧视力减退临床诊断较易。

⑦慢性酒精中毒：视力减退呈亚急性，同时伴有酒精中毒症状，如言语不清、步态不

稳及共济运动障碍，严重时可出现酒精中毒性精神障碍。

⑧颅内肿瘤（见视野缺损）。

2. 视野缺损

（1）双颞侧偏盲

①脑垂体瘤，早期垂体瘤常无视力视野障碍。如肿瘤长大，向上伸展压迫视交叉，则出现视野缺损，外上象限首先受影响，红视野最先表现出来。此时患者在路上行走时易碰撞路边行人或障碍物。以后病变增大、压迫较重，则白视野也受影响，渐至双颞侧偏盲。如果未及时治疗，视野缺损可再扩大，并且视力也有减退，以至全盲。垂体瘤除有视力视野改变外，最常见的为内分泌症状，如生长激素细胞发生腺瘤，临床表现为肢端肥大症，如果发生在青春期前，可呈巨人症。如催乳素细胞发生腺瘤，在女性患者可出现闭经、泌乳、不孕等。垂体瘤患者 X 线片多有蝶鞍扩大、鞍底破坏、头颅 CT 和 MRI 可见肿瘤生长，内分泌检查各种激素增高。

②颅咽管瘤，主要表现为儿童期生长发育迟缓、颅内压增高。当压迫视神经时出现视力视野障碍。由于肿瘤生长方向常不规律，压迫两侧视神经程度不同，故两侧视力减退程度多不相同。视野改变亦不一致，半数表现为双颞侧偏盲，早期肿瘤向上压迫视交叉可表现为双颞上象限盲。肿瘤发生于鞍上向下压迫者可表现为双颞下象限盲。肿瘤偏一侧者可表现为单眼颞侧偏盲。依据颅骨平片有颅内钙化，CT、MRI 检查，内分泌功能测定，临床多能明确诊断。

③鞍结节脑膜瘤，临床表现以视力减退与头痛较常见。视力障碍呈慢性进展。最先出现一侧视力下降或两侧不对称性视力下降，同时出现一侧或两颞侧视野缺损，之后发展为双颞侧偏盲，最后可致失明。眼底有原发性视神经萎缩的征象。晚期病例引起颅内压增高症状。CT 扫描，鞍结节脑膜瘤的典型征象是在鞍上区显示造影剂增强的团块影像，密度均匀一致。

（2）同向偏盲

视束及视放射的损害可引起两眼对侧视野的同向偏盲。多见于内囊区梗死及出血，出现对侧同向偏盲，偏身感觉障碍，额叶、顶叶肿瘤向内侧压迫视束及视放射而引起对侧同向偏盲。上述疾病多能根据临床表现及头颅 CT 检查明确诊断。

（五）治疗

应针对病因治疗，对于肿瘤、血管瘤、血管性病变可给予相应手术或伽马刀治疗；对于视神经炎急性期以促进炎症消退、抢救视力为主，可选用甲泼尼龙 500mg 加于 5%或

10%葡萄糖液每日静脉滴注1次，共用3~5d，后继以泼尼松10~20mg，口服，1次/d，另外辅以维生素B_1、维生素B_{12}肌内注射，1次/d。

三、动眼神经、滑车神经、外展神经损害

（一）病因

常见的病因：动眼、滑车与外展神经本身炎症，急性感染性多发性神经炎，继发于头面部急、慢性炎症而引起海绵窦血栓形成，眶上裂与眶尖综合征，颅内动脉瘤，颅内肿瘤，结核、真菌、梅毒与化脓性炎症引起的颅底脑膜炎，头部外伤，脑动脉硬化性血管病，糖尿病性眼肌麻痹等。

（二）病理

由于病因不同，其发病机制亦不同，如肿瘤的直接压迫所致，原发性炎症时，动眼、滑车与外展神经纤维呈脱髓鞘改变等。

（三）临床表现

1. 动眼神经麻痹

表现为上睑下垂，眼球外斜，向上外、上内、下内、同侧方向运动障碍，瞳孔散大，对光反应及调节反应消失，头向健侧歪斜。完全性瘫痪多为周围性，而不完全性多为核性。

2. 滑车神经麻痹

表现为眼球不能向下外方向运动，伴有复视，下楼时复视明显，致使下楼动作十分困难。头呈特殊位，呈下颏向下头面向健侧的姿势。单独滑车神经损害少见。

3. 外展神经麻痹

表现为眼内斜视，不能外展，并有复视。

4. 动眼神经、滑车神经、外展神经合并麻痹

完全性眼肌麻痹，眼球完全不能运动，眼球固定，各方向运动不能，眼睑下垂，瞳孔扩大，对光反射和调节反射消失。

（四）诊断及鉴别诊断

1. 动眼神经麻痹

（1）核性及束性麻痹

因动眼神经核在中脑占据的范围较大，故核性损害多引起不全麻痹，且多为两侧性，可见有神经梅毒及白喉等。束性损害多引起一侧动眼神经麻痹，表现为同侧瞳孔扩大，调节功能丧失及睑下垂，眼球被外直肌及上斜肌拉向外侧并稍向下方。

①脑干肿瘤：临床表现为出现交叉性麻痹，即病变节段同侧的核及核下性脑神经损害及节段下对侧的锥体束征。脑神经症状因病变节段水平和范围不同而异。如中脑病变多表现为病变侧动眼神经麻痹，脑桥病变可表现为病变侧眼球外展及面神经麻痹，同侧面部感觉障碍以及听觉障碍。延髓病变可出现病变侧舌肌麻痹、咽喉麻痹、舌后 1/3 味觉消失等。脑干诱发电位、CT、MRI 可明确诊断。

②脑干损伤：多有明确的外伤史，伤后长时间昏迷，且有眼球运动障碍等，诊断不难。

③颅底骨折：颅脑外伤后可损伤颈内动脉，产生颈内动脉海绵窦瘘，出现眼球运动受限和视力减退，同时听诊可有头部或眶部连续性杂音，搏动性眼球突出。

（2）周围性麻痹

①颅底动脉瘤，动眼神经麻痹单独出现时，常见于颅底动脉瘤而罕见于其他肿瘤。本病多见于青壮年，多有慢性头痛及蛛网膜下隙出血病史，亦可以单独的动眼神经麻痹出现。脑血管造影多能明确诊断。

②颅内占位性病变，在颅脑损伤颅内压增高及脑肿瘤晚期，一般皆表明已发生小脑幕切迹疝。表现为病侧瞳孔扩大及光反应消失，对侧肢体可出现瘫痪，继之对侧瞳孔也出现扩大，同时伴有意识障碍。根据病史及头颅 CT 检查多能明确诊断。

③海绵窦血栓形成及窦内动脉瘤，可表现为海绵窦综合征，除动眼神经瘫痪外，还有三叉神经第一支损害，眶内软组织，上下眼睑、球结膜、额部头皮及鼻根部充血水肿，眼球突出或视盘水肿，炎症所致者常伴有全身感染症状，结合眶部 X 线片、腰椎穿刺及血常规检查可明确诊断。

④眶上裂与眶尖综合征，前者具有动眼神经、滑车神经、外展神经与三叉神经第一支功能障碍，后者除此三对脑神经损害外，常伴有视力障碍，结合眶部视神经孔 X 线片，血液化验、眶部 CT 等多能明确诊断。

⑤脑膜炎，脑膜炎引起的动眼神经损害多为双侧性，且多与滑车神经、外展神经同时

受累。脑脊液检查细胞数、蛋白定量增高。

2. 滑车神经麻痹

滑车神经麻痹很少单独出现，多与其他两对脑神经同时受累。滑车神经麻痹时，如不进行复视检查则不易识别。其鉴别诊断参见动眼神经麻痹。

3. 外展神经麻痹

①脑桥出血及肿瘤：因与面神经在脑桥中关系密切，这两个神经的核性或束性麻痹常同时存在，表现为病侧外展神经及面神经的麻痹和对侧偏瘫，称为 Millard-Gubler 征群。起病常较突然并迅速昏迷，双瞳孔针尖样改变。根据临床表现结合 CT、MRI 检查诊断不难。

②岩尖综合征：急性中耳炎的岩骨尖部局限性炎症及岩骨尖脑膜瘤可引起外展神经麻痹，并伴有听力减退及三叉神经分布区的疼痛，称为 Gradenigo 征群；X 线摄片可发现该处骨质破坏或炎症性改变。结合病史及 CT 检查可确立诊断。

③鼻咽癌外展神经在颅底前部被侵犯的原因以鼻咽癌最多见，其次为海绵窦内动脉瘤及眶上裂区肿瘤。中年患者出现单独的外展神经麻痹或同时有海绵窦征群的其他表现时，应首先考虑鼻咽癌，常伴有鼻出血、鼻塞，可出现颈部淋巴结肿大，行鼻咽部检查、活检、颅底 X 线检查可确诊。

（五）治疗

应针对病因治疗。对于复视，可将病眼遮盖，或用三棱镜暂时纠正。如有面部疖、痈、眼眶脓肿、扁桃体脓肿等时应足量使用抗生素并及时手术引流。对于病毒引起或不明原因所致神经炎可合并使用抗生素、激素及 B 族维生素治疗。糖尿病引起眼肌麻痹，应积极控制糖尿病。

四、面神经炎（Bell 麻痹）

（一）病因

1. 内在因素

面神经管是一狭长的骨性管道，当岩骨发育异常，面神经管可能更为狭窄。

2. 外在原因

尚未明了。可能因面部受冷风吹袭，面神经的营养微血管痉挛，引起局部组织缺血、缺氧所致。也有人认为与病毒感染有关，但一直未分离出病毒。近年来也有认为可能是一种免疫反应。膝状神经节综合征则系带状疱疹病毒感染，使膝状神经节及面神经发生炎症所致。

（二）病理

面神经管内面神经及神经鞘水肿和脱髓鞘，严重时有轴突变性。

（三）临床表现

①可见于任何年龄，但好发于20~50岁，以男性较多。多为单侧，双侧者甚少。好发于寒冷季节，通常急性起病。

②主要表现为一侧表情肌瘫痪，如病变部位在茎乳孔内鼓索神经近端可伴有舌前2/3味觉减退或消失；镫骨肌支以上部位受累时，因镫骨肌瘫痪，同时还可出现同侧听觉过敏。膝状神经节受累时除面瘫、味觉障碍和听觉过敏外，还有同侧唾液、泪腺分泌障碍，耳内及耳后疼痛，外耳道及耳部部位带状疱疹，称膝状神经节综合征。

③病侧额纹消失，眼睑闭合无力或闭合不全，瞬目减少，鼻唇沟变浅，口角下垂，露齿时口角窝向健侧。

（四）诊断及鉴别诊断

根据起病形式和临床特点，诊断多无困难。但须与下述疾病鉴别。

①吉兰-巴雷综合征急性起病，除面瘫外有对称性肢体瘫痪及脑脊液蛋白细胞分离现象。

②颅后窝肿瘤如听神经瘤、神经纤维瘤及侵及颞骨的肿瘤如胆脂瘤、皮样囊肿等起病隐袭，呈进行性发展，有其他脑神经及原发病表现。

③化脓性中耳炎、乳突炎、迷路炎等耳源性疾病根据病史、原发病症状、体征可鉴别。

（五）治疗

早期以改善局部血液循环，消除面神经的炎症和水肿为主。后期以促进神经功能恢复为其主要治疗原则。

1. 激素治疗

泼尼松（20~30mg）或地塞米松（1.5~3.0mg），1次/d，口服，连续7~10d。

2. 改善微循环，减轻水肿

可用706羧甲淀粉或低分子右旋糖酐250~500ml，静脉滴注，1次/d，连续7~10d，亦可加用脱水利尿药。

3. 神经营养代谢药物的应用

维生素 $B_6$50~100mg，维生素 B_{12}1 000μg，胞磷胆碱 250mg，辅酶 Q105~10mg 等，肌内注射 l/d。

4. 理疗

茎乳孔附近超短波透热疗法，红外线照射，直流电碘离子导入，以促进炎症消散。亦可用晶体管脉冲治疗机刺激面神经干，以防止面肌萎缩，减轻瘫痪侧肌受健侧肌的过度牵引。

5. 针刺治疗

取翳风、听会、太阳、地仓、下关、颊车，并配曲池、合谷等穴。

6. 血管扩张药及颈交感神经节阻滞

可选用妥拉唑林 25mg 或烟酸 100mg，口服，3 次/d；或患侧颈星状神经节阻滞，1 次/d，连续 7~10d。

7. 恢复期的其他治疗

除上述治疗外，可口服维生素 B_1、维生素 B_8各 10~20mg，3 次/d；地巴唑 10~20mg，3 次/d。亦可用加兰他敏 2. 5~5mg，肌内注射，1 次/d，以促进神经功能恢复。

8. 保护暴露的角膜

防止发生结膜、角膜炎，可采用眼罩、滴眼药水、涂眼药膏等方法。

9. 手术治疗

早期行面神经管减压术，起病后 1 年或以上仍未恢复者可考虑行神经移植治疗。一般取腓肠神经或邻近的耳大神经，连带血管肌肉，移植至面神经分支，但疗效不肯定。

五、面肌抽搐

（一）病因

可能是面神经通路上某些部位受到病理性刺激的结果，但目前尚难查明其确切的病因，因此亦称为原发性面肌抽搐。大部分患者可能是由于椎-基底动脉的动脉硬化性扩张或动脉瘤压迫，甚至是正常血管变异交叉成微血管襻而压迫面神经，有的是面神经炎后脱髓鞘变性以及脑桥小脑角肿瘤、炎症所致。

（二）临床表现

原发性面肌抽搐患者多数在中年以后起病，女性较多。病起时多为眼轮匝肌间歇性抽搐，逐渐缓慢地扩散至一侧面部的其他面肌，口角肌肉的抽搐最易引起注意，严重者甚至可累及同侧的颈阔肌。抽搐的程度轻重不等，可因疲倦、精神紧张、自主运动而加剧，但不能自行模仿或控制。入睡后抽搐停止，两侧面肌均有抽搐者少见，若有，往往一侧先于另一侧受累，少数患者于抽搐时伴有面部轻度疼痛，个别病例可伴有头痛、病侧耳鸣。神经系统检查除面部肌肉阵发性抽搐外，无其他阳性体征发现。少数病例于病程晚期可伴有患侧面肌轻度瘫痪。根据面肌抽搐的强度、Cohen 和 Albert 的强度分级，将其分为 5 级。0 级：无痉挛。1 级：外部刺激引起瞬目增加。2 级：眼睑、面肌轻微颤动，无功能障碍。3 级：痉挛明显，有轻微功能障碍。4 级：严重痉挛和功能障碍。

（三）诊断

根据本病的临床特点为阵发性，一侧面肌抽搐而无其他神经系统阳性体征，诊断并不困难。可行肌电图、脑电图、头部 MRA 检查或 DSA 检查以进一步明确。

（四）鉴别诊断

1. 继发性面肌抽搐

脑桥小脑角肿瘤或炎症、脑桥肿瘤、脑干脑炎、延髓空洞症、运动神经元疾病、颅脑外伤均可出现面肌抽搐，但往往伴有其他脑神经或长束受损的表现。

2. 癫痫

面肌局限性抽搐亦可能是部分性运动性癫痫，但其抽搐幅度较大，并往往累及同侧颈、上肢甚或偏侧肢体，或出现典型的按大脑皮质运动区顺序扩散的杰克逊（Jacksonian）癫痫发作，脑电图上可见癫痫波发放。仅仅局限于面部肌肉抽搐的癫痫极罕见。

3. 癔症性眼睑痉挛

常见于中年以上女性患者，多系两侧性，仅仅局限于眼睑肌的痉挛，而颜面下部的面肌则并不累及。肌电图与脑电图正常，在抽搐时肌电图上出现的肌收缩波与主动运动时所产生的一样。

4. 习惯性面肌抽搐

常见于儿童及青壮年，为短暂的强迫性面肌运动，常为两侧性。肌电图与脑电图正常，在抽搐时肌电图上出现的肌收缩波与主动运动时产生的一样。

5. 三叉神经痛

原发性面肌抽搐发展至严重时，抽搐时间较久，亦可引起面部疼痛，但其疼痛程度没有三叉神经痛那样剧烈。

6. 舞蹈病及手足徐动症

可有面肌的不自主抽动。但均为两侧性，且均伴有四肢类似的不自主运动。

（五）治疗

1. 药物治疗

可选用各种镇静、地西泮、抗癫痫等药物，其中卡马西平、苯妥英钠、氯硝西泮，对某些患者可减轻症状。无效者可试用巴氯芬。

2. 理疗

应用钙离子透入疗法，部分患者有一定疗效，可减轻症状，但不能根治。

3. 神经阻滞术

在局部麻醉后，于患侧面部、面神经分支或颈乳突孔主干处，注射50%的乙醇0.5~1ml，但有不同程度的面肌瘫痪。开始注射时剂量应小一些（0.3~0.4ml），如立即发生面肌瘫痪即停止注射；如无瘫痪发生，而仍有抽搐，半小时后才可重复注射，因为有时瘫痪较迟才出现。

4. 局部注射肉毒杆菌毒素

A型肉毒杆菌毒素能抑制局部神经肌肉接头处运动神经末梢突触前膜释放乙酰胆碱，使肌肉松弛、麻痹。采用多点注射，如颧弓、颊部、口角、眼睑、外眦处，每点注射0.1~0.2ml（2.5~5U），注射后3~4d抽搐明显减少，1次多点注射其总量不应超过55U，1个月内使用的总剂量不应超过200U。疗效维护3~6个月，总有效率可达80%以上。注射后部分患者可出现轻微的不良反应，如眼睑下垂或轻度闭合不全，流泪或眼干燥，口角轻垂，咀嚼乏力，食物滞留于注射侧颊部等。不良反应多在注射后半个月至1个月消失。复发者可以重复注射。此法目前国内已广泛使用。

5. 手术疗法

①面神经主干或分支切断术：破坏面神经的传导功能，以瘫痪换取抽搐。因神经再生，在术后3~5个月面瘫恢复，但抽搐亦会复发，有些患者复发后其抽搐程度较轻，可以不必再行手术。

②微血管减压术：在患侧乳突后开一小骨窗，在手术显微镜下牵开小脑底部，到达脑桥脚，将该处扣压于面神经根部的血管用少量涤纶絮隔开即可。此手术方法现已被国内外神经外科医师广泛接受，为面肌痉挛手术治疗的首选方法。

第三节　脊神经疾病

一、急性感染性多发性神经根神经炎

（一）流行病学

急性感染性多发性神经根神经炎又称吉兰-巴雷综合征，是一种特殊类型的多发性神经炎，多见于中青年。病变主要侵犯神经根、周围神经和脑神经，少数累及脊髓前角和脑干运动核。

（二）病因

病因未明，一般认为本病为自身免疫性疾病，细胞及体液免疫途径均参与发病，也有人认为与病原体感染有关。常见感染因子有巨细胞病毒、EB 病毒、肺炎支原体、空肠弯曲菌，其中空肠弯曲菌感染被认为是重要因素。

（三）病理

主要病理改变为周围神经中单核细胞浸润和阶段性脱髓鞘。病变部位在脊神经根（尤以前根为多见且明显）、神经节和周围神经，偶可累及脊髓。病理变化为水肿、充血、局部血管周围淋巴细胞浸润、神经纤维出现节段性脱髓鞘和轴突变性；本病也可有中枢神经系统病理改变，如在脑干的脑神经运动核、脊髓前角细胞有变性坏死，脑和脊髓白质小血管周围单核细胞浸润，脑实质甚至有出血、软化灶。

（四）临床表现

①病前 1~4 周有上呼吸道或消化道感染症状，少数有免疫接种史。

②急性、亚急性起病，迅速进展，半数在两周内达高峰，以四肢对称性无力为首发症状，大多最初影响下肢，以近端为主，病程中逐渐远端重于近端，当呼吸肌受累时则有呼吸困难；疾病早期常会出现共济失调征，如震颤和动作笨拙。

③以主观感觉障碍多见，主诉肢体远端感觉异常，呈手套-袜子样分布，少数有口周麻木、刺痛，但客观感觉障碍较主观者少，即使有也以关节位置觉、震动觉为主，少有浅感觉障碍，其中有患者感觉肌肉酸痛，可出现直腿抬高试验阳性。

④脑神经损害以双侧周围性面瘫多见，严重者出现延髓麻痹，少数出现动眼神经损害。

⑤自主神经功能障碍常见，可出现交感和副交感神经功能缺陷，而另一时间亢进，如出汗增多、皮肤潮红、手足肿胀、营养障碍，严重时有心动过速、直立性低血压等。

⑥四肢相对对称的迟缓性瘫痪，感觉体征轻微，四肢腱反射减弱或消失。

（五）诊断

①病前 1~4 周有感染史，少数患者病前可有免疫接种史。

②急性或亚急性起病，四肢相对对称性的迟缓性瘫痪，感觉症状轻微，可伴脑神经损害，以面神经损伤为多见。

③心肌受累时可出现心力衰竭。

④脑脊液可有蛋白细胞分离现象，病初蛋白含量可正常。发病后第 2 周起蛋白逐渐增高，至 4~6 周达最高峰。脑脊液中可出现寡克隆带和鞘内 IgG 合成增高。

⑤电生理检查提示神经传导速度减慢或阻滞。

（六）治疗

1. 综合治疗与护理

保持呼吸道通畅，防止继发感染是治疗的关键。吞咽肌及呼吸肌受累时咳嗽无力，排痰不畅，必要时气管切开，呼吸机辅助呼吸；加强护理，多翻身，预防压疮、肺部感染及防止肢体畸形。面瘫者须保护角膜，防止溃疡。因本病可合并心肌炎，应密切观察心脏情况，补液量不宜过大。如有感染适当选用抗生素。

2. 激素

应用有争议，可早期短时应用，疗程不宜过长，一般在 1 个月左右，急性严重病例可短期冲击治疗，氢化可的松 5~10mg/（kg・d）或地塞米松 0. 3~0. 5mg/（kg・d）。

3. 丙种球蛋白

尽早大剂量应用，400mg/（kg・d），静脉滴注，共 5d。

4. 血浆交换治疗

被认为是最有效的治疗措施，可明显缩短病程，但须专用设备，且价格昂贵。

5. 适当应用神经营养药物

三磷腺苷 20mg、辅酶 A50U、细胞色素 C15mg，每日 1~2 次，肌内注射或加入补液中静脉滴注。口服或肌内注射维生素 B 族药物如维生素 B_1 或维生素 B_{12}。加兰他敏 5~10mg，每日 1~2 次，肌内注射。

二、慢性感染性脱髓鞘性多发性神经根神经病

（一）流行病学

慢性感染性脱髓鞘性多发性神经根神经病又称慢性吉兰–巴雷综合征。有的认为 AIDP 和 CIDP 是同一种疾病的两种变异。可发生在任何年龄，多见于青、中年。

（二）病因

有关本症的机制尚不明了，可能与免疫有关，也有 CIDP 是多发性硬化在周围神经系统的表现之说。

（三）病理

双侧神经根和周围神经普遍受累。在周围神经上的血管周围有单核细胞浸润、水肿，神经有节段性脱髓鞘和复髓鞘，有慢性、肥厚性神经病变，但无炎症感染的特点。1/4 患者有神经轴索变性，脊髓后柱可有髓鞘脱失。

（四）临床表现

①发病前常无前驱感染史，发病隐潜，常难估算其确切的起病时间。

②以肌无力和感觉障碍为主。肌无力症状常是对称性的，主要呈肩、上臂和大腿无力，也可合并前臂、小腿、手和足无力。肌肉抽动和痉挛少见，肌萎缩程度较轻。感觉症状常表现有感觉丧失，不能辨别物体，不能完成协调动作，患者诉有麻木、刺痛，可有紧束、烧灼或疼痛感，与其他周围神经疾病相比疼痛症状较少。可有视觉减退、复视、面肌无力、面部麻木、吞咽困难等脑神经障碍。少数患者有 Horner 综合征、原发性震颤、尿失禁和阳痿等。

③常可伴发其他疾病，如甲状腺功能亢进症、获得性免疫缺陷综合征、遗传性运动和感觉神经病、中枢神经系统脱髓鞘病、慢性活动性肝炎、感染性肠道疾病、霍奇金病等。

④临床上可分为四种类型：缓慢单相型；复发型；阶梯式进行型；缓慢进展型。

（五）诊断标准

1. 必须包括标准（必须有下列特征）

①进行性肌无力（缓慢进行、阶梯性或复发）两个月；②对称性上肢或下肢的近端和远端肌无力；③腱反射减低或消失。

2. 必须排除标准（必须没有下列情况）

①纯感觉神经病，手或足残缺，色素性视网膜炎、银屑病，曾应用或接触可引起周围神经病的药物或毒品；②低血清胆固醇，卟啉症，空腹血糖>7.5mmol/L，低血清维生素 B_{12}，甲状腺功能减低，重金属中毒，脑脊液白细胞升高；③神经活检标本显示血管炎、神经纤维肿胀、髓鞘内空泡、淀粉样物质沉着等特征；④电诊断检查有神经肌肉传递缺陷、肌病或前角细胞疾病的特征。

3. 主要实验室诊断标准

①神经活检标本有节段性脱髓鞘、复髓鞘、神经纤维丧失、葱球样形成和血管周围炎症等脱髓鞘病变的主要特征；②神经传导检查有传导速度变慢，至少两根运动神经的传导速度低于正常的70%（受累神经必须排除系局部压迫所致）；③脑脊液蛋白质>0.45g/L。

4. 诊断分类

（1）肯定

①必须包括标准；②必须排除标准；③具备3个实验室标准。

（2）可能

①必须包括标准；②必须排除标准；③具备3个实验室标准中的2个。

（3）可疑

①必须包括标准；②必须排除标准；③具备3个实验室标准中的1个。

（六）治疗

1. 皮质激素

首选药物，每天单剂泼尼松1mg/（kg·d）为宜，用3~4周后逐步递减为间日剂量．最后达到维持剂量，剂量宜逐步减少以防复发。如果患者症状恶化，可重复应用始剂量，即使缓解时亦宜低剂量维持。

2. 免疫球蛋白

常用剂量为0.4g/（kg·d），用5d，其效果因人而异。

3. 血浆交换疗法

有效率可达 80%，在几天之内即可改善。但大部分患者在血浆交换停止后 7~14d 复发，往往需要延长血浆交换时间，并加用泼尼松和环磷酰胺。

4. 免疫抑制药

硫唑嘌呤 2~3mg/（kg·d）。开始用 50mg/d，每周递增 50mg/d 至预定剂量。注意随访白细胞和血小板计数。也可用环磷酸胺 2mg/（kg·d）或环胞素 A3~5mg/（kg·d），分两次服。

三、多发性神经病

（一）病因

①中毒包括药物（如碘胺药、异烟肼、呋喃西林类、胺磺酮、长春新碱等）、金属（如汞、铋、铜、金、铅、锰等）、化学品（如一氧化碳、二氧化硫、硝基苯、三氯乙烯、有机磷等）。

②营养缺乏、代谢障碍慢性酒精中毒、脚气病、糖尿病、血卟啉病、恶病质、尿毒症、胃切除后等。

③免疫性或血管性疾病、急性炎症性脱髓鞘性神经病、急性过敏性神经病、结缔组织病如红斑狼疮等。

④感染流感、腮腺炎、白喉、猩红热、菌痢、传染性单核细胞增多症等病毒或细菌性感染。

⑤遗传性运动、感觉性神经病等。

（二）病理

主要病理过程是轴突变性和节段性髓鞘脱失。轴突变性可原发于轴突或细胞体的损害，或胞体尚完好，而突起自末梢的近端发生变性，严重者远端产生类似 Wallerian 变性，轴突变性后可使运动终板变性及所支配的肌纤维发生萎缩。轴突变性也可继发髓鞘崩解，使髓鞘裂解为块状或球状体。节段性髓鞘脱失可见于吉兰-巴雷综合征、白喉、铅中毒等，其原发损害神经膜细胞使髓鞘呈节段性破坏，轴突常不受累，因此较少肌肉萎缩。但如有严重的节段性脱髓鞘，也可继发轴突变性而致肌肉萎缩。节段性髓鞘脱失可迅速恢复，使原先裸露的轴突恢复功能。

（三）临床表现

本病病程可有急性、亚急性、慢性、复发性，取决于病因。可发生在任何年龄。大部分患者症状在几周到几个月内发展。

1. 感觉障碍

肢体远端感觉异常，如刺痛、蚁行感、灼热、触痛等感觉。客观检查时可发现有手套-袜子型的深、浅感觉障碍，病变区皮肤有触痛及肌肉压痛。

2. 运动障碍

肢体远端对称性无力，其程度可自轻瘫以至全瘫，大多有垂腕、垂足的表现，肌张力减低。如果病程较久则可出现肌萎缩，上肢以骨间肌、蚓状肌、大鱼际肌、小鱼际肌，下肢以胫前肌、腓骨肌为明显。

3. 腱反射

常见减低或消失。

4. 自主神经功能障碍

肢体末端皮肤菲薄、干燥、变冷、苍白或发冷，汗少或多汗，指（趾）甲粗糙、松脆。

（四）诊断

1. 起病形式

可呈急性、亚急性或慢性。

2. 感觉障碍

受累肢体远端针刺、蚁行、烧灼等感觉异常，通常从远端开始，两侧对称，典型者呈手套-袜子型感觉障碍。

3. 运动障碍

对称性肢体远端肌力减退，肌张力降低，腱反射降低或消失，急性期后出现远端肌肉萎缩。腓肠肌可有压痛，行走时呈跨阈步态。

4. 营养障碍

肢体远端皮肤发冷、光滑菲薄或干燥皱裂、指（趾）甲松脆、角化过度、出汗过多或无汗等。

5. 辅助检查

①脑脊液：一般正常。如为脱髓鞘性病变，细胞数可稍增高或正常，蛋白可增高。②电生理检查：感觉、运动神经传导速度减慢，肌电图呈失神经改变。③周围神经活检：如怀疑为遗传性疾病，可行腓肠神经活检。

（五）治疗

1. 病因治疗

控制全身性疾病，纠正营养及代谢障碍。若为中毒所致，停止有害物接触，设法促进体内毒物排泄，并给予相应的解毒措施，停用一切可能导致神经病变的药物。

2. 一般处理

注意保持肢体功能位置，加强肢体被动运动，以防止肌肉挛缩和畸形。肢体疼痛者可用止痛药。

3. 药物治疗

①激素：急性期可用地塞米松 0. 75mg，每日 1 次，口服；或泼尼松 15～30mg，每日 1 次，顿服。

②维生素类药物：维生素 B_1 100mg 或呋喃硫胺 20mg，每日 1 次，肌内注射。维生素 B_{12}0. 5～1mg，每日 1 次，肌内注射。烟酸 50～100mg，每日 1 次，肌内注射；或 100mg，每日 3 次，口服。

③金属中毒者可选用络合剂：5%二巯基丙磺酸钠 5ml，肌内注射，急性中毒第 1 天 3～4 次，第二天 2～3 次，以后每日 1 次，7d 为 1 个疗程；慢性中毒每日 1 次，用药 3d 停药 4d，可用 5～7 个疗程。也可用二硫丁二钠（DMS）1g 加注射用水或生理盐水 20ml，每日 1 次，缓慢静脉注射，一般 7d 为 1 个疗程。

④改善微循环：地巴唑 10mg，每日 3 次，口服；加兰他敏 5mg，每日 1～2 次，肌内注射。

⑤其他：理疗法或针灸。疼痛严重者用普鲁卡因离子透入。恢复期及早行体疗。

四、良性流行性神经肌无力

（一）流行病学

世界各地均有流行，青年妇女发病率较高，但其实任何年龄均可患病，最多在女职工高度集中的医院及工厂内流行，散发病例少见。

（二）病因

本病的病因和传播方式尚未明了，似乎是通过人的接触传染。至今仍未发现病原体，亦无证据说明食物和饮水是本病的致病原。疲劳、寒冷和经期等可能为诱致复发的因素。

（三）病理

病理不明。

（四）临床表现

1. 临床症状

多种多样，且多变化。潜伏期可能为 1 周。大多数病例在病前 1~2 周常有轻度上呼吸道感染和胃肠道症状，包括喉痛、咳嗽、恶心、呕吐和腹泻等；可伴有低热及颈后淋巴结肿大，个别病例可有寒战和高热。

2. 神经系统

头痛缠绵持久，用一般镇痛药不能解除。四肢、颈、背等处肌肉的疼痛和压痛是本病的突出症状，疼痛是短暂和游走性的。患肢无力，但不存在真正的瘫痪。个别患者弛缓性瘫痪虽极严重，但腱反射仍保存，且极少出现阳性划足底征。患者感周身疲惫无力，随意动作迟缓。少数患者在康复期中动作呈弹跳性，而出现锥体外系病变样的各种不随意动作。有的患者动作迟缓和动作过度交替出现。个别病例可出现脊髓横贯性病变及膀胱括约肌功能障碍的症状。皮肤感觉过敏或感觉异常可突出，但往往不按照周围神经或神经根的分布，感觉丧失多甚轻微。颅面部及鼻咽部的灼痛常于早期出现，其他脑神经均可受累，尤以听觉和前庭功能障碍最多见。

3. 精神症状

轻者仅表现为神经症，重者则形成重型精神症。患者多愁善感，轻微的外界压力或精神刺激就可引起焦虑、猜疑、恐惧、抑郁或癔症样发作。思维能力、记忆力和计算力等都可减退，注意力不能集中，夜间常失眠或多梦，言语增多或减少。

（五）诊断

①在女职工高度集中的团体中呈暴发性流行，青年妇女的发病率高。

②症状繁多，主诉多而客观体征少。

③脑脊液大多正常，偶见淋巴细胞增多和轻度蛋白质增高，红细胞沉降率可正常或稍

增高。病毒学和细菌学的检查均正常，故不难与脊髓灰质炎鉴别。肌电图检查发现阵发性正相尖波的动作电位发放。

（六）治疗

本病病因不明，故尚无特效疗法。以对症疗法为主。卧床休息可能有助于症状的缓解。应避免受冻、潮湿、环境压力和精神刺激，多给患者精神上的鼓励，以解除不必要的顾虑，有计划活动可促进症状的缓解和减少复发。

五、特发性臂丛神经痛

（一）流行病学

也称为急性臂神经根炎、神经痛性肌萎缩、臂丛神经炎等。可发生在任何年龄，有的呈家族性，男性患病为女性的两倍。

（二）病因

确切的病因尚不清楚，有认为与应用血清或接种伤寒、天花、白喉、流感疫苗，注射破伤风类毒素有关。也有在罹患单核细胞增多症、红斑狼疮、霍奇金病、巨细胞病毒感染、埃勒斯-当洛斯综合征，或外科手术后、外伤情况下发病。复发性者可能与自身免疫有关。

（三）病理

主要侵犯神经根、周围神经和脑神经，少数累及脊髓前角和脑干运动核。

（四）临床表现

1. 肩区疼痛

急性发病，有严重的肩区疼痛，有时涉及背、颈和臂，疼痛在夜间尤甚，为了避免疼痛，患者尽量减少肩部活动，因此其上肢常处于肘屈、肩内收位，反之则可引起疼痛。但也有个别病例没有疼痛的现象。一般疼痛在几天后消失，但也有历时几周或在活动时诱发疼痛。

2. 感觉障碍

仅有1/4的患者可有感觉障碍，主要影响肩和上臂的外侧。

3. 上肢无力

往往在疼痛后几小时或几天可产生上肢无力，大多在疼痛后 7～10d 出现无力，也有在 21～28d 后出现乏力和肌无力，主要涉及肩和臂近端的肌肉。腋神经和肩胛上神经是最易受累的，但是支配前锯肌的神经也常受累。单侧肢体完全瘫痪罕见。通常右侧患病较多见，25%的患者双侧患病。有些患者单侧上肢近端无力，伴有对侧上肢的单神经病变，有时伴膈肌瘫痪，此亦可视为单神经性的臂丛神经病，其他臂丛的分支如桡神经、前骨间神经亦可发生病变。如果病变持续时间较久，则可产生肌肉萎缩。

（五）诊断

根据患者出现上肢疼痛、无力，而其他疾病如颈椎骨质增生或伴椎间盘突出、胸廓出口综合征、上肢的单神经病变等即可诊断。

（六）鉴别诊断

1. 颈椎病

如在颈椎骨质增生或伴椎间盘突出时，往往在相应节段发生肌萎缩和感觉障碍，通常多见，因此在手掌尺侧有肌肉萎缩和针刺觉减退，颈椎 X 线片常显示明显骨质增生。

2. 胸廓出口综合征

可有神经根压迫症状，但同时还有血管压迫的症状，颈椎摄片常可见颈、肋等骨结构异常的表现。

3. 上肢的单神经病变

如桡神经受损，则有腕垂、手背桡侧针刺感减退。正中神经受损时则握拳不能，手掌桡侧针刺感减退。尺神经病变常有爪形手的表现，手背和手掌尺侧有针刺感减退，因为症状特殊易于鉴别。

（七）治疗

①皮质类固醇或 ACTH 可减轻疼痛，但对疾病的病程不产生影响。

②急性期有疼痛时，则尽量减少手臂的活动。严重疼痛时可应用镇痛药。

③康复期特别要预防肩关节活动受限，可辅以理疗、针灸、推拿等综合措施。

④应用 B 族维生素、ATP、辅酶 A 和中药等协同治疗。

六、胸廓出口综合征

（一）流行病学

胸廓出口综合征常见于女性患者，男女比例 12∶3，好发于 30 岁以上。某些职业要求肩关节长期内收、外展可能导致这一综合征。其中秘书、计算机操作员、长期坐位工作者是易患人群。第二类易患年轻人群是那些肌肉肥大者，常见于举重运动员或上肢过度内收者，如电工及伐木工人。此外，局部创伤患者亦是易患人群，如锁骨骨折骨不连或连接不正。

（二）病因

目前已知至少有 9 个解剖位置上的神经血管受压可导致 TOS，其中最常见的三个部位：

①斜方肌三角肌间隙（前斜角肌综合征），即肥厚的前斜角肌肌腹收缩时，可造成斜角肌间隙狭窄，而压迫其后方的锁骨下动脉和臂丛神经干。

②肋骨及锁骨之间（肋锁综合征），由于肋锁间隙先天狭窄，骨折后愈合畸形、肌萎缩或瘦弱女性肩塌陷下垂均可造成动脉、静脉及神经的压迫症状。

③胸肌与胸腔之间（胸肌综合征），当上臂过度外展，血管神经在胸小肌喙突止点处钩住向上锐屈，同时胸小肌收缩，腱下血管神经受压、摩擦而出现症状。

此外，颈肋、第七颈椎横突过长，锁骨骨折，第一肋骨裂开，第一、第二肋骨骨融合，头部甩鞭伤亦是常见原因。尚有部分患者病因未明。

（三）临床表现

1. 症状

手指麻木及针刺感为常见症状。常于晚上出现症状或症状加重，上肢上举时症状加重，而放下时减轻。疼痛症状由锁骨上肩部放射至上臂中部、前臂直至第四、五指。运动症状表现为肌力减弱及肌肉萎缩，常为后期症状。运动症状通常局限于手部各小肌，或从正中神经或尺神经支配的肌群开始。前臂肌群受累较少见。患者很少诉及血管受压症状，如手冰冷、苍白或上肢肿胀。偶有颈交感神经麻痹综合征出现。

2. Adson 运动

是诊断由于血管受到斜方肌与三角肌间隙肌肉压迫而导致桡动脉脉搏减少或消失的一

种检查方法。患者上肢外展时，检查者内收和外旋患者肩关节。患者下颌转向患侧，深呼吸并屏住呼吸，锁骨下动脉可能在胸肌及胸壁之间受压。这些运动可缩小斜角肌间隙，导致桡动脉脉压减少。此征反复推敲，两侧对比，有助对卡压部位的判断。

3. Roos 试验（或 3min 臂上举试验）

患者上臂抬起 90°，肩外展外旋，屈肘并保持此姿势 3min，同时手持续做收放动作。TOS 患者，受累肢体很快出现易疲劳及沉重感，不到 3min 逐渐出现手麻木及针刺感。

4. Wright 试验

肩关节内收，肱骨外旋，头部呈中立位。此外，直接压迫斜角肌、三角肌间隙或胸小肌下部可产生疼痛或感觉异常，并向手正中放射。这些检查只有在神经症状出现时才视为阳性，而不只是脉搏消失。许多非 TOS 患者做这些检查时可能会有脉搏消失。

（四）诊断

肢体酸胀麻木为必备症状，但主诉与体征大多不符合典型周围神经痛觉减退分布，而表现以正中神经或尺神经为主的混合型分布。一般来说，具备以下三条即应考虑 TOS：①臂及上臂疼痛；②疼痛自前胸及肩胛周围放射；③上臂外展或压迫肩胛喙突处出现症状。

（五）治疗

1. 保守治疗

适用于症状轻和初发患者，方法：①左（右）锁骨上窝压痛区注射 1% 普鲁卡因 5ml 加氢化可的松 1ml 注入局部肌肉内，每周 1 次，3~5 次为 1 个疗程。局部肌肉有劳损史者效果明显。②口服地塞米松、泼尼松和吲哚美辛等药物。③理疗：锁骨上窝采用透热疗法或碘离子透入。④肩带肌肉锻炼的体疗和颈部牵引等。⑤改善姿势。

2. 手术治疗

适用于经过 1~3 个月非手术治疗后症状无改善甚至加重，尺神经传导速度经过胸廓出口低于 60m/s 者；血管造影显示锁骨下动脉和静脉明显狭窄受阻者；局部剧痛或静脉受压症状显著者。手术原则是解除对血管神经束的骨性剪刀样压迫，必须截除第 1 肋骨全长和解除有关压迫因素，使臂丛和锁骨下动脉下移而又不产生畸形并发症。

七、尺神经损伤

（一）病因

在腕部，尺神经易受切割伤。在肘部，尺神经可受直接外伤或骨折脱臼合并损伤。严重肘外翻畸形及尺神经滑脱可引起尺神经损伤（称慢性尺神经炎或肘管综合征）。全身麻醉时如不注意保护，使手臂悬垂于手术台边，可因压迫而引起瘫痪。在颈肋或前斜角肌综合征，以尺神经受损为最多。

（二）临床表现

1. 畸形

有爪状畸形。肘上损伤爪状畸形较轻；如在指屈深肌神经供给远侧损伤，因指深屈肌失去手内肌的对抗作用，爪状畸形明显，即环指、小指、掌指关节过伸、指间关节屈曲。不能在屈曲掌指关节的同时伸直指间关节。由于横侧二蚓状肌的对抗作用，示指、中指无爪状畸形或仅有轻微畸形。

2. 运动

在肘上损伤，尺侧腕屈肌和指深屈肌尺侧半瘫痪、萎缩，不能向尺侧屈腕及屈环、小指远侧指关节。手指平放时，小指不能爬桌面。手内肌广泛瘫痪，小鱼际、骨间肌、第 3 和 4 蚓状肌、拇内收肌及屈拇短肌内侧头均瘫痪。小鱼际及掌骨间有明显凹陷。各手指不能内收外展。夹纸试验阳性。拇指和示指不能对掌成完好的“0”形，此两指对捏试验显示无力，是由于内收拇肌瘫痪、不能稳定拇指掌指关节所致。小指与拇指对捏障碍。因手内肌瘫痪，手的握力减少 50%，并失去手的灵活性。

3. 感觉

手的尺侧、小指全部、环指尺侧感觉均消失。

（三）诊断

①病史腕、肘部的外伤史。

②典型症状与体位环、小指爪形手，第一背侧骨间肌萎缩，手指不能内收外展环、小指感觉障碍。

③肌电图检测可明确损伤部位及性质。

（四）治疗

1. 手术

根据损伤情况，行减压、松解或吻合术。为了获得长度，可将尺神经移至肘前。尺神经中感觉与运动纤维大致相等，故缝合时尤须注意准确对位，不可旋转。在尺神经远侧单纯缝合感觉支及运动支，效果良好。如无恢复，可转移示指、小指固有伸肌及中、环指屈指浅肌代替骨间肌和蚓状肌，改善手的功能。

2. 神经营养剂

B族维生素、ATP、辅酶、神经节苷脂等。

第七章　癫痫

第一节　癫痫及其病因

一、概述

癫痫是多种原因引起的慢性脑部疾病，是神经科的常见病和多发病。临床反复出现的癫痫发作给患者造成巨大的生理和心理痛苦，也严重影响了患者的教育、就业、婚姻生育等，导致生活质量低下，同时，也给家庭和社会带来严重而深远的影响。

癫痫是一种慢性脑部疾病，其特点是持续存在能够产生癫痫发作的脑部持久性改变，并出现相应的神经生物、认知、心理及社会等方面的后果。尽管 ILAE 的新的定义建议，诊断癫痫至少需要有 1 次癫痫发作，但目前普遍观点倾向于，诊断癫痫以出现 1 次以上的癫痫发作为宜，能更好地反映反复癫痫发作的倾向。癫痫的具体特征包括：①癫痫的电生理基础是脑部神经元异常过度超同步化放电。②癫痫是脑部慢性的功能障碍，表现为反复出现的癫痫发作。单次/单簇的癫痫发作，因为不能证实存在反复发作特征，诊断为癫痫发作，而不诊断为癫痫。有病理性诱因，如发热、酒精戒断、低血糖或者高血糖等原因造成的癫痫发作，去除以上诱因后，发作也随之消失，不诊断为癫痫。③慢性脑功能障碍是癫痫的发病基础，除了会造成反复的癫痫发作以外，还会对大脑的其他功能产生不良影响，同时长期的癫痫发作也会对患者的躯体、认知、精神心理和社会功能等多方面产生不良影响。

二、癫痫的病因

对癫痫病因的寻找是癫痫诊断中的重要步骤和重要内容，特别是对于新出现的癫痫发作和具有部分性发作的病例。寻找癫痫病因对于选择治疗、判断预后都有帮助。

对于癫痫的病因，一方面，病史、家族史等都能提供帮助。例如，家族的遗传背景可以提供遗传倾向，有头颅外伤的病史、有中枢神经系统感染的病史可以提供明确的病因。另外一方面，现代高分辨率的影像学对于病因也有很好的提示，能够发现结构性异常，例如，对于皮质发育畸形的发现、对于新生肿物的发现等。

（一）癫痫病因的分类

传统上，从病因的角度，癫痫可以分为特发性癫痫、症状性癫痫以及隐源性癫痫。

1. 特发性

是指除了存在或者可疑的遗传因素意外，缺乏其他的病因。多在青春期前起病，预后良好，但并不是临床查不到病因的就是特发性癫痫。现在的研究显示，特发性癫痫多为中枢神经系统的离子通道病。

2. 症状性

由于各种原因造成的中枢神经系统病变或者异常，包括脑结构异常或者影响脑功能的各种因素。在这一类，癫痫发作是其中的一个症状或者主要症状。值得注意的是，少部分遗传性疾病造成了发育的异常、代谢的异常或者其他的进行性病程，仍然为症状性癫痫的范畴。随着医学的进步和检查手段的不断发展和丰富，能够寻找到病因的癫痫病例越来越多。

3. 隐源性

可能为症状性。尽管临床的某些特征提示为症状性的，但是，目前的手段难以寻找到病因。

在 2010 年 ILAE 的建议中，对于癫痫病因，进一步划分为遗传性、结构/代激性和未知病因型。

（二）常见病因

1. 遗传因素

遗传因素是导致癫痫，特别是经典的特发性癫痫的重要原因。分子遗传学研究发现，大部分遗传性癫痫的分子机制为离子通道或相关分子的结构或功能改变。鉴于癫痫遗传学的快速发展，癫痫的诊断将有可能由表型逐步向表型+基因型诊断方向发展。癫痫的基因型诊断不仅可以进行遗传咨询，而且有可能指导临床治疗。

2. 主要的癫痫结构性异常病因

（1）海马硬化（hippocampal sclerosis，HS）

尽管对于海马硬化是病因还是疾病的结果还存在争议，但海马硬化是最常见的癫痫性异常病理改变之一。目前通过高分辨率的头颅 MRI，已经能够在体诊断。在影像学上，表现为海马萎缩，内部细微结构丧失，在 FLAIR 相海马信号增高，脑室颞角扩大等。

组织学上，海马硬化特征表现为CAI、CA3、CA4区神经元脱失和胶质细胞增生，而CA2区神经元相对保留。对于海马硬化，可以根据神经元的脱失程度和胶质细胞增生分类，或者根据内部区域神经元脱失和胶质细胞增生的差异性分类，如可以分为CA1为主型（神经元脱失主要局限于CA1区）；经典硬化型（Al、CA3、CA4区神经元脱失，而CA2区相对保留）；endfolium型（神经元脱失主要限于CA3，CA4区）以及全面硬化型（CA1～4神经元均脱失）。

（2）大脑皮质发育不良（malformation of cortical development，MCD）

MCD是在颅内大脑皮质形成过程中发育障碍而导致的皮质异常。遗传因素以及非遗传性因素干扰了神经干细胞增殖、迁移和分化的不同阶段过程，导致了不同类型的皮质异常，形成了非常广泛的疾病谱，如小头畸形、脑室周围灰质异位结节、偏侧巨脑症、脑穿通畸形、皮质下灰质异位带以及无脑回畸形等。

大脑皮质发育异常患儿，多伴有体格发育迟缓、智能发育迟缓和癫痫发作。其中，癫痫发作往往趋于难治性，也是婴幼儿期、儿童期难治性癫痫的主要病因之一。

局灶性皮质发育不良（FCD）是MCD中的一种类型，与癫痫关系密切。80%～90%在10岁以前发病，表现为趋于药物难治的局灶性发作，病变局灶的病例手术治疗有较好的效果，是儿童难治性癫痫手术治疗最常见的组织病理发现之一。病变发生于新皮质，中央沟附近多见。影像学可以观察到局部皮质增厚、信号增高，灰白质边界模糊以及transtmental征（从皮质到脑室逐渐减少的异常信号，为神经元在发育期迁移过程中遗留所致）等。有时病变轻微，影像学难以发现。而脑电图可以呈现发作间歇期阵发性或者节律/半节律性放电。

（3）肿瘤

生长缓慢的低级别脑肿瘤更容易导致癫痫。而神经胶质混合细胞肿瘤，主要包括神经上皮发育不良肿瘤（DNT）、神经节细胞肿瘤等，属于发育性肿瘤，尽管从肿瘤分级的角度属于I～U级，但是造成药物难治的一个重要原因。特别是青少年、儿童和婴幼儿难治性患者中最常见的肿瘤类型。在影像学上，神经胶质混合细胞肿瘤多位于皮质，可有囊性改变、钙化，有轻度增强。

其他常见病因包括血管发育异常、各种原因造成的损伤等。

第二节 癫痫发作

一、大脑的功能解剖与发作症状

由于癫痫发作症状与大脑功能密切相关。一方面，对于功能解剖的属性，能够有助于解释和理解癫痫发作症状，而另外一方面，对于癫痫发作的研究和分析，也有助于加深对于大脑功能解剖的认识。特别是在局灶性发作的癫痫源定位中，更强调对神经功能解剖知识的掌握。

癫痫发作症状即癫痫发作的具体表现。对于癫痫发作症状的全面细致的观察和描述，是深入认识癫痫、鉴别癫痫发作与非癫痫发作和分类癫痫发作的基础，特别是在定位局灶性癫痫发作的起源部位中，能够提供重要的价值。目前，随着脑电图记录技术的广泛应用，人们有更多的机会去观察和分析发作症状。癫痫发作涉及了大脑皮质、皮质下结构以及局灶性或者双侧性神经网络。由于过度异常放电可以起源于不同的大脑区域，并循着复杂的神经网络途径进行扩散和传播，临床发作症状也异常复杂。癫痫发作症状既可能代表了发作起源区的异常功能表现，也可能代表了异常放电传播的结果，并反映了不同脑区通过神经网络共同作用的结果。因此，即使相同部位起源的癫痫发作，由于不同的传导，也可能出现不同的发作症状，而不同部位起源的发作，也可能传播到相同的功能区，而出现相似的症状。同时，随着发作中的时间进程，症状也往往发生改变。

在部分性发作中，产生癫痫发作症状的脑功能区域，也称之为发作症状区。但是，发作症状区，并不等同于发作起源区域。癫痫发作的起源既可以起源于脑功能区，也可能来自附近的区域，由异常放电的传导所致。目前，主要借助于发作症状的观察和皮质电刺激的结果，人们已经认识到某些功能区受累后的常见表现。

二、癫痫发作的分类

由国际抗癫痫联盟（ILAE）发布的癫痫发作、癫痫综合征的分类，将繁杂的癫痫发作症状，依照某种规律标准进行分类，为临床实践和研究提供了框架。癫痫发作多年来经历了多次修订，目前世界范围内广泛应用的癫痫发作分类方案仍是 1981 年由 ILAE 发布，在我国也已经普遍应用至今。

近年来，近来随着临床电生理、功能和结构影像学、遗传学等方面的发展，在 2001 年 ILAE 分别对癫痫发作和癫痫综合征的分类提出了新的建议，并在 2006 年进行修订。

2010 年 ILAE 提出了新的方案，但是癫痫发作和癫痫的分类还没有最终完善，仍然是在不断发展和完善之中。相对于 2001 年和 2006 年的建议，2010 年发作方案的组织逻辑性较好，并保持了与 1981 年分类的延续性。

（一）1981 年 ILAE 分类中的癫痫发作

根据发作的临床-脑电图改变特征，原则性采用二分法，即发作起源症状和 EEG 改变提示由于“大脑半球部分神经元首先受累”的发作为部分性或局灶性发作；而由于“双侧大脑半球同时受累”的发作，则称之为全面性发作。

全面性发作：临床的发作表现提示全面性放电，脑电图的本质特征在于无论是发作间歇期或者发作期，异常放电均是以双侧半球同步对称的方式出现。意识障碍出现并且可能是最初的表现，运动症状为全身性或者双侧性。全面性发作既可以为单纯的发作性意识障碍，如失神发作；也可以以突出运动症状为主要表现（强直、阵挛、肌阵挛、失张力）。

1. 全面性发作

（1）失神发作

典型失神表现为动作突然中止，凝视，呼之不应，可有眨眼，不伴有或者仅伴有轻微的运动症状，结束也突然，持续 5~20s 多见，易为过度换气诱发。发作时 EEG 伴规律性的双侧半球的 3Hz 的棘慢波复合波节律。多发生于儿童和青少年，见于儿童失神癫痫、青少年失神以及青少年失神肌阵挛等。非典型失神的意识障碍发生与结束较缓慢，发作持续时间较典型失神发作长，可伴有轻度的运动症状或者自动症表现，发作时 EEG 提示为慢（1.0~2.5Hz）的棘慢波复合波节律。主要见于 L-G 综合征，也可见于其他多种儿童癫痫综合征。

（2）强直发作

表现为发作性躯体以及肢体双侧性肌肉的强直性持续收缩，躯体通常轴性伸展前屈或者背屈，持续时间在 2~60s，多持续 10 余秒，强直发作可以导致跌倒。发作时 EEG 显示双侧的低波幅快活动或者爆发性高波幅棘波节律。主要见于 L-G 综合征、大田原综合征等。

（3）阵挛发作

为发作性全身或者双侧肢体肌肉规律的交替性收缩与松弛，导致肢体表现为节律性抽动。发作期 EEG 为快波活动或者棘慢/多棘慢波复合波节律。单纯的阵挛发作婴儿期多见。

（4）全面性强直-阵挛发作（generalized tonic-clonic seizure，GTCS）

以突发意识丧失，并序贯出现全身强直、阵挛为特征，典型的发作过程可分为“强直期—阵挛期—痉挛后期”。一次发作持续时间一般小于5min，常伴有舌咬伤、大小便失禁等，并容易因窒息而造成伤害。发作期脑电活动多以全面的低波幅棘波节律或者电抑制（强直期）起始，棘波节律波幅逐渐增高，频率逐渐减慢，并出现棘慢复合波等（阵挛期）。发作后呈现电抑制现象。

（5）肌阵挛发作

表现为快速、短暂、触电样肌肉收缩，持续时间短于400～500ms，可累及全身肌肉，也可以肌群受累为主，常成簇发生，节律不规则。发作期EEG表现为爆发新出现的全面性多棘慢复合波，与发作具有锁时关系。肌阵挛发作既可以见于预后良好的癫痫患者，如青少年肌阵挛癫痫，也可见于预后差、有弥散性脑损害的患者，如进行性肌阵挛癫痫等。

（6）失张力发作

是由于双侧性身体肌肉张力突然丧失，导致不能维持原有的姿势，出现跌倒、肢体下坠等表现，发作时间相对短，持续时间多在1s以内。EEG表现为全面性爆发出现的多棘慢复合波节律、低波幅电活动或者电抑制。同时记录的肌电图有助于诊断和与其他发作类型鉴别诊断。

2. **部分性/局灶性发作**

部分性发作是指开始的临床症状和脑电图改变提示局限于一侧大脑半球的部分神经元最早受到激活而出现的发作。进一步，部分性发作依据在发作中是否有意识障碍划分简单部分性发作和复杂部分性发作，以及简单和复杂部分性发作进展为继发性全面强直-阵挛发作。

（1）简单部分性发作（simple partial seizure，SPS）

发作时意识保留。简单部分发作的持续时间往往为数秒至数十秒。脑电图变化为局灶起源的异常电活动，短暂的简单部分性发作通过头皮电极有时记录不到异常放电。简单部分发作内容丰富多样，根据发作起源的部分不同，包括运动性、感觉性、自主神经性和精神性发作。

①运动性发作：发作累及躯体的某一部位，相对局限或伴有不同程度的扩散。

a. 仅为局灶性运动性发作：指局限于身体某一部位的发作，其性质多为阵挛性，即局灶性抽搐。身体任何部位均可见到局灶性抽搐，但多见于面部或者手部，因其在皮质相应的功能区面积较大。

b. 杰克逊发作：开始为身体某一部分抽搐，随后按照一定次序逐渐向周围扩散。其扩散的顺序与大脑皮质运动区所支配的部位有关。如异常放电在原发性运动区由上至下传播，临床发作表现为从拇指向躯体、面部扩散。

c. 偏转性发作：眼、头甚至躯干向一侧偏转，有时身体可旋转一圈。发作往往累及了额叶的眼区。

d. 姿势性发作：也称为不对称强直发作。发作呈现特殊的姿势，如击剑样姿势，表现为一侧上肢外展，一侧上肢屈曲，头眼偏转注视外展的上肢。发作往往累及了上肢外展对侧的辅助运动区。

e. 发音性发作：可表现为重复语言、发出声音或者言语中断。其发作可以起源于额叶或者颞叶区。

②感觉性发作：发作起源于相应的感觉皮质，其性质为躯体感觉性或者特殊感觉性发作。

a. 躯体感觉性发作：其性质为体表感觉异常，如麻木感、针刺感、电击感以及烧灼感等。发作可以局限于身体某一部位，也可以逐渐向周围部位扩散（感觉性杰克逊发作）。放电起源于对侧中央后回皮质。

b. 视觉性发作：可以表现为简单视觉症状，如视野中暗点、黑矇、闪光等症状，发作起源于枕叶皮质。

c. 听觉性发作：多表现为重复的噪声或者单调声音，如蝉鸣、嚷嚷以及嗞嗞声等。发作起源于颞上回。

d. 嗅觉性发作：常表现为不愉快的嗅幻觉，如烧橡胶的气味等。放电起源于沟回的前上部。

e. 味觉性发作：以苦味或金属味常见。单纯的味觉性发作少见，放电起源于岛叶或者周边。

f. 眩晕性发作：常表现为坠入空间的感觉或者空间漂浮的感觉。放电多起源于颞顶叶交界皮质区。因单纯的眩晕性发作临床较少见，而眩晕的原因众多，对于诊断眩晕性发作必须谨慎。

③自主神经性发作：症状复杂多样，常表现为上腹部不适感或者压迫感、气往上涌感、肠鸣、恶心、呕吐、口角流涎、面色或者口唇苍白或潮红、出汗以及竖毛等。其放电以起源于岛叶以及边缘系统多见。

④精神性发作：主要表现为高级皮质功能障碍，很少单独出现，多为继发或者作为复杂部分性发作的一部分。

a. 情感性发作：常表现为愉悦或者不愉悦的感觉，如欣快感、恐惧感、愤怒感等。恐惧感是最多见的症状，发生突然，患者突然表情惊恐，甚至因为恐惧而逃离。发作常伴有自主神经症状，如瞳孔散大，面色苍白等。放电多起源于边缘系统以及颞叶基底以及外侧。

b. 记忆障碍性发作：是一种记忆失真，主要表现为似曾相识感、似曾不相识感、记忆性幻觉等，放电起源于颞叶、海马等。

c. 认知障碍性发作：常表现为梦样状态、时间失真感、非真实感等。

d. 发作性错觉：由于知觉歪曲而使客观事物变形。如视物变大或者变小，变远或者变近，物体形态变化；声音变大或者变小，变远或者变近等。放电多起源于颞叶以及额顶枕交界处。

e. 结构性幻觉发作：表现为一定程度整合的认知经历，为复杂性幻觉。幻觉可以是躯体感觉性、视觉性、听觉性等，发作内容复杂，包括风景、任务以及音乐等。

（2）复杂部分性发作（complex partial seizure，CPS）

发作时伴有不同程度的意识障碍，意识障碍可以是最早的临床症状，也可能是简单部分发作进展为复杂部分性发作（出现意识障碍）。尽管大多数的复杂部分性发作均起源于颞叶内侧或者边缘系统结构，但是复杂部分发作并不等同于额叶发作，也可以起源于其他部位，如额叶等。发作期的脑电图变化为脑局部的异常放电，并可以扩散到附近脑区以及对侧大脑。

复杂部分性发作可以仅表现为简单部分性发作后出现意识障碍，或者突发的意识障碍。复杂部分性临床表现类似失神发作，但是，成年人的“失神样发作”往往均为复杂部分性发作，EEG 可提供鉴别。

自动症：是一种癫痫发作的特殊的临床表现，是在意识障碍的状态下，出现的不自主、无目的的动作或行为，多出现在复杂部分性发作中或者发作后，也可以出现于其他的状态，例如，全面性强直阵挛发作后、非典型失神发作。常见的自动症包括：①口咽自动症：最为常见，表现为不自主的舔唇、咂嘴、咀嚼、吞咽或者进食样动作，有时伴有流涎、清喉等动作。②姿势自动症：表现为躯体和四肢的大幅度扭动，常伴有恐惧面容和喊叫，容易出现于睡眠中，多见于额叶癫痫。③手部自动症：简单重复的手部动作，如摸索、擦脸、拍手、解衣扣等。④行走自动症：无目的地走动、奔跑等。⑤言语自动症：表现为自言自语，语言多为重复简单，或者单个词语或者不完整句子，语义不清。

（3）继发性全面强直阵挛发作（secondary general tonic-clonic seizure，SGTCS）

简单或者复杂部分性发作均可以继发全面性发作。最常见的为继发全面性强直-阵挛性发作。发作时 EEG 可见局灶性异常放电迅速泛化为双侧半球全面性放电。SGTCS 本质上是部分性发作的全面化，患者发作前多有先兆或其他形式的发作。

3. 不能分类的癫痫发作

由于资料的缺乏或者不完整而不能分类，或者发作表现不符合现有的分类方案的癫痫发作，考虑为不能分类的癫痫发作，包括许多新生儿发作，例如节律性眼球运动、咀嚼和游泳样运动。

4. 反射性发作

反射性发作是指癫痫发作具有特殊的触发因素。每次发作均可以由某种特定感觉刺激所诱发，诱发因素包括视觉、思考、音乐等非病理性因素。可以是单纯的感觉刺激，也可以是复杂的智能活动刺激，如我国特有的麻将性癫痫。而病理性因素，如发热、酒精戒断等因素诱发的发作则不属于反射性发作。类似于自发性发作，反射性发作可以表现为全面性或者部分性。

（二）2010 年 ILAE 分类中的癫痫发作

癫痫的分类在很大程度上取决于临床观察和专家意见。而随着录像脑电图监测的普遍应用和现代影像学、基因技术和分子生物学的进展，分类的变迁也反映了这种趋势。目前，一个固定的分类并不现实，而随着研究的进一步深入，2010 年 ILAE 的分类在今后也会进一步修订。

在新的分类建议中，引入了神经网络的概念，重新阐述了全面性和局灶性发作：①全面性发作定义为发作起源于双侧分布网络中的某一点，并快速扩散至双侧神经网络。这种双侧性的网络可以包括皮质和皮质下结构，但并非意味着包括整个脑皮质。尽管个体发作可以表现为局灶或者偏侧特征，但在发作与发作之间，并不固定。全面性发作可以不对称。②局灶性发作定义为发作起源于一侧半球的网络。这种网络可以是明确的局灶性或者弥散性，局灶性发作也可以起源于皮质下结构。对于每一种发作类型，发作起源在发作之间保持固定，并存在可以累及对侧半球的优先传导模式。然而，部分患者可以有多于一种发作类型和神经网络，但每一发作类型都有一个固定起始点。

与 1981 年发作分类方案相比，主要有以下变化：①新生儿发作不再作为一个单独的实体，新生儿发作也应在目前的框架中分类诊断。②对既往失神发作的亚分类做了简化和改动，肌阵挛失神和眼睑肌阵挛类型现在得到公认。③这次分类包括了痉挛，由于痉挛可以延续到或者在婴儿期以后发生，“癫痫性痉挛”的概念代替了“婴儿痉挛”，但是，目前的知识并不能将“婴儿痉挛”明确划分为局灶性或者全面性。癫痫性痉挛：表现为突然、短暂的躯干肌和双侧肢体强直性屈性或伸展性收缩，多表现为发作性点头，偶有发作性后仰，肌肉收缩在 0.5~2s 松弛，常成簇发作。常见于婴儿痉挛，偶见于其他癫痫综合征。④取消了局灶性发作的不同亚型之间的区分，但是，对个体患者以及特殊的目的（如癫痫性和非癫痫发作的鉴别、随机临床试验以及手术治疗等），认识到意识或警觉性障碍以及其他特征，仍然非常重要。⑤肌阵挛-失张力发作类型被认可。

三、癫痫持续状态

癫痫持续状态（status epilepticus，SE）是一种以持续的癫痫发作为特征的病理状态，是神经科的常见急症，持续的癫痫发作不仅可导致脑部神经元死亡，还可由于并发感染、电解质紊乱、酸碱平衡失调、呼吸循环衰竭、肝肾功能障碍等因素导致患者死亡。幸存者也常常遗留严重的神经功能障碍。根据是否有惊厥，可以分为惊厥性癫痫持续状态（convulsive status epilepticus，CSE）和非惊厥性癫痫持续状态（non－convulsive status epilepticus，NCSE）。其中，CSE的死亡率和致残率更高。

既往国内沿用的定义为出现两次以上的癫痫发作，而在发作间歇期意识未完全恢复，或者一次癫痫发作持续30min以上。ILAE在2001年建议，癫痫持续状态是“超过这种发作类型大多数患者发作持续时间后，发作仍然没有停止的临床征象或反复的癫痫发作在发作间期中枢神经系统的功能没有恢复到正常基线”。而基于癫痫持续状态的临床控制和对脑的保护，对于发作持续时间也有较多的争议，发作持续5min以上可以考虑为癫痫持续状态是较为积极的观点。

第三节　癫痫的诊断与鉴别诊断

一、癫痫的诊断步骤

确定癫痫的诊断，主要依靠临床表现，脑电图波形和抗癫痫药物的效应。对一位患者来说，初步的诊断并非要求三项条件必备，但在诊断过程中，对不同的患者，三者都是重要的尤其是最后诊断的确立，对多数患者来说，三项条件都是必不可少的。

（一）病史采集与体检

当前虽然有了良好的实验室条件，但病史采集和临床检查仍无可替代。癫痫患者就诊时均在发作以后而且体检大多数无异常所见。因此病史十分重要。由于患者发作时多数有意识障碍，所以叙述不清发作中的情况，甚至根本不知道自己有发作（如夜间入睡中的发作）。所以必须详细询问患者的亲属或目击其发作的人，常需要很长时间了解患者的过去和现在。应该包括详细的发作中及发作后的表现，有否先兆，发作次数及时间，发作有什么诱因与生理变化如月经和睡眠的关系如何，患者智力、生活能力及社会适应性如何，患者性格有否变化等。但目击者往往由于缺乏医学专业培训，或是在目睹患者发作时由于惊慌等原因而不能提供充分、详尽、可靠的发作细节，甚至于对患者的发病情况描述错误，最终导致临床医生误诊，将痫性发作与非痫性发作相混淆；因此，对初诊断为癫痫的患者使用带录像的脑电图做较长时程的视频脑电图（V-EEG）就变得十分必要。国外还有建议对癫痫患者设立家庭录像，用以了解患者的发作情况。对病史搜集应注意的是：癫痫通常是一个慢性病的过程，患者的发作常不确定，因此在就诊时对每次发作的描述常有很大变异。因此对专科医师而言，每次与患者交谈时都应反复地询问患者及其家属对发作的描述，以便不断地修正诊断。由于移动电话的普及，可要求患者家属在发作时用其携带的摄影功能记录其发作情况，在就诊时交给医生不失为简便有效的方法。

还应了解过去患过什么病、有否脑外伤史，母亲在怀孕期间及围产期有否异常，以及患者的习惯、工作、营养状态等。家族史也同样重要，父母亲双方有否癫痫或其他遗传病史。对上述细节的询问有助于临床医生进一步判断引起癫痫发作的可能病因。临床体检除可发现有无神经系统阳性体征外，还须注意患者的智能情况、心脏情况、皮肤和皮下结节，有无畸形、有无运动与协调功能障碍等。必须强调癫痫是临床诊断，如实验室报告与观察到的临床现象不符，则以后者为主。

（二）抗癫痫药物治疗反应

抗癫痫药物的治疗效应是癫痫最后诊断的一项根据。当然，不能认为一次药物治疗效果不好就否定癫痫的诊断。因为选药不当、药物剂量不足、代谢障碍以及患者对药物敏感性的差异等均可影响疗效。经验证明，正确的药物治疗可使90%以上的患者获得满意的效果。临床怀疑癫痫，但发作表现不典型，而脑电图检查又为阴性的病例，抗癫痫药物效应，往往成为确定诊断的主要依据。

二、鉴别诊断

判断某种发作性疾病是否为癫痫，这是诊断中的重要问题，临床上要鉴别患者出现的发作性事件是否为癫痫，应注意与以下疾病相鉴别：

（一）假性发作

又称为心因性发作，亦曾被称为癔症、癔症性癫痫、转换发作、精神性发作、模拟性发作、非器质性发作等。其临床表现类似癫痫发作，但发病由于心理功能障碍所致，与脑部电生理紊乱无关。在临床上，假性发作与癫痫发作容易混淆。将假性发作诊为癫痫，会导致不恰当的用药以及医疗负担，将癫痫诊为假性发作，则会延误治疗。现将假性发作的病因、临床表现、诊断、治疗等做一概述如下：

假性发作的确切发病率尚不清楚。根据国外一些研究的报道，每年的发病率是1.5~3/100 000，好发年龄为20~30岁，但亦曾见于4岁的儿童和70岁以上的老人。四分之三的患者是女性。假性发作可以与癫痫共存。据估计，癫痫患者中有4%的伴假性发作。

假性发作属于精神医学的范畴。ICD-10把其归于神经症性、应激相关的及躯体形式障碍。在遭遇无法解决的问题和冲突时产生不快心情，以转化成躯体症状的方式出现。这些症状没有可证实的器质性病变基础。

其病因与精神因素关系密切，各种不愉快的心境、愤怒、惊恐、委屈等精神创伤常是初次发病的诱因，此后因联想或重新体验初次发作的情感可再发病，且多由于暗示或自我暗示引起。许多患者有癔症性人格（或称表演性人格）基础，遇较轻刺激即易发病。一些患者存在脑功能障碍，以癫痫和学习障碍最多见。受虐待亦是假性发作的危险因素之一，许多患者在幼儿期有遭受身体或性虐待的历史。另外，社会文化环境，如风俗习惯、宗教信仰、生活习惯等，对本症的发生也有一定影响。

假性发作临床表现：①通常与一定的诱因如情绪的变化、环境的刺激等有关，紧张、焦虑、恐惧、生气，或突然的听觉或视觉刺激都有可能诱发假性发作。部分慢性病程、反复发作的患者可以没有明显的精神刺激因素。②假性发作的起始较癫痫发作缓慢，通常在几分钟内逐渐启动。持续时间长短不一，但一般较癫痫发作长，癫痫发作一般小于2min，而假性发作则一般超过此时间。终止可以是逐渐停止，亦可是突然中止。③假性发作在半夜至早上6点少见，睡眠中从未出现假性发作，即使患者发作前似在睡眠（全身不动、闭眼），但当时脑电图提示患者实际上是清醒的（α节律），这称为发作前假睡状态（PIPS）。④假性发作的临床表现多种多样：运动性发作可类似于强直阵挛发作，表现为肢体的强直或重复动作。强直表现为四肢肌张力增高甚至“角弓反张”状，但癫痫发作时在强直阶段多双眼睁开、瞳孔对光反应消失，而假性发作常为闭眼且对被动睁眼有抵抗、瞳孔对光反应存在。重复动作可以表现为有规律的或无规律的、协调的或不协调的，类似于阵挛，但假性发作的阵挛往往不具备真正阵挛的特征：从快速而小幅度逐渐变慢而幅度增大，快速收缩与缓慢松弛。并且，假性发作的这种运动发作通常缺少真正的强直-阵挛过程。⑤假性发作也可表现为类似失张力发作，突然的肢体无力、跌倒，或失神发作，呆愣、对外界无反应。有一些表现为行为异常，口唇动作、摸索、脱衣，甚至咬、抓、掷东西等看似半目的或有目的的行为。这种发作可以被言语或外界所干扰。假性发作还可出现自主神经功能症状，如咳嗽、呼吸困难、过度换气、心悸、心动过速、胸痛、头痛、皮肤潮红、苍白或发绀。

假性发作目前尚无可以确诊的检查：①脑电图：是重要的辅助手段。癫痫发作时脑电图可见痫样放电并以此作为诊断依据，而假性发作脑电图则无异常或仅为肌肉收缩所致的肌电伪迹。发作期间存在 α 节律常提示假性发作的诊断，特别是表现为有“意识障碍”的患者。但常规脑电图检查时间较短，且多于癫痫发作间歇期行此检查，故往往不易捕捉。可采取延长记录时间、同步录像的方法，必要时停用抗癫痫药。长程视频脑电监测还可以用于部分合并假性发作的难治性癫痫患者，判断癫痫发作与假性发作的相对频率，从而采取更有针对性的治疗。但是，并非所有的癫痫发作均能记录到脑电的异常改变（特别是额叶癫痫），须注意假阴性的发生。②诱发试验：暗示性是假性发作的重要特点。临床上经常不能目睹患者的发作，而患者及家属的描述又可能不确切或有一定的倾向性，故采取诱发试验（谈话暗示、过度换气、闪光刺激、注射生理盐水等），特别是配合视频脑电监测可以有助于诊断。③催乳素：癫痫发作特别是在强直阵挛发作后，血清 PRL 的水平明显升高，在发作后 20~30min 达到高峰，随后的 1h 内逐渐降低回到基线。而假性发作则无明显变化。但单纯部分性发作、轻度的复杂部分性发作及没有累及边缘系统的发作，可没有明显的 PRL 水平改变。另外，垂体病变、药物使用、外伤、中毒等都可能影响 PRL 水平，须注意假阳性可能。④神经元特异性烯醇化酶：NSE 特异定位于神经元和神经内分泌细胞，主要参与糖酵解，在神经元坏死或损伤时进入脑脊液和血液。在癫痫发作后 NSE 明显升高，而假性发作则不升高。⑤神经心理测定：本身没有诊断或治疗作用。但是，通过判断患者是否存在一定的精神心理障碍，有助于了解其是否存在假性发作的疾病基础，并采取相应的心理治疗。

假性发作目前尚没有明确的诊断标准。有以下表现提示假性发作：①病前有一定的性格心理特征，与症状的发生和恶化有一定联系的精神刺激。②发作时的临床症状多样化，持续时间长，“大发作”时闭眼，瞳孔对光反射保存，事后能够回忆，PIPS，发作时哭泣。③发作时脑电图正常。④具有一定的暗示性，诱发试验可以诱发或中止发作。⑤抗癫痫药物治疗无效。

应用长程视频脑电监测加诱发试验，PRL 或 NSE 水平测定可以帮助假性发作的诊断。但是这些辅助检查并不是诊断的金标准，对检查的结果需慎重分析。而且，对许多癫痫合并假性发作的患者，诊断假性发作后并不能自动排除另一个诊断。

对于精神性发作的假性发作患者主要采用心理治疗，一般对患者予精神安慰、支持、劝解、保证、疏导和环境调整等，并对他们进行诱导、启发、教育，帮助患者认识疾病的本质，了解发病的原因及症状，促使疾病的恢复。现代心理治疗方法很多，可根据不同情况分别或联合应用。如有必要，可请专业人员根据患者需要制订一套完整的心理协调咨询计划，依据计划来完成心理辅导。给患者以心理治疗时，须取得其家属配合，应与患者及家属进行良好的沟通，不能简单告知其未患癫痫（尤其是对于已按照癫痫治疗多年的患者）。

当癫痫患者合并假性发作时，是否给予 AED 治疗的判断很重要。必须让患者理解其存在两种发作类型并能够很好地区分它们。如果癫痫诊断不肯定，则应尽量避免首先使用 AED，必须衡量可能发生的癫痫发作和 AED 的不良反应哪一个危害更大。

如有焦虑或抑郁症状严重者，可给抗焦虑、抗抑郁药物。有时药物暗示也可取得一定效果。

（二）晕厥

由于一时性广泛性脑供血不足，导致大脑皮质高度抑制而突然引起短暂的意识丧失称为晕厥。

晕厥的原因很多，临床较多见者有以下四种：

1. 心源性

引起心源性晕厥的原因有心律失常、病态窦房结综合征、主动脉狭窄、先天性心脏病、原发性肺动脉高压症、心绞痛、急性心肌梗死、左心房黏液瘤及血栓形成等。这类晕厥是由于心脏停搏、严重心律失常、心肌缺血、心脏排血受阻等引起血流动力学紊乱，导致脑缺血而发生。

2. 延髓性

由于脑干病变或药物影响延髓的血管运动中枢引起者。前者如脑干的血管病变、肿瘤、脱髓鞘病及变性疾病等；后者如安定药、镇静药、安眠药、抗抑郁剂和麻醉剂等对血管运动中枢的直接抑制作用。

3. 反射性

反射性晕厥最常见，约占各型晕厥的 90%。大多是通过血管迷走反射，导致心脏抑制和全身血管扩张，使心输出量降低引起晕厥。如：①血管减压性晕厥（单纯性晕厥）：本病多见于青春期体质较弱的女性，常有家族史。其诱因多为疼痛、情绪紧张、恐惧、抽血、注射、拔牙、外伤、各种穿刺及小手术、焦虑、闷热、脱水、站立、疲劳、愤怒等。有短暂的前驱症状，如头晕、恶心、上腹部闷胀、视力模糊、出冷汗、面色苍白、无力等。继则意识丧失，倒地，血压迅速下降，脉搏缓。患者可很快恢复知觉，常无严重后果。②体位性（直立性）低血压：常发生于由卧位或蹲位突然站立或持续站立时。其特点是血压急骤下降，心率加速，晕厥持续时间较短，有反复发作倾向，一般无前驱症状。③颈动脉窦综合征：多发生于中年以上动脉硬化的患者。发作时常有眼花、眩晕、感觉异常，闪光性中心盲点等。压迫颈动脉窦常可诱发，这是由于颈动脉窦压力感受器对直接刺激压迫敏感所致。④排尿性晕厥：多见于老年和中年男性患者，发病多在醒后起床排尿时或排尿后。多无前驱症状，或仅有极短暂的头晕、眼花及下肢发软等。发作时患者突然意识丧失、晕倒，约持续1~2min自行缓解。本病的发病机制为综合性，如膀胱收缩产生强烈的迷走性反射导致心脏抑制和节律失常，血管迷走或血管减压反射，体位骤然转变及自主神经不稳定等，其他还有舌咽神经痛所致晕厥及舌咽性晕厥、咳嗽性晕厥和仰卧位低血压综合征等。

4. **脑源性**

由于广泛性脑血管闭塞，一过性脑缺血发作，蛛网膜下隙出血，慢性铅中毒性脑病，主动脉弓综合征等脑缺氧所致的晕厥。此外，小儿窒息性缺氧也可引起晕厥。

晕厥的临床表现：①发作前期：患者常感头部及全身不适，视力模糊、耳鸣、面色苍白、出汗，预示即将发生晕厥。此时如患者取头低位卧姿势常可防止发作。②发作期：轻者眩晕恶心、肢体发软、摇摆。重者常突然意识丧失，全身肌紧张度消失、跌倒地上、两眼上翻。少数惊厥性晕厥患者甚至出现角弓反张、阵挛动作、瞳孔极度散大、流涎、咬舌、尿失禁。脑电图检查出现持续3~10s的广泛性、对称性2~3次/秒的慢波，枕区较明显。③发作后期：患者苏醒后，可有一段时间意识混浊状态，感腹部不适、恶心、有便意，甚至大小便失禁。苍白和出汗可持续一段时间，有极度疲劳感或嗜睡。发作后期延续时间取决于晕厥发作的程度，轻度发作仅延续数秒钟，惊厥性晕厥发作可达半小时之久。

晕厥病例被漏诊或被误诊为癫痫发作。某些轻度的晕厥发作与失神发作、颞叶癫痫相混。在另一些病例中，把惊厥性晕厥误诊为癫痫强直阵挛发作，尤多见于婴儿和儿童。晕厥与癫痫之所以易于混淆，主要是由于两者之间具有共同的症状学特点所造成的，如意识丧失、全身痉挛、瞳孔散大、流涎、尿失禁、发作后疲倦等，因此，对癫痫或晕厥的诊断不能单凭有无这些症状或分类之中的一项或几项来判别，应仔细分析癫痫与晕厥的全面临床表现。有时需要脑电图与心电图监测来与癫痫鉴别。

（三）偏头痛

亦是发作性疾病之一，多为单侧，每次发作的性质及过程相似，间歇期正常。以女性多见，约为男性的3.5倍。偏头痛按症状可分下列数型。

1. **典型偏头痛**

约占偏头痛的10%。多有家族史，有明显的前驱期，亦称“先兆”，此期最常见的是眼症状，有闪光、冒金星、各种形状的暗点、黑矇、偏盲等。其他前驱期症状有精神不振、嗜睡、肢体感觉异常、轻瘫、失语。前驱期症状持续数分钟至半小时，随之出现剧烈头痛，多在一侧，有时双侧，或左右侧交替。头痛部位多在前额、颞、眼眶，或向半侧头部扩散。呈跳痛、涨痛、敲击痛。同侧颞浅动脉可怒张及搏动增强，压迫可使疼痛稍轻。患者面色青白、恶心、出汗、畏光、怕声，少数有腹痛、腹泻，往往有呕吐，呕吐后头痛缓解。如未用止痛剂，发作持续数小时或1~2d，多在上午或日间发作，频度不定，可每日发作，或数周，甚至数年发作一次，如每日均有发作时称为偏头痛持续状态。

2. 普通偏头痛

约占偏头痛的60%。前驱期症状常不明显，有的在头痛前数小时或数日出现胃肠道症状或轻度情绪改变。头痛的部位、性质与典型偏头痛相似。头痛持续时间可达数日。家族史多不明显。

3. 特殊型偏头痛

比较少见，约占偏头痛的1%~2%。眼肌麻痹型偏头痛和偏瘫型偏头痛，多为青年人，发作开始或发作后在头痛侧出现眼肌麻痹或头痛对侧出现轻偏瘫或偏身麻木、失语，可短暂消失或持续较长时间。阳性家族史较多。基底动脉型偏头痛多为女性，发作与月经有明显关系，多有家族史。典型发作是蝶骨嵴脑膜瘤的患者出现以视觉障碍和脑干功能紊乱的前驱症状，持续数分钟后发生短暂晕厥，待意识恢复后出现枕部或一侧头部剧烈搏动性疼痛，伴恶心呕吐，发作持续数小时。腹型偏头痛，以腹痛为主，头痛很轻，常伴恶心、呕吐、寒战、出汗、苍白、腹泻等，持续数小时或1~2d。

偏头痛与癫痫为两种机制不同而临床上有交叉的疾病，两者可以合并出现。偏头痛的视觉先兆与偶然出现的肢体感觉异常要与部分性癫痫发作相鉴别。部分偏头痛患者可出现脑电图的异常，5%~9%的患者在偏头痛发作间歇期脑电图有棘波或尖波发放。但偏头痛的先兆症状与持续时程均较长，随后往往都有头痛发作，常伴有恶心、呕吐，患者多有头痛发作史和偏头痛家族史。

（四）短暂性脑缺血发作

TIA为脑局部血流灌注不足所致的功能障碍，表现为功能抑制的现象，多见于中老年患者，常伴有高血压、高血脂及脑血管疾病史。

要注意与部分性癫痫发作相鉴别。特别是部分感觉性发作和失语性发作，与本病鉴别比较困难。除病因和发病年龄有一定不同外，脑电图表现是主要的鉴别依据。局限性尖波、棘波及棘-慢波为癫痫发作的特征。发作时间长短是鉴别手段之一，TIA持续时间通常较一次癫痫发作长。

（五）运动诱发性发作性运动障碍（paroxysmal kinesigenic，PKD）

运动诱发性发作性运动障碍是一类少见的运动障碍疾病，临床表现类似癫痫，但病因及预后与癫痫不相同，可能是一种离子通道病，与癫痫有一定关系，曾被归类于癫痫的一种发作类型，EEG 大多正常。PKD 多在儿童及青少年期起病，男孩比女孩多见，往往由于突然运动所诱发，如上课时被老师提问突然站立、体育课突然起跑，或是在房内听到门铃或电话铃响站起去接电话时。精神紧张、疲劳、月经周期时容易诱发。发作时表现为一侧或双侧肢体呈肌张力不全或舞蹈症样表现，严重时可致跌倒，发作时患儿神志清楚，有时有语言障碍，持续数秒至数十秒，少数可达 1~2min，每日可发作多次或数日数月发作 1 次，发作期及发作间期大多数脑电图正常，预后良好，PKD 有年龄自限性，大部分对 AED 疗效良好。

（六）发作性睡病

发作性睡病是一种睡眠障碍，是在不该睡眠的场所和时间发生的不可克制的睡眠。其睡眠与正常睡眠相同，能被唤醒。患者同时可伴有猝倒症、睡眠瘫痪及入睡前幻觉。称为发作性睡病四联症。病因不明，可能是下丘脑及网状结构的功能紊乱。患者在夜间入睡或白天发作时皆由典型的眼快动相开始。这在正常人或其他嗜睡患者中从不发生。猝倒症、睡眠瘫痪及入睡前幻觉均为眼快动相中所特有的现象。类似发作性睡病的表现可见于三脑室肿瘤、脑炎、脑外伤、脑动脉硬化及内分泌障碍等疾病。开始起病多在青少年，男性较女性为多。主要症状是不能抗拒的睡眠，在课堂、工作场所或会场等场所最易发生，饭后是好发时间。遇到突然响声、叫唤或轻拍其身时即能醒来。站立工作或与人交谈时可有倦意思睡。每次发作 10 余分钟。或 1 个月发作数次。如在躺卧体位而无环境吵扰情况下，睡眠可持续数小时。猝倒症是突然而短暂的躯干肌张力减低，出现低头、弯腰、屈膝或跌倒，但意识清楚，在强烈情感如大笑后更易发生。睡眠瘫痪是入睡或醒来时不能移动躯肢或说话，意识清楚，有焦急感，历时甚短，在努力活动之后即可恢复正常。入睡前幻觉以视幻觉较听幻觉多见，内容多属惊恐性质，醒后认为是“做梦”。发作性睡病伴有猝倒症者达 70%，伴睡眠瘫痪者约 50%，伴入睡幻觉者约 25%，完全四联症者仅 10%o 病程较长，发作可随年龄增大而减少。

在不合适的地点与时间反复发生不可克制的睡眠是本病的特征，如病程中伴有猝倒症、睡眠瘫痪及入睡前幻觉则更能明确诊断。须与失神发作鉴别。失神发作者起病年龄较发作性睡病早，儿童多见。失神发作是突然意识丧失而非睡眠。失神发作有的伴有失张力，但持续时间短暂，一般仅数秒钟。脑电图 3 次/秒棘-慢波综合，是其特征性改变，有重要的鉴别价值。

（七）内科系统疾病伴发的抽搐症状

阿-斯综合征发作时，往往伴有心律失常，轻者感觉黑矇，重者知觉完全丧失，有时可伴发抽搐。当心排血量骤降时，患者先表现为面色苍白，继而意识丧失，发生抽搐，抽搐的表现往往与癫痫相似。如果脑循环及时恢复，患者立即清醒，这时常因反射性充血而面色潮红，清醒后患者神志可立即恢复。

低血糖、高血糖也会引起抽搐发作，血糖低于 2.8～3.36mmol/L 或是血糖突然升高及高渗状态均可引起抽搐，患者的发作多为部分性发作，且对常规的抗癫痫药物疗效不佳。

其他如低血钙、尿毒症等也可引发抽搐，患者的血清游离钙浓度低于 0.6mmol/L 即可引起肌肉痉挛、手足搐搦等，大约 1/3 的急性肾功能衰竭的病例会出现癫痫发作，患者出现肌肉阵挛，全身强直阵挛发作及癫痫持续状态多见于透析综合征。

第四节　癫痫的治疗

一、发作时的处理

（一）全身性强直-阵挛发作的处理

注意防止跌伤和碰伤。应立即使患者侧卧，尽量让唾液和呕吐物流出口外，不致吸入气道。在患者张口时，可将折叠成条状的小毛巾或手帕等塞入其上下臼齿之间，以免舌部咬伤。衣领及裤带应该放松。抽搐时不可用力按压患者的肢体，以免造成骨折。发作大都能在几分钟内中止，不必采取特殊的治疗措施。亦不要采取所谓“掐人中”的方法，因为此举不仅不能中止发作，还有可能对患者造成新的伤害。对自动症发作的患者，在发作时应防止其自伤、伤人或毁物。

（二）癫痫持续状态的治疗

癫痫持续状态是一种严重而紧急的情况，必须设法于最短时间内使其中止，并保持 24～48 小时不再复发。应保持气道的通畅和正常换气。在积极治疗病因的同时，选用以下药物之一做静脉注射（均为成人剂量）。这些药物对呼吸循环功能都有不同程度的抑制，使用时必须严密观察。

1. 地西泮（安定）

10mg，于 5～10min 内静脉注射，由于分布快，血浓度很快下降，故作用持续时间较短，可以每隔 15～20min 重复应用，总量不超过 100～200mg。地西泮注射偶可产生呼吸抑制，呼吸道分泌大量增加或血压降低。应注意观察并及时采取相应措施。

2. **苯妥英钠**（phenytoin，PHT）

文献报道，因安定作用时间较短，故在静脉注射安定后应给予作用较持久的药物，一般用苯妥英钠 0.5～1.0g 静脉注射，目标总量至少 13mg/kg，甚至 18mg/kg，每分钟注射不超过 50mg。有心律不齐、低血压和肺功能损害者应谨慎。用苯妥英钠对局部刺激明显，国外现已有新一代制剂磷苯妥英钠（FDPH），可以减少这一不良反应。

3. **氯硝西泮**（clonazepam，CZP）

1～4mg 静脉注射，但此药对心脏、呼吸的抑制作用均较安定为强。

4. **劳拉西泮**（lorazepam）

4～8mg 静脉注射，于 2min 内注完，亦有较佳效果。作用较安定持久，对心脏和呼吸系统抑制较安定为弱。

5. **丙戊酸钠**（valproate，VPA）

静脉注射，5～15mg/kg 推注，1 次注射以 3～5min 推完。每日可以重复两次。亦可静脉维持，0.5～1.0mg/（kg·h）。

6. **异戊巴比妥**

0.5～0.75g，溶于注射用水 10mL 内缓慢静脉注射，根据患者的呼吸、心律、血压及发作情况控制注射速度，如出现呼吸抑制现象时应立即停止用药。但目前国内无此药物。

7. **咪达唑仑**（midazolam）

先予 0.1mg/kg 静脉注射后予 0.1mg/（kg·h）静脉持续滴注，如癫痫再发作，加用咪达唑仑 0.1mg/kg 静脉注射并以 0.05mg/（kg·h）幅度加量，直到惊厥控制，如果给药剂量达 0.6mg/（kg·h）时，癫痫未控制应考虑此药无效，不再加大用药剂量。如持续 24h 无癫痫发作，予逐渐减量，每 12h 以 0.05～0.1mg/（kg·h）减量直至停用。静脉注射后，有 15%的患者可发生呼吸抑制。特别当与阿片类镇痛剂合用时，可发生呼吸抑制、停止，部分患者可因缺氧性脑病而死亡。

少数患者如仍难以控制，则可应用利多卡因甚至全身麻醉。在发作基本被控制后，根据患者的意识状态采用口服或鼻饲给药，用间歇期的药物剂量。

反复的全身强直-阵挛发作会引起脑水肿，后者又能促使癫痫发作，可静脉注射 20%的甘露醇等以消除脑水肿。还应注意维持患者的呼吸道畅通，防止缺氧，必要时作气管切开并人工辅助呼吸。还应保持循环系统的功能，预防和治疗各种并发症，如使用抗生素治疗继发感染等。

二、发作间歇期的抗癫痫药物应用

推荐的用药方案：

（一）全身强直-阵挛性发作

1. 丙戊酸钠（Valproate，VPA）

常用剂量为0.2~0.4g，每日3次，最大剂量为1.8~2.4g，分次口服。主要不良反应为食欲缺乏，少数出现肝功能损害，尤其是年龄较小者。有效血浓度为60~100μg/mL。

2. 苯妥英钠（Phenytoin，PHT）

优点为安全，可以控制发作而不引起镇静或智力影响，缺点是该药的代谢遵循饱和代谢动力学，且治疗剂量与中毒剂量接近，存在较大的个体差异。常用剂量为0.3~0.4g/d，每日3次分服，口服吸收需要8~12h，有效血浓度为10μg/mL。与血清蛋白结合率高，与VPA竞争同一结合位点。部分患者在剂量偏高时失神或大发作增多。主要不良反应为齿龈增生、毛发增生，偶有粒细胞减少。长期过大剂量可有中毒性小脑损害。

3. 苯巴比妥（Phenobarbital，PB）

一般无上述全身反应，但有产生镇静和反应迟钝的缺点。扑痫酮为去氧苯巴比妥，在体内代谢为苯巴比妥，体内代谢产物为苯巴比妥与苯乙基丙二酰胺，最大的不良反应也为镇静，常常使患者因此而不能依从医嘱。若以小剂量（扑痫酮62.5mg，每次1/4片，每日1次）开始，逐渐增加剂量，可达到治疗目的而无镇静不良反应。苯巴比妥在儿童可能引起活动增多、过度兴奋或失神发作频增。该药另一缺陷是对认知功能尤其是儿童和青少年影响较明显。

4. 卡马西平（Carbamazepine，CBZ）

常用剂量为0.1~0.2g，每日3次服用，最大剂量为1.2g/d，分次口服。主要不良反应为皮疹、粒细胞减少，罕有再生障碍性贫血。有效血浓度为4~12μg/mL。

（二）其他全面性发作

失神可选用乙琥胺或丙戊酸钠，但前者目前国内无药。苯妥英钠、苯巴比妥、卡马西平、扑痫酮等均可加重失神发作。

非典型失神和肌阵挛型发作较难控制，选用丙戊酸钠，也可应用氯硝西泮，但易于产生耐药性，氯硝西泮若与丙戊酸钠同用可能会触发失神发作持续状态，应当慎重。

（三）部分性发作

卡马西平、奥卡西平为治疗首选药物，苯妥英钠、扑痫酮、苯巴比妥也可能有效。丙戊酸钠的反应不一。复杂部分性发作一般难以控制，单药治疗常常无效而须合并用药，常用的组合有卡马西平、奥卡西平与丙戊酸钠，或者使用新一代抗癫痫药如拉莫三嗪、左乙拉西坦、托吡酯等。

这些药物在大剂量时都有神经毒性，在治疗范围血浓度常会出现眼球震颤，更高血浓度时可出现共济失调、眩晕、震颤、健忘、精神错乱、意识障碍等。

（四）婴儿痉挛症

1. 常规抗癫痫药

多选用 VPA，口服至 50mg/kg，每日两次口服，10~14d 后无效则增至 100mg/kg，分两次口服，10~14d 后如仍无效则代之以激素治疗。

2. 泼尼松

每晨服 30~40mg，4~6 周后减至 5mg，以后每 2~4 周减 5mg，达隔日 5mg，总疗程 10~12 个月。

可同时激素和氯硝西泮合用。

3. 维生素 B_6

300mg，每日 3 次，部分患儿可获显效。

伴结节硬化病者非氨酯效果较好。

三、生酮饮食治疗

生酮饮食最早是由模仿饥饿时产生酮病状态设计发展而来，是指高脂肪、低蛋白质和低碳水化合物的一种饮食，使患者体内产生酮体并维持酮酸中毒，从而控制癫痫发作。目前主要有三种类型。最常用的是传统类型，即脂肪以长链三酰甘油饮食为主。第 2 种为中链三酰甘油饮食，脂肪以中链三酰甘油为主，由于其对肠道刺激而不常用。第 3 种是改良型中链三酰甘油饮食，30%为中链三酰甘油，40%为长链三酰甘油。

作为当药物单独控制无效时的另一种手段，生酮饮食多用于儿童，大量临床报道证实其对儿童癫痫，包括 Lennox-Gastaut 综合征在内的多种形式发作的综合征及难治性癫痫，尤其是肌阵挛发作、失张力发作或猝倒发作以及不典型失神发作最为有效。以往认为生酮饮食用于成人不易获得持久稳定的酮病状态，但近年来也开始不断有关于生酮饮食治疗成人难治性癫痫的报道。临床应用须特别注意其禁忌证：各种脂肪、酮体代谢障碍性疾病或线粒体病；成人糖尿病、心脑血管疾病等。此外，一些抗癫痫药物可能加重生酮饮食的某些不良反应，它们包括乙酰唑胺、托吡酯、唑尼沙胺，它们都可能导致酸中毒以及肾结石。

第八章　神经肌肉接头与肌肉疾病

第一节　重症肌无力

重症肌无力（myasthenia gravis，MG）是主要由乙酰胆碱受体抗体（AChR-Ab）介导、细胞免疫依赖和补体参与的神经-肌肉接头（NMJ）传递障碍的自身免疫性疾病。

一、诊断步骤

（一）病史采集要点

1. 起病情况

起病隐袭，主要累及随意肌，其中眼外肌组最易受累，有肌肉易疲劳、晨轻暮重的主诉。症状常局限于某组肌肉，肌群重复或持续运动后肌力减弱，呈规律性波动，活动后症状加重，休息后不同程度缓解。

2. 主要临床表现

MG 主要临床特征是骨骼肌病态疲劳，症状活动后加重，休息后减轻，呈现出晨轻暮重，用抗胆碱酯酶药如新斯的明可使症状改善。在某些诱因下，包括感染、精神创伤、过度疲劳、妊娠、分娩及应用神经肌肉接头阻滞药物等情况下，出现症状的加重或累及呼吸肌。波动性肌无力的发生顺序为眼外肌、咽喉肌、咀嚼肌、肩胛带肌、躯干肌和呼吸肌等。

（1）眼外肌常最早受累

约半数病例眼外肌首先受累，10 岁以下儿童常见，患者主诉为视物重影或视物不清等。检查发现眼睑下垂、斜视及复视，严重时眼球运动受限或固定，一般可由单眼开始，以后累及双侧，也可交替发生呈拉锯状或双眼同时发病，瞳孔括约肌一般不受累。瞳孔对光反射及调节反射存在。

（2）面部肌肉受累

包括表情肌、咀嚼肌、吞咽肌、舌肌和发音肌。出现表情障碍，闭目皱眉不能，示齿无力。咀嚼肌无力表现为咀嚼普通食物无力，如青菜、猪肉等，只能进食流质或半流食物，常常表现为咀嚼停顿，患者诉牙齿无力，须休息片刻方能继续咀嚼。舌肌无力表现为，伸舌不出或伸舌时间短，舌在口内无力搅拌食物，构音不清。吞咽肌无力表现的吞咽困难有别于延髓性麻痹的持续性无力，而是休息一会儿又可以吞咽食物，连续吞咽又会感到疲劳，饮水呛咳程度较轻。发音肌无力表现为，长时间谈话后语音微弱低沉或带鼻音。如果患者伴有眼睑下垂或吞咽困难的声嘶，易于识别。如果以声音嘶哑为首发或唯一的症状时易造成误诊。

（3）躯干肌及四肢肌受累

颈屈肌、肩胛带肌、髋部屈肌受累较少，躯干肌中骶棘肌常受累。颈肌受累导致抬头困难，头部向前倾，患者常用双手扶托，四肢近端肌群受累表现双手抬举或梳头困难，走一段路后上楼梯或公共汽车困难，影响日常活动，严重时被迫卧床。肌无力以近端重于远端，受累肌仅有轻度萎缩或无萎缩，腱反射多数保存甚至亢进。膀胱及直肠括约肌受累可影响大小便功能。有一部分患者可出现听力下降，用抗胆碱酯酶药后好转，可能与镫骨肌受累有关。

（4）呼吸肌受累

早期表现活动后气短，病情重时静坐也有气短、发绀及咳嗽无力，继发吸入性肺炎可导致死亡。严重的呼吸肌麻痹，以致不能维持换气功能时，称为重症肌无力危象，此时须及时抢救，会危及生命，是 MG 死亡的常见原因。肺感染或手术（如胸腺摘除术）后可诱发危象，情绪波动和系统性疾病、失眠等均可使症状加重，有一部分患者并没有明显的诱因，考虑为自然病程发展的结果。危象可分为三类：第一种为肌无力危象：临床最常见，约占 MG 危象的 95%，诱发因素通常为呼吸道及肺感染、手术（包括胸腺摘除术）、分娩、月经期、过劳、情绪抑郁，漏服、停服抗胆碱酯酶药或药量不足，应用过量镇静剂，呼吸抑制剂如吗啡，神经—肌肉传导阻断剂如链霉素、庆大霉素等。患者全身肌无力迅速进展加重，出现呼吸困难，常伴烦躁、不安、出汗和震颤等，由于呼吸肌无力，可出现二氧化碳潴留，患者在夜间最明显，会出现头痛剧烈，神志改变，须引起高度警惕。依酚氯铵 2~5mg 静脉注射（或新斯的明 1mg 肌注）后肌无力症状短暂明显好转，可证实诊断。第二种为胆碱能危象：约占危象的 4%，通常因抗胆碱酯酶药过量，使终板膜电位发生长期去极化，阻滞神经肌肉传导所致。见于长期大剂量抗胆碱酯酶药应用患者或随意加大用药量者。依酚氯铵试验症状加重可证实。在肌无力症状迅速加重的同时伴有肌束震颤及毒蕈碱样反应，如恶心、呕吐、脸色苍白、出汗、流涎、腹痛、腹泻、肠鸣音亢进、大小便失禁、瞳孔缩小、唾液增多、心动过缓和肌束颤动等，先兆症状常为瞳孔缩小，可引起心搏骤停和血压下降可危及生命。第三种为反拗危象约占危象的 1%，抗胆碱酯酶药治疗无反应。发病机制不清，可能由于对抗胆碱酯酶失敏感所致。临床表现患者药物剂量未变，但突然失效，肌无力症状明显加重而无胆碱能副作用征象，依酚氯铵试验无反应。多见于严重全身型患者，发生于胸腺瘤术后、感染、电解质紊乱等情况。

（5）心脏受损表现

MG 患者心脏症状和体征多不典型或被严重的骨骼肌症状所掩盖，常被医生忽视。心电图可表现为 T 波平坦、倒置，ST 段压低、窦性心动过速、过缓伴不齐，少数有二联律和 Q 波，经用新斯的明 10 分钟后，这些异常则完全恢复，同时心肌酶学也有改变。

（6）平滑肌和膀胱括约肌也可受累

我们发现，患者伴发麻痹性肠梗阻、动力性梗阻性肾盂积水，经用肾上腺糖皮质激素治疗，这些表现随 MG 的好转而改善，说明这些患者的平滑肌症状属肌无力性质。以上研究均说明 MG 不仅侵犯骨骼肌的突触后膜的烟碱型乙酰胆碱受体，而且可以侵犯平滑肌的突触后膜的毒蕈碱型乙酰胆碱受体。感觉通常保存，个别病人伴有癫痫发作、精神障碍、锥体束征、自主神经和周围神经受累等表现。可能与中枢神经系统的乙酰胆碱的同样减少有关。

（二）体格检查要点

①一般情况基本正常。若患者以肌无力危象来就诊，须注意其呼吸循环等情况。

②要注意甲状腺有无肿大，能否听到血管杂音等。

注意：患者的皮肤黏膜，关节有否畸形等，须寻找其他自身免疫疾病的证据。

③神经系统检查重点应放在运动系统方面。注意眼球运动、复视、瞳孔的大小、对光反射等的情况，若患者瞳孔扩大，对光反射消失应质疑重症肌无力的诊断，须排除其他疾病。注意有无吞咽困难，讲话有无鼻音，颈肌的肌力等情况。患者四肢的肌张力一般正常，腱反射无改变，也可出现病理征。一部分病人也会出现四肢肌萎缩，须与运动神经元病相鉴别。

④其他的神经系统检查基本正常。

二、诊断对策

（一）诊断要点

诊断根据部分或全身骨骼肌易疲劳，波动性肌无力，活动后加重、休息后减轻和晨轻暮重等特点，体检无其他神经系统体征，低频重复电刺激波幅递减及单纤维肌电图显示震颤增宽或阻滞，胆碱酯酶抑制剂治疗有效，血清 AChR-Ab 阳性等特点可确诊。

（二）临床类型

1. 改良的 Osserman 分型

被国内外广泛采用，用于临床治疗分期及判定预后。共分 5 型：

Ⅰ型或眼肌型 MG（ocular MG）：单纯眼外肌受累，出现上睑下垂或复视等，无其他肌群受累的临床及电生理证据，为良性型，皮质类固醇疗效好，预后佳。

ⅡA 型或轻度全身型 MG（mild generalized MG）：常伴眼外肌受累，四肢肌群轻度受累，通常无咀嚼、吞咽及构音障碍，生活可自理，进展缓慢，不发生危象，药物治疗反应较好。

Ⅱ B 型或中度全身型 MG（Moderately severe generalized MG）：眼外肌受累，骨骼肌和延髓肌严重受累，出现复视、睑下垂、吞咽困难、讷吃及肢体无力，生活难以自理，但未发生危象，药物治疗反应不佳。

Ⅲ型或急性突发型 MG（acute fulminating MG）：急性起病，症状危重，进展迅速，常在起病数周至数月内达到高峰，生活不能自理，伴呼吸肌麻痹危象，常须气管切开或辅助呼吸，多合并胸腺瘤，药物治疗反应差，预后差，死亡率高。

Ⅳ型或晚期重症型 MG（late severe MG）：症状与Ⅲ型相同，可经过两年以上由Ⅰ型发展为Ⅱ A、Ⅱ B 型，再稳步进展而来，出现延髓麻痹或呼吸肌麻痹，药物治疗反应及预后差。

Ⅴ型或伴肌萎缩型：起病后半年内出现肌萎缩，肌无力出现失用性，继发性肌萎缩不属此型。

改良的 Osserman 分型法可反映受累肌群，病人对劳动能力影响或威胁生命的严重程度，Ⅱ型仅给病人生活和工作带来不便，Ⅲ型、Ⅳ型可随时出现生命危险，应高度重视。该分型只能反映受累肌群，不能准确反映肌无力严重程度，肌无力严重性与 AChR-Ab 滴度无相关性。

2. MGFA 分型

2000 年美国重症肌无力协会提出了新的临床分型，较 Osserman 分型更能客观、细致地反映出病人病情，以及治疗前后的变化与波动。

Ⅰ型：任何眼肌无力，可伴有闭合无力，其他肌群肌力正常。

Ⅱ型：无论眼肌无力的程度，其他肌群轻度无力。

Ⅱ A 型：主要累及四肢或（和）躯干肌，可有同等程度以下的咽喉肌受累。

Ⅱ B 型：主要咽喉肌或（和）呼吸肌，可有同等程度以下的四肢或（和）躯干肌受累。

Ⅲ型：无论眼肌无力的程度，其他肌群中度无力。

Ⅲ A 型：主要累及四肢或（和）躯干肌，可有同等程度以下的咽喉肌受累。

Ⅲ B 型：主要咽喉肌或（和）呼吸肌，可有同等程度以下的四肢或（和）躯干肌受累。

Ⅳ型：无论眼肌无力的程度，其他肌群重度无力。

Ⅳ A 型：主要累及四肢或（和）躯干肌，可有同等程度以下的咽喉肌受累。

Ⅳ B 型：主要咽喉肌或（和）呼吸肌，可有同等程度以下的四肢或（和）躯干肌受累。

Ⅴ型：气管插管，伴或不伴机械通气（除外术后常规应用）；无插管的鼻饲病例为Ⅳ B 型。

3. **其他特殊分型**

（1）新生儿 MG

约 12%的 MG 母亲的新生儿出生后 48 小时内出现吸吮困难、哭声无力、肢体瘫痪及呼吸功能不全等症状，母亲、患儿均可检出 AChR Ab，无力症状可持续数日至数周．随后症状逐步改善直至消失，抗体滴度降低。若出现呼吸衰竭，患儿可用血浆置换、呼吸机支持和大量丙种球蛋白、激素的治疗。一般预后良好。我们资料证实胸腺切除过的女患者分娩新生儿无 MG。

（2）儿童和青少年型

儿童和青少年 MG 仍以女性多见，3 岁以下婴幼儿几乎占一半以上。年龄越小，患病率越高，绝大多数病程短于 2 年，以单纯眼肌型最多，其次为全身型，部分单纯眼肌型在起病 1 个月~2.5 年内转变为全身型。说明 MG 患儿经过治疗后，病情即使不痊愈也会相对稳定，仅少数（10%左右）转化为其他类型。极少合并胸腺瘤，胆碱酯酶抑制剂治疗效果相对欠佳。

（3）先天性 MG

较少见，新生儿期通常无症状，婴儿期出现眼肌麻痹和肢体无力，严重时累及呼吸功能，部分患者有家族史。此型为 AChR 基因突变导致的离子通道病，抗胆碱酯酶药可能有效，血清中不能检出相关抗体。

（4）药源性 MG

发生应用神经-肌肉传递阻滞剂，如氨基糖苷类抗生素、奎宁、奎尼丁、普鲁卡因胺、普萘洛尔、氯丙嗪和肌松剂等。特别在青霉胺治疗肝豆状核变性、类风湿关节炎及硬皮病患者时，临床症状及 AChR Ab 滴度与成人型 MG 相似，停药后症状消失。

（5）老年 MG

老年患者多以眼肌症状为首发，随后出现咽喉肌无力，说话鼻音，声音嘶哑，吞咽困难，四肢无力等症状。以全身型为多见，以Ⅱ、Ⅲ、Ⅳ型为主，眼肌型相对少见。各型互相演变，一般从眼肌型向全身型演变，2~3 年完成。老年患者一旦发病，其随意肌受累范围广泛，程度严重，进展速度较快。在临床上应引起重视。老年患者合并其他自身免疫疾病少，但其他老年性并发症较多。老年患者容易误诊，若以咽喉肌无力为表现者，易误诊为脑干缺血。眼睑下垂者可误诊为老年性睑下垂、动眼神经麻痹、糖尿病等。患者的年龄越大，预后越差，伴有胸腺瘤的老年患者预后较差，原因与胸腺瘤引起的免疫因素改变有关，而与胸腺瘤的大小无关。

三、治疗对策

（一）抗胆碱酯酶药

1. 溴化新斯的明

口服 30~60 分钟作用达高峰，可持续 3~6 小时，量和次数因人而异，成人开始 90~180mg/d，根据需要分次口服。病情恶化不能口服时可肌内或皮下注射，成人 0.5mg，随后根据病情调节剂量。

2. 溴化溴吡斯的明

是 1-甲基-3-甲基吡啶溴化物的二甲基氨基甲酸酯，起效温和，作用时间较长（2~8 小时）并逐渐减效，是临床最常用的药物。成人起始量 60mg 口服，4~6 小时 1 次，以后逐渐增至 60~180mg，3~4 次/日；儿童剂量 7mg/（kg·d）；重症病例可酌情加量至 600~1000mg/d，最大适用剂量不超过 120mg/3h。由于药物吸收、代谢和排泄的个体差异，药物剂量可有很大变化，常凭经验掌握用药剂量和时机。认真记录药量及反应有助于调整剂量，合理用药。该药副作用缓和，一般无须加用阿托品。

（二）皮质类固醇

为免疫抑制剂，可抑制 AChR-Ab 合成，减少 NMJ 突触后膜 AChR 自身免疫攻击，使终板再生及增加突触后膜 AChR。适用于中、重度全身型 MG 患者及胸腺摘除术后患者，特别是老年患者。对于儿童患者，因眼肌型多见，且自发缓解机会较大，而皮质类固醇可影响儿童的生长发育，故一般可推迟应用。其他轻症患者，在抗胆碱酯酶药治疗效果不满意时也应使用。长期应用皮质类固醇是针对 MG 发病机制的最根本治疗。用药过程中增加本药的剂量或增量较快时约48%的MG病人病情恶化，机制可能由于血清AChR一过性增高，直接抑制、MJ传递。低频重复电刺激波幅递减明显，随意收缩力降低。其中86%的病人须辅助呼吸。治疗应在ICU病房或有辅助呼吸器条件下进行，仔细观察病情。约2/3患者用皮质类激素后会出现副作用，锻炼、调节饮食、补钙和维生素D是重要的预防措施。

临床常用：①小剂量递法：对于较重的患者，建议选用，因为此方法引起肌无力加重的机会不大。通常泼尼松成人10~15mg/d开始，每日早上1次顿服，后根据病情变化缓慢加量，一般每周增加5mg，至成人0.5~1.0mg/（kg·d），儿童1~2mg/（kg·d）。为了减少对自身ACTH的抑制作用，建议隔天把2天的剂量一起顿服。②大剂量递减法：对轻症患者和已上呼吸机的重症患者可采用此方法。可选用甲泼尼龙成人0.5~1.0g/d，儿童30mg/（kg·d），静脉冲击治疗，连用3~5天，之后改为泼尼松60mg/d口服或地塞米松10~15mg/d静脉滴注。根据症状逐渐减量。

（三）其他免疫抑制剂

1. 硫唑嘌呤

商品名依木兰，是辅助皮质类固醇治疗MG的药物，又称为激素的增效剂，临床用于不能耐受皮质类固醇或皮质类固醇疗效不佳的病人。它的活性产物62MP，能抑制嘌呤生物合成而抑制DNA、RNA及蛋白合成。对细胞和体液免疫均有明显的抑制作用，但并不干扰细胞吞噬和干扰素的产生。为一种非特异性的细胞毒药物。首剂量为12.5~50mg/d，每隔1~2周增加至25~50mg达到最大耐受量后维持该剂量。如果有副作用发生，退回到之前没有副作用发生的剂量。所以，有效剂量因人而异。此药症状改善较慢，数月至1年才明显好转。开始用药注意骨髓抑制，定期复查肝肾功能。其副作用有发热、腹痛、恶心呕吐、厌食、白细胞减少症、肝脏毒性、皮疹等。如果出现肝毒性和白细胞减少症，剂量应减少到50~100mg/d。一旦恢复正常，剂量可增加25~50mg。如果白细胞计数低于3×10^9/L，应停用硫唑嘌呤，等计数恢复到4×10^9L，再开始小剂量治疗。不能耐受此药副作用的病人不要选用，因为此类患者用之也无效。出现特异性流感样症状或皮疹并药物热者也终生不能用。

2. 环孢菌素A

是具有免疫抑制活性的真菌多肽，疗效与硫唑嘌呤相似，起效较快。用于不能耐受泼尼松和硫唑嘌呤的病人。可有高血压、肾脏毒性等严重副作用，价格昂贵，临床很少作为一线药物使用，对泼尼松副作用高风险病人或疗效不佳者可首选，通常要1个月左右方能起效。血药浓度达100~150μg/L临床可有改善。常见副作用有高血压和肾毒性，临床经验提示该药物的耐受性较硫唑嘌呤差。1/4 以上的患者服用环孢素后，血肌酐水平上升 30%～70%。患者停药的主要原因是肾毒性、头痛或精神症状、胃肠症状和感染。50 岁以上有高血压或肾功能障碍的患者是肾毒性的高危人群，首次剂量和血药浓度越高，肾毒性的可能性越大。目前推荐的剂量低于以前推荐的剂量（每天 5～6mg/kg）。多数病人的维持剂量是每天 1. 5～2mg/kg 或更小。

需要指出的是，不同品牌的环抱霉素生物活性不同，因此，不能将不同品牌的环抱霉素制剂混用。同时避免合用其他肾毒性药物。环抱霉素与很多药物相互作用，包括氨基糖苷类、万古霉素、两性霉素 B、酮康唑、磺胺恶唑/甲氧苄啶、秋水仙碱和非甾体类抗感染药，临床应用时应注意。

3. **环磷酰胺**

因高血压、糖尿病、溃疡病等不能用或不能耐受皮质类固醇者可应用。可分为大剂量、中剂量及小剂量疗法。有报道使用大剂量环磷酰胺冲击疗法（50mg/kg，连用 4 天）治疗可取得良好临床疗效，但此疗法因短期内导致严重骨髓抑制而限制其应用。小剂量环磷酰胺口服疗法（每天 100mg，总量 10g），往往尚未积累到治疗剂量（4～8g），患者就会出现恶心、呕吐、骨髓抑制及脱发等并发症而不能耐受。目前多采用中小剂量环磷酰胺间隙疗法：200～400mg/周静脉滴注，4～6g/疗程，好转后改 200～400mg/2 周。白细胞 $<4\times10^7$L或血小板 $<100\times10^9$/L 时应减量，白细胞 $<3\times10^9$/L 或血小板 $<6<10^7$/L 时应停用。本药治疗 MG 可取得较好疗效。

4. **甲氨蝶呤**（methotrexate，MTX）

适用于不能耐受环磷酰胺的患者。10～20mg 静脉注射，1 次/周，连用 8～12 周。副作用是严重骨髓抑制、口腔炎、口腔溃疡、腹泻和脱发等。

第二节　多发性肌炎

炎症性肌病是以肌肉纤维、纤维间和肌纤维内炎症细胞浸润为病理特征，表现为肌无力和肌痛的一组疾病。主要包括多发性肌炎、皮肌炎和包涵体肌炎等。人们早已认识到横纹肌和心肌是许多感染性疾病唯一攻击的靶子，但许多肌肉炎症状态无感染病灶存在，提出自身免疫机制，至今尚未完全确定。

特发性多发性肌炎（idiopathic polymyositis，PM）和皮肌炎（dermatomyositis，DM）的病变主要累及横纹肌、皮肤和结缔组织。多发性肌炎是以多种病因引起骨骼肌器质性炎性改变和肌纤维变性为特征的综合征，病变局限于肌肉，累及皮肤称皮肌炎，如 PM 和 DM 均与结缔组织有关，则命名为 PM 或 DM 伴风湿性关节炎、风湿热、系统性红斑狼疮、硬皮病，或混合性结缔组织病等。本组疾病早在 19 世纪就已为人们所知，特发性 PM 和 DM 的病因及发病机制尚未明确。

一、诊断步骤

（一）病史采集要点

1. 起病情况

发病率为 0.5~1.0/100 000，女性多于男性。文献报道 PM 与 DM 的男女比例分别为 1：5 和 1：3.75。本病可发生在任何年龄，呈双峰型，在 5~14 岁和 45~60 岁各出现一个高峰。本病在成人发病隐匿，儿童发病较急。急性感染可为其前驱表现或发病病因。呈亚急性至慢性进展，多为数周至数月内症状逐渐加重。

2. 主要临床表现

主要的临床表现包括：近端肌无力和肌萎缩，伴肌痛、触痛。DM 患者还伴有皮疹的出现。

（1）多发性肌炎的首发症状

依次为下肢无力、皮疹、肌痛或关节痛和上肢无力等。可出现骨盆带、肩胛带和四肢近端无力，表现为从坐或蹲位站立、上下楼梯、步行、双臂上举或梳头等困难，颈肌无力表现为抬头困难、头部歪斜。最常见和最重要肌电图表现是运动和/或感觉神经传导速度减慢。有学者认为多发性肌炎是主要累及骨骼肌的疾病，有时除肌病外还伴随周围神经损伤的表现，如感觉损伤和/或肌腱反射消失等，则称为神经肌炎（NM）。至于 PM 合并周围神经损伤是一独立的疾病，还是 PM 病程中神经受损伤的表现之一，目前还没有定论。

（2）皮肌炎

①肌无力表现与 PM 相似，但病变较轻。②典型皮疹包括如下几种向阳性紫红斑：上眼睑暗紫红色皮疹伴水肿，见于 60%~80%DM 患者，是 DM 的特异性体征。Gottron 征：位于关节伸面，肘、掌指、近端指间关节多见，为斑疹或在红斑基础上高于皮面的鳞屑样紫红色丘疹，是 DM 特异性皮疹。暴露部位皮疹：位于颈前、上胸部“V”区、颈后背上部、前额、颊部、耳前、上臂伸面和背部等处。技工手：掌面和手指外侧面粗糙、鳞屑样、红斑样裂纹，尤其在抗 Jo-1 抗体阳性 PM/DM 患者中多见。③其他皮肤病变：虽非特有，但亦时而出现，包括指甲两侧呈暗紫色充血皮疹，指端溃疡、坏死，甲缘梗死灶、雷

诺现象、网状青斑、多形性红斑等。皮损程度与肌肉病变程度可不平行，少数患者皮疹出现在肌无力之前，约7%患儿有典型皮疹，但始终无肌无力、肌病、酶谱正常，称为“无肌病皮肌炎”。④儿童DM皮损多为暂时性，临床要高度重视这种短时即逝的局限性皮肤症状，可为诊断提供重要线索，但常被忽略。⑤DM伴发结缔组织病变较PM多见。⑥关节炎改变通常先于肌炎，有时同时出现，血清CK轻度升高。

PM和DM患者常有全身表现，所有系统均受累：①关节：关节痛和关节炎见于约15%患者，为非对称性，常波及手指关节，引起手指屈曲畸形，但X线无骨关节破坏。②消化道：10%~30%患儿出现吞咽困难、食物反流，造成胃反流性食管炎。③肺：约30%患儿有肺间质改变，急性间质性肺炎、急性肺间质纤维化临床表现，部分患者为慢性过程，临床表现隐匿。肺纤维化发展迅速是本病死亡重要原因之一。④心脏：仅1/3患者病程中有心肌受累，出现心律失常、心室肥厚、充血性心力衰竭，亦可出现心包炎。心电图和超声心动图检测约30%出现异常，其中以ST段和T波异常最常见。⑤肾脏：约20%患者肾脏受累。⑥钙质沉着：多见于慢性DM患者，尤其是儿童。钙质在软组织内沉积，若沉积在皮下，溃烂后可有石灰样物流出，并可继发感染。⑦恶性肿瘤：约1/4患儿，特别是50岁以上患者，可发生恶性肿瘤，多为实体瘤，男性多见。DM发生肿瘤多于PM，肌炎可先于恶性肿瘤两年左右，或同时或晚于肿瘤出现。⑧其他结缔组织病：约20%患儿可伴其他结缔组织病，如SLE、系统性硬化、干燥综合征、结节性多动脉炎等，PM和DM与其他结缔组织病并存，符合各自的诊断标准，称为重叠综合征。

（二）体格检查要点

1. 一般情况

有些病人精神萎靡，乏力。有肌肉和关节疼痛病人会出现痛苦面容，可伴低热。有些晚期病人可出现呼吸功能障碍、患者气促、大汗淋漓等。

2. 淋巴结

合并有肿瘤的病人，淋巴结可肿大。

3. 皮肤黏膜

这是体格检查的重点所在。可出现不同程度的皮疹，早期为紫红色充血性皮疹，逐渐转为棕褐色，晚期可出现脱屑、色素沉着和硬结。眶周、口角、额部、颈部、前胸、肢体外侧、指节伸侧和指甲周围可见红色皮疹和水肿，皮肤损害常累及关节（如肘、指及膝）伸侧皮肤，表现为局限性或弥漫性红斑、斑丘疹、脱屑性湿疹及剥脱性皮炎。某些病例表现为一处或多处局限性皮炎，恢复期皮肤可遗留暗红萎缩性色素沉着和扁平的带鳞屑基底，晚期皮肤可出现硬皮病样改变，称硬皮病性皮肌炎。

4. 心脏

可出现室性房性期前收缩等心律失常，心音减弱等改变。

5. 肺部

严重病例可出现双肺呼吸音减弱，如果合并有吸入性肺炎，双肺可布满干湿啰音。

6. 关节

合并有关节炎的病人，可发现关节肿胀，甚至畸形、肌肉挛缩等改变。

7. 神经系统体格检查

主要阳性体征集中在运动系统的检查中。一般面部的肌肉不受损，可见上肢近端、下肢近端和颈屈肌无力，以及吞咽困难、肌痛或触痛（一般以腓肠肌明显）、肢体远端无力和肌萎缩。腱反射通常不减低，无感觉障碍。

二、诊断对策

（一）诊断要点

诊断标准：①对称的四肢近端肌无力，面肌和颈肌均可累及；②血清肌酮升高；③肌电图提示为肌源性损害；④肌活检提示肌纤维变性、坏死和再生，间质内炎性细胞浸润；⑤典型的皮疹。具备上述1~4项者可确诊PM；具备上述1~4项中的3项可能为PM；只具备两项为疑诊PM。具备第5条，再加上3项或4项可确诊为DM；第5条加上两项可能为DM；第5条加上1条，为可疑DM。应注意有否合并其他结缔组织病的可能。对40岁以上的男性患者，须除外恶性肿瘤的可能。

血清酶是一种较客观、敏感的指标，它能较准确地反映出肌肉病变的程度，是诊断PM和DM较重要的化验指标。大多数活动期PM和DM患者CK明显增高，治疗后在疾病开始稳定、临床症状尚未好转时，稳定期PM和DM患者CK明显降低，CK-MB、AST、LDH、HBDH均与CK有一致性，但升高幅度和动态变化均不及CK明显，说明CK的升高是PM/DM中最常见且是所有血清酶中最敏感的指标，可以作为监测疾病活动性的一个指标，CK的检测对诊断、指导治疗和估计预后具有重要意义。

（二）临床类型

最早指出，多发性肌炎和皮肌炎可表现为多种形式，根据病人的病因范围，年龄分布及伴发的疾病，可分为五型：

Ⅰ型：单纯多性肌炎，炎症病变局限于横纹肌。

Ⅱ型：单纯皮肌炎，单纯多发性肌炎合并皮肤受累。

Ⅲ型：儿童多发性肌炎或皮肌炎。儿童型 DM 和儿童型 PM：儿童型临床特征与成人 DM/PM 类似，均可表现对称性近端肌无力、肌痛，血清肌酶增高，肌电图呈肌源性损害，但儿童型也有其自身的特点，如肌萎缩、胃肠道受累、钙质沉着等较常见，而并发恶性肿瘤者少见，另外大部分患儿有发热，对称性大、小关节炎，腓肠肌疼痛，除皮疹与成人型相同外，还可有单纯性眼睑红斑；30%～70%患者出肌肉钙化，多见于肘、臀部的浅筋膜内；可伴有关节挛缩。儿童型的肌组织与成人基本相同，但最典型的改变是在病程的早期出现微血管病变或血管炎症，且其后可发展成为钙化灶。儿童型 PM 也具有自身的特征和转归：学龄儿童发病，呼吸道感染后出现肌肉症状，腓肠肌疼痛，步态异常，后逐渐波及大腿，伴肌肉肿胀。CK 升高，对激素反应较好，预后比成人好，大部分患者在 1～5 天，少数在 4～7 周内完全恢复，本型因其症状轻易被忽视。

Ⅳ型：多发性肌炎（或皮肌炎）重叠综合征，约 1/3 的 PM 或 DM 合并 sLE、RA、风湿热、硬皮病、Sjogren 综合征或几种病变构成的混合性结缔组织病等。重叠综合征的发病率不清，据报道仅 8%的 SLE 病例伴真正的坏死性炎症性肌病，硬皮病、风湿性关节炎等，接受 D-酶胺治疗的风湿性关节炎患者 PM 和 DM 的发病率增加。重叠综合征肌无力和肌萎缩不能单用肌肉病变解释，因关节炎引起疼痛可限制肢体活动，导致失用性肌萎缩。有些结缔组织病可伴发肌炎或多年后出现肌炎，疾病早期仅有肌肉不适、酸痛及疼痛，诊断有时依靠血清肌前、EMG 及肌肉活检。PM 或 DM 可与风湿性关节炎、风湿热、系统性红斑狼疮、硬皮病及其他混合性结缔组织病并存。

Ⅴ型：伴发恶性肿瘤的多发性肌炎或皮肌炎。1916 年首次报道了 PM/DM 与恶性肿瘤的相关性，并存率为 5%～25%，大部分出现在 DM，小部分在 PM，其后不断有相关文献报道，但各报道之间恶性肿瘤的发生率（13%～42. 8%）以及肿瘤分型差别较大。目前认为男性患者肿瘤综合征与肺癌和结肠癌、前列腺癌的关系最密切，女性患者与乳腺癌和卵巢癌关系密切。肿瘤可发生在所有的器官，但此型患者肌肉和皮肤均未见肿瘤细胞。约半数病人 PM 或 DM 症状先于恶性病变有时早 1～2 年或更多年。40 岁以上发生者尤其要高度警惕潜在的恶性肿瘤可能，应积极寻找病灶，定期随访，有时须数月至数年才能发现病灶。PM 或 DM 伴发症的发生率和病死率通常取决于潜在恶性肿瘤的性质及对治疗的反应，有时肿瘤切除可避免发生肌炎。PM/DM 易合并恶性肿瘤，且恶性肿瘤的发生可出现在 PM/DM 的任何时期。因此对于年龄较大（40 岁以上）的 PM/DM 患者应提高警惕，尤其是对于男性、合并系统损害、肿瘤血清学检测阳性的患者，应积极寻找肿瘤的证据，以避免延误病情。

三、治疗对策

（一）一般治疗

急性期卧床休息，病情活动期可适当进行肢体被动运动和体疗，有助于预防肢体挛缩，每天两次，症状控制后的恢复期可酌情进行主动运动，还可采用按摩、推拿、水疗和透热疗法等。予高热量、高蛋白饮食，避免感染。

（二）皮质类固醇

是 PM 和 DM 的一线治疗药物，泼尼松成人 0.5～1.0mg/（kg·d），儿童剂量为 1～2mg/（kg·d），多数患者于治疗 6～12 周肌酶下降，接近正常，待肌力明显恢复、肌酶趋于正常 4～8 周开始缓慢减量（一般 1 年左右），减量至维持量 5～10mg/d 后继续用药两年以上；对病情发展迅速或有呼吸肌无力、呼吸困难、吞咽困难者，可选用甲泼尼龙成人 0.5～1.0g/d，儿童 30mg/（kg·d），静脉冲击治疗，连用 3 天，之后改为 60mg/d 口服，根据症状及肌酶水平逐渐减量。在服用激素过程中应密切观察感染情况，必要时加用抗感染药物。激素使用疗程要足，减量要慢，可根据肌力情况和 CK 的变化来调整剂量。治疗有效者 CK 先降低，然后肌力改善，无效者 CK 继续升高。

应注意长期应用皮质类固醇减量停药后的不良反应和防治。①反跳现象：皮质类固醇减量乃至停药过程中出现原有疾病加重。防止或减轻“反跳现象”的方法：“下台阶”阶梯减量的方法逐渐撤减皮质类固醇。②虚弱征群：长期、连续服用皮质类固醇而停用后会出现乏力、食欲缺乏、情绪消沉，甚至发热、呕吐、关节肌肉酸痛等。患者对皮质类固醇产生依赖性，对停用有恐惧感。主观感觉周身不适和疾病复发。此时须鉴别确实是“疾病复发”还是“虚弱征群”。防止方法：在疾病处于稳定期后或在停用前隔日服用皮质类固醇，以减少对垂体的抑制。③应激危象：长期用皮质类固醇后 HPA 轴功能被抑制，停用后该轴功能需要 9～12 个月或更长时间恢复。因此，各种应激状态时均应加大皮质类固醇用量，已停用者可再次应用。

（三）硫唑嘌呤（AZA）

除激素外，硫唑嘌呤是临床上使用最悠久自身免疫性疾病的药物。AZA 的活性产物 62MP，能抑制嘌呤生物合成而抑制 DNA、RNA 及蛋白合成。对细胞和体液免疫均有明显的抑制作用，但并不干扰细胞吞噬和干扰素的产生，为一种非特异性的细胞毒药物。对激素治疗无效或不能耐受的患者，可予口服硫唑嘌呤 2～3mg/（kg·d），初始剂量 25～

50mg/d，渐增加至150mg/d，待病情控制后逐渐减量，维持量为25~50mg/d。无类固醇激素副作用，适于须长期应用免疫抑制剂的病人。

（四）甲氨蝶呤（MTX）

MTX剂量由5mg开始，每周增加5~25mg，每周1次静脉注射，口服时由5~7.5mg起始，每周增加2.5~25mg，至每周总量20~30mg为止，待病情稳定后渐减量，维持治疗数月或数年。儿童剂量为1 mg/kg。甲氨蝶呤可与小剂量泼尼松（15~20mg/d）合用，一般主张开始从小剂量泼尼松治疗时就与一种免疫抑制剂合用。DM并发全身性血管炎或间质性肺炎时须采用此方案。

（五）环磷酰胺（CTX）

对MTX不能耐受或不满意者可选用，50~100mg/d口服，静脉注射重症者可0.8~1.0g静脉冲击治疗。用药期间应注意白细胞减少、肝肾功能及胃肠道反应。

（六）环孢素A（CsA）

环孢素2.5~5.0mg/（kg·d），使血液浓度维持在200~300ng/ml，可能对DM患者更有益。主要副作用为肾功能异常，震颤，多毛症，高血压，高脂血症，牙龈增生。尽管其肾脏毒性是有限的，但为必须调整或停药的指征。①牙龈增生：常见的副作用，常发生在使用后的第1个月，服用CsA后3个月内就会出现明显牙龈增生。15岁以下儿童更常见。钙离子通道阻滞剂硝苯地平（心痛定）能够加剧CsA所致的牙龈增生。②肾脏毒性：CsA所致肾脏毒性为最常见但同时也是最严重的副作用。表现为BuN和Scr升高。临床上也可表现为水潴留、水肿，但常常不易被察觉。其肾脏毒性与药物剂量相关且停药或减量后可恢复正常。血浆浓度>250ng/ml肾脏毒性明显增加。CsA的肾脏毒性分急性和慢性肾性两种。急性肾脏毒性发生在用药的开始7天内；亚急性毒性7~60天，CsA的慢性毒性出现在30天以后。表现为不可逆肾脏功能异常。其临床特征为进行性的肾功能减退，影响病人的长期存活。一旦发生无有效的治疗方法。③肝脏毒性：发生在用药的第1个月并与药物剂量呈正相关。表现为肝功能异常（GOT，GPT，γ2GT增高）以及血胆红素增高。肝脏毒性可在CsA减量或停药后逆转。④对水电解质的影响：高钾血症（常伴高氯性代谢性酸中毒），低镁血症以及碳酸氢盐浓度下降。高尿血症也较常见，尤其是同时给予利尿剂治疗时更易发生而可能导致痛风。⑤神经系统副作用：震颤，手掌烧灼感，跖肌感觉异常，头痛，感觉异常，抑郁和嗜睡，视觉障碍（包括视神经乳头水肿、幻视）等。偶尔发生抽搐或癫痫发作等副作用。有报道，CsA与大剂量甲泼尼龙同时使用，可发生抽搐或癫痫发作。中毒剂量表现醉酒感，手足感觉过敏和头痛等。⑥胃肠道副作用：腹泻，恶心呕吐，食欲减退和腹部不适等常见。其次可发生胃炎、打嗝和消化性溃疡。也有报道可出现便秘、吞咽困难和上消化道出血。⑦皮肤：多毛症（分布于脸、上肢和背部）。⑧内分泌副作用：高血糖、催乳素增高、睾酮下降以及男子女性化乳房，糖尿病等 CsA 能增加早产发生率，CsA 能通过胎盘并可分泌入乳汁。至今尚未见有关正在哺乳的妇女使用该药的报道。⑨其他：例如肌病，可逆性肌损害伴肌电图异常。

（七）免疫球蛋白

对 PM 的治疗有益，0.4g/（kg·d），静脉滴注，连用 5 天，每月 1 次，根据病情可适用数月。可减少免疫抑制剂的用量，但缺乏临床对照试验证实。血浆置换疗法可在免疫抑制剂无效时采用，去除血液中细胞因子和循环抗体，改善症状。

（八）全身放疗或淋巴结照射

抑制 T 细胞免疫活性，对药物治疗无效的难治性 PM 病例可能有效，不良反应较大。

第三节　周期性瘫痪

周期性瘫痪是以反复发作的突发骨骼肌弛缓性无力为主要特点的肌肉病，发病时多伴有血清钾水平的改变，其病理生理学机制为肌膜不能兴奋。长期以来我们把周期性瘫痪按血钾浓度的变化分为：低钾性周期性瘫痪，高钾性周期性瘫痪和正常血钾性周期性瘫痪。近年来，随着对离子通道的结构和功能的深入研究，发现上述疾病均由肌肉膜离子通道的突变引起，由于周期性瘫痪可合并肌强直，因此将周期性瘫痪和肌强直归入离子通道疾病。离子通道为神经肌肉细胞膜上存在的许多蛋白复合体，调控细胞膜内外离子的运动，可分为电压门控通道和配体门控通道。这些通道通过关闭、开放、失活三种状态的转变，调节钠、钙、氯与钾等离子的转运，与静息电位的维持、动作电位的产生和复极化有关。周期性瘫痪与肌强直的发生均与上述离子通道突变有关。其中低钾性周期性瘫痪属于钙通道疾病，高钾性和正常血钾性周期性瘫痪属于钠通道疾病。

一、诊断步骤

（一）病史采集要点

1. 起病情况

起病突然，呈发作性。典型发作常出现在后半夜或凌晨，白天亦可发作，诱因包括饱餐（过量进食碳水化合物）、酗酒、过劳、剧烈运动、受凉、寒冷、感染、创伤、情绪激动、焦虑和月经，以及注射胰岛素、肾上腺素、皮质类固醇或大量输注葡萄糖液等。详细询问起病前诱因相当重要。

2. 主要临床表现

①任何年龄均可发病，男性较多。临床表现为轻度或严重肢体无力，为对称性的弛缓性瘫痪，肢体肌较躯干肌受累早且严重，眼外肌、面肌、舌肌、咽喉肌、膈肌和括约肌通常不受累，严重病例可累及呼吸肌。病情在数小时达到高峰，轻者持续数小时或 1~2 天，重者持续数周。瘫痪发作的频率不等，多为数周或数月 1 次，个别病例可频繁发作甚至每日发作，也有数年发作 1 次或终生不发作或仅发作 1 次者。部分患者恢复时伴多尿、大汗及瘫痪肌肉酸痛及僵硬。发作期少数病例出现心脏传导功能障碍、室性期前收缩等导致死亡。发作高峰期腱反射减弱或消失，主要为细胞兴奋性降低所致。但有些患者出现腱反射正常或活跃，其原因可能与突然瘫痪引起焦虑、恐惧，使交感神经兴奋，引起腱反射正常或活跃有关。早受累的肌肉通常先恢复，发作间期正常。本病可完全恢复。患者一般没有感觉障碍的主诉。

②有些患者早年有畸形足，中年时发展为慢性进行性近端肌病，某些病例周期性瘫痪发作停止后很久才出现。

③发病前有些病人可有过度饥饿或烦渴、心悸、面部潮红、出汗、少尿、腹泻、紧张、疲劳、嗜睡、恐惧、肢体酸胀和麻木感等前驱症状，某些病人此时如活动减少能抑制发作。发作后头痛、虚脱、多汗，偶可腹泻。

④研究发现，一种特殊类型的周期性瘫痪特征是钾敏感性周期性无力、心室心律失常和畸形三联症等，畸形表现为身材矮小、舟状头、眼距过宽、宽鼻子、耳垂低、示指短小和短下颌等。瘫痪发作可发生在低钾、正常钾或高钾情况下。QT 间期延长是共有的特征。

（二）体格检查要点

①一般情况基本正常。若患者以呼吸困难为主诉，须注意其呼吸循环等情况。

②要注意甲状腺有无肿大，能否听到血管杂音等。

③神经系统检查可发现四肢肌张力低下，肌力下降，近端肌较远端肌易受累，两侧对称，发作高峰期腱反射减弱或消失。一般无眼球运动障碍，无吞咽困难等。患者大小便功能一般正常。

④注意心脏的情况有房颤、心脏扩大、颈静脉怒张等情况须警惕甲亢心脏病的可能。常见体征包括：心动过速，常为窦性，休息和睡眠时心率也快。心尖区第一心音亢进，常有Ⅰ~Ⅱ级收缩期杂音，另外可出现心律失常，尤其以房性期前收缩为主，可出现房颤或房扑。另外，如果血钾过低也会出现心律失常，应引起高度注意。

⑤注意血压的情况：合并醛固酮增多症的患者血压会出现增高，患者合并甲亢还会出现收缩压上升，舒张压下降，脉压增大等体征，有时还会出现周围血管征。严重低钾还会出现因血管扩张致血压下降。

⑥患者一般没有感觉障碍：有一部分患者可主诉麻木、肌肉酸疼等不适，但体格检查不能发现有阳性体征。

二、诊断对策

（一）诊断要点

诊断根据发作性全身肌肉无力，常出现在后半夜或凌晨，诱因包括饱餐（过量进食碳水化合物）、酗酒、过劳、剧烈运动、受凉、寒冷、感染、创伤等。神经系统检查发现四肢呈下运动神经元瘫痪，腱反射减弱或消失，面部肌肉一般不受累，发作时查血清钾降低，心电图可见低钾的表现。补充钾盐和乙酰唑胺治疗有效，有家族史，有内分泌疾病者更易确诊。

（二）临床类型

1. 原发性低血钾型周期性瘫痪

临床表现如前述，有些患者有家族史，也有一部分为散发病例。

2. 继发性低血钾型周期性瘫痪

除上述遗传性低血钾性瘫痪，短暂发作性肌无力与许多后天获得性钾代谢紊乱主要与低血钾有关，如甲状腺功能亢进、醛固酮增多症，17-α 羟化酶缺乏，铅中毒、摄食甘草酸（甘草酸中含有一种盐皮质激素活性物质）及滥用甲状腺激素等，慢性肾脏疾病及肾上腺功能不全的病人，大量长期利尿剂、通泻剂导致钾丢失病人，也可出现继发性低钾性无力（实际上是常见的病因），伴高血钾。肾衰竭的病人也可出现瘫痪。

（1）甲状腺功能亢进性周期性瘫痪

是继发性低钾型周期性瘫痪的常见类型。多发于青年男性（暴发型多发于女性），中国人和日本人多见。瘫痪发作与甲状腺功能亢进的严重程度无关，临床特点是：

①发作频率较高，每次发作持续时间较短，常于数小时至1日内，控制甲亢后发作可停止或明显减少；大部分发作与甲亢同时出现，但也有不一致的，有些患者可无明显的甲亢症状。瘫痪以对称性四肢为主，部分表现为单纯双下肢，也有一过性反射增高的。有些患者血钾正常，但补钾治疗可诱发，可能与血钾的个体差异有关。甲状腺功能亢进的症状、体征，如心慌、出汗、面红、口渴、胸闷、腹胀、烦躁、发热感和紧张等，多发生于甲状腺肿大和突眼病人，心律失常较常见，甲状腺功能检测异常，低血钾及心电图特点。

②肾上腺素试验：肾上腺素10mg在5分钟内注入肱动脉，同时用表皮电极记录同侧手部小肌肉由电极刺激尺神经诱发的动作电位，注射后10分钟内电位下降30%以上为阳性，提示原发性低钾，甲亢者偶可阳性，仅出现在瘫痪发作时。

（2）原发性醛固酮增多性低钾性无力

是肾上腺盐皮质激素醛固酮分泌过多所致的低钾性无力。原发性醛固酮增多症的常见病因是肾上腺皮质腺瘤、肾上腺皮质增生等。本病肌纤维可见坏死和空泡形成，超微结构显示，坏死区伴退变空泡的肌丝溶解，未坏死纤维含有膜结合空泡，肌浆网扩张和横管系统异常，易损性可能与肌纤维坏死有关。

本病的临床特点：①本病不常见，持续醛固酮增多常伴高血钠、多尿和碱中毒，使病人易患强直性发作和低钾性无力。②本病女性多见，男性患病率不高，非选择性高血压患者发病率为1%，一经确诊可有效治疗。③少见的情况是，继发性醛固酮增多症可由于慢性摄入甘草所引起，因甘草酸含有盐皮质激素。

三、治疗对策

①急性发作的治疗可顿服10%氯化钾或10%枸橼酸钾20~50mL，隔2~4小时再用一次直至好转，24小时总量为10~15g，病情好转后逐渐减量。在补钾过程中应定期检测血钾或心电图。静脉补钾较为复杂，用糖水补钾时可因大量糖水静脉滴注使血浆钾大量向细胞内转移，且葡萄糖在细胞内合成糖原需要大量消耗钾，往往使血清钾降低症状加重。用生理盐水补钾时，使血浆钠增高，肾脏近球小管和远曲小管对钠的吸收呈主动转运过程，钠主动重吸收时进行钾的分泌，在肾脏远曲小管和集合管分泌钾增多，经尿排出，使钾上升慢，并且静脉补钾有导致心搏骤停的危险，口服补钾上升快，除不能吞咽或剧烈呕吐的患者外，一般建议口服补钾。若静脉补钾待血钾升高后即予口服。

②预防发作可长期每日口服含氯化钾 5~10g 的无糖水溶液，无效时可给低碳水化合物、低钠、高钾饮食和缓释钾制剂，平时少食多餐，避免饱餐、寒冷、酗酒和过劳等。甲亢性周期性瘫痪用抗甲状腺药物治疗原发病可预防发作。预防性治疗首选碳酸酐酶抑制剂乙酰唑胺口服，250mg/次，1~4 次/d；钾潴留剂螺内酯 200mg 口服，两次/d。

第九章　颅脑肿瘤

第一节　胶质瘤

一、星形细胞瘤

星形细胞瘤是最常见的神经上皮性肿瘤，可发生在任何年龄，多见于青壮年。星形细胞瘤可发生在中枢神经系统的任何部位，一般成人多见于大脑，儿童则多见于幕下。有报告幕上占3/4，幕下占1/40。发生在幕上者多见于额叶及颞叶，顶叶次之，枕叶较少见，有时可累及两个以上脑叶。亦可见于视神经、丘脑和第三脑室旁。幕下者则多位于小脑半球和第四脑室，亦可见于小脑蚓部和脑干。

（一）临床表现

包括一般症状和局部症状，前者主要取决于颅内压增高，后者则取决于病变部位和肿瘤的病理类型及生物学特性。

1. 一般症状

肿瘤的不断生长占据颅腔内空间，肿瘤阻塞脑脊液循环通路造成脑内积水和/或脑水肿，脑脊液的回吸收障碍等均可造成颅内压增高。正常颅腔容积比脑组织约大10%，当脑体积增加8%~10%时尚可能无颅高压症状出现，而当颅内占位病变占据150mL以上的容积时即可能产生相应的颅高压症状。大脑半球的星形细胞瘤发病缓慢，病程较长，多数先出现由于肿瘤直接破坏所造成的定位体征和症状，随后又出现颅内压增高的症状。小脑的星形细胞瘤由于较早地影响脑脊液循环通路，多先出现颅内压增高症状，脑干的星形细胞瘤进展较快，病程短，早期出现颅神经损害和锥体束征，而颅内压增高的症状常见于晚期。颅内压增高的症状主要包括头痛、呕吐、视神经盘水肿、视力视野改变、癫痫、复视、头颅扩大（儿童期）和生命体征的改变等。

2. 局部症状

（1）大脑半球星形细胞瘤

大脑半球星形细胞瘤约有60%发生癫痫，肿瘤接近脑表面者易出现，约1/3的患者可以癫痫为首发症状或主要症状，而在若干年后才出现颅内压增高及局灶症状。癫痫发作的类型与肿瘤所在的部位有关。额叶多为癫痫大发作，中央区及顶叶多为局灶性发作，颞叶肿瘤则表现精神运动性发作。广泛侵犯的额叶肿瘤尤其在侵犯胼胝体至对侧半球的患者表现明显的精神障碍，包括反应迟钝、注意力涣散、情感异常、记忆力减退、定向力及计算力下降等。在颞枕叶累及视觉传导通路或视觉中枢时可表现幻视、视野缺损。额后中央前回附近受累时常出现不同程度的对侧偏瘫。顶叶下部角回和缘上回受累者可有失算、失读、失用及命名障碍。在优势半球运动或感觉性语言中枢损害时，可相应出现运动或感觉性失语。顶叶皮层病变可造成皮层感觉障碍。由于大脑半球的所谓“哑区”的存在使得该部位（主要指额、顶叶前部）的肿瘤无局部症状（约占20%）。

（2）小脑星形细胞瘤

约占星形细胞瘤的25%。肿瘤多数位于小脑半球，其次为蚓部及第四脑室。少数位于脑桥小脑角。儿童较成人为多见。位于小脑半球者多表现为单侧肢体共济失调，上肢较下肢明显，患侧肢体动作笨拙、持物不稳、肌张力和腱反射低下。肿瘤位于蚓部或小脑半球近中线时，可出现静止性共济失调、小脑步态和平衡失调。上蚓部肿瘤表现向前倾斜，下蚓部肿瘤多向后倾斜。水平眼震多见于小脑半球肿瘤，出现旋转或垂直眼震表明肿瘤可能侵犯脑干。严重的小脑损害可出现小脑性语言。存在小脑扁桃体下疝者则可表现颈抵抗、强迫头位甚至出现小脑危象。

（3）丘脑星形细胞瘤

典型的丘脑综合征包括：①病变对侧肢体轻瘫。②病变对侧半身感觉障碍（以深感觉为主）。③病变对侧半身自发性疼痛。④同侧肢体共济运动失调。⑤病变同侧舞蹈样运动。但丘脑肿瘤患者发生以上典型表现者甚少，临床症状表现有很大变异，当肿瘤向前内侧发展时精神障碍较明显；向丘脑下部发展时内分泌障碍较为突出；向丘脑枕发展除出现病变对侧同向偏盲外，还可影响四叠体出现瞳孔不等大、眼球上视障碍、听力障碍等症状。

（4）视神经星形细胞瘤

多见于儿童，成人亦可见。肿瘤生长缓慢，多数患者病程较长，极少数表现急性病程。临床表现因肿瘤部位而异，主要为视力损害和眼球位置异常。颅内型肿瘤可阻塞室间孔而出现颅内压增高表现，少数侵犯视丘下部而表现内分泌功能紊乱，眶内或颅眶沟通型可造成同侧视力减退和视野缩小，视交叉受累则可出现不规则偏盲。受损视神经经常呈原发性萎缩，侵犯或位于视交叉的肿瘤可表现 Foster-Kennedy 综合征。

（5）第三脑室星形细胞瘤

第三脑室星形细胞瘤起源于第三脑室前部结构，也可起源于第三脑室壁。患者早期一般无明显症状，因第三脑室的室腔狭小，肿瘤挤压室间孔或堵塞导水管上口而出现梗阻性脑积水，因而病程较短。典型患者表现剧烈的发作性头痛，发作时与用力、头位及体位变动有关，并可出现突然的意识丧失。影响下丘脑可出现内分泌改变，影响第三脑室底部可出现间脑性癫痫发作，影响海马-丘脑-下丘脑联系时可出现精神障碍、记忆力减退、肢体无力及走路不稳等症状。

（6）脑干星形细胞瘤

脑干肿瘤中 90% 为神经胶质瘤，而半数以上为星形细胞瘤。肿瘤多位于脑桥，其次为延髓，位于中脑者罕见。中脑肿瘤出现动眼神经麻痹；脑桥肿瘤为外展神经、面神经或三叉神经受累；延髓肿瘤可有后组颅神经麻痹。肿瘤常侵犯脑干腹侧面的锥体束而有“交叉性麻痹”。患者感觉障碍和小脑性共济失调十分常见。晚期可有双侧颅神经麻痹、双侧锥体束征及颅内压增高等表现。

（二）治疗及预后

星形细胞瘤的治疗以手术切除为主。大脑半球肿瘤一般可手术切除。如位于非功能区可连同脑叶一并切除，肿瘤位于深部可做部分切除加外减压术。视神经胶质瘤和第三脑室肿瘤的手术要注意保护丘脑下部。浸润性的实质性小脑星形细胞瘤手术原则与大脑半球表浅部肿瘤一致，囊性小脑星形细胞瘤若“瘤在囊内”只要将瘤结节切除即可达到根治目的。脑干肿瘤可用显微技术切除，如梗阻性脑积水未能解决时可做侧脑室腹腔分流术。一般实质性星形细胞瘤难以做到根治性切除，术后应给予放疗、化疗等综合治疗，可延长生存时间。

星形细胞瘤实性者术后应放射治疗，它对延长生存期有肯定效果，肿瘤位于大脑半球单纯手术 5 年生存率为 20%，而术后加放疗可达 31.7%。星形细胞瘤位于幕下且瘤在囊内者，切除瘤结节后不须放射治疗，5 年生存期可达 50%~88%。存活者中多能恢复正常学习或工作。但小脑肿瘤实性且侵入脑干者，生存期明显缩短。幕上星形细胞瘤术后平均复发时间约为 2.5 年，平均生存期 3 年左右，5 年生存期为 14%~31%。

二、胶质母细胞瘤

胶质母细胞瘤在神经上皮性肿瘤中仅次于星形细胞瘤而居第 2 位。本病主要发生于成人，尤其 30~50 岁多见，男性明显多于女性。胶质母细胞瘤位于皮质下，呈浸润性生长，常侵犯几个脑叶，并侵犯深部结构，可经胼胝体波及对侧大脑半球。发生部位以额叶最多见，其他依次为颞叶/顶叶，少数可见于枕叶/丘脑和基底节等。肿瘤位于后颅窝者较罕见。

（一）临床表现

因肿瘤为高度恶性，生长快、病程短，自出现症状到就诊时多数在 3 个月之内。约 76%~80%在半年以内。个别病例因肿瘤出血，可呈卒中样发病。偶尔可见病程较长者，可能肿瘤早期较为良性，随肿瘤生长而发生恶性转化有关。由于肿瘤生长迅速，脑水肿广泛，颅内压增高症状明显，几乎全部患者都有头痛、呕吐、视神经盘水肿。约 20%的患者表现淡漠、痴呆、智力减退等精神症状。肿瘤浸润性破坏脑组织，造成一系列的局灶症状，患者有不同程度的偏瘫、偏身感觉障碍、失语和偏盲等患者可因肿瘤出血而出现脑膜刺激症状，而癫痫的发生率较星形细胞瘤和少枝胶质细胞瘤少见。

（二）治疗及预后

治疗以手术切除为主。手术的原则同星形细胞瘤，但胶质母细胞瘤不太可能做到真正完全切除，应尽量做到多切除肿瘤并同时做内外减压术。此肿瘤约有 1/3 边界比较清楚，手术可做到肉眼全切除；另 2/3 呈明显浸润性，与正常脑组织分不出明显界限，如果位于额叶前部、额叶前部或枕叶者，可将肿瘤连同脑叶一并切除，使术后有一个比较大的空间，这样效果较好。如果肿瘤位于重要功能区（语言中枢或运动中枢），为了不加重脑功能的障碍，多数仅能做部分切除，对位于脑干、基底神经节及丘脑的肿瘤可在显微镜下严格做到切除肿瘤，手术结束时可做外减压术。

术后进行放疗，也可合并应用化疗或免疫治疗。因肿瘤恶性程度高，术后易复发，一般常在 8 个月之内，生存时间平均 1 年，个别可达两年。近来有文献报道手术后即行放疗，在放疗后每隔两月化疗一次，同时予以免疫治疗，可使部分患者获得较长时间的缓解期。

三、少枝胶质细胞瘤

少枝胶质细胞瘤占颅内肿瘤的 1. 3%~3. 8%，在神经上皮性肿瘤中占 3%~12%。男性多于女性，常见于中年人。发病率的高峰为 30~40 岁。肿瘤绝大多数居于幕上，额叶最多见，其次为顶叶和颞叶。肿瘤多位于白质内，可见位于皮质者，肿瘤外观灰红色，质软，浸润范围常较广泛，可突入脑室和皮质表面，部分肿瘤可发生囊性变。与脑组织之间界限较清楚，有时可见假包膜。部分肿瘤产生黏液样变，聚集成胶冻样物质。

（一）临床表现

少枝胶质细胞瘤大部分生长缓慢，病程较长，自出现症状到就诊时间平均为2~3年。部分学者报告病程为2.4~4.1年，最长有达31年者。癫痫为本病最常见的症状，约占52%~79%，为神经上皮性肿瘤中最常见者，并常以癫痫为首发症状，有部分患者被误为原发性癫痫而治疗多年，直到出现颅内压增高症状才发现肿瘤。精神症状常见于额叶少枝胶质细胞瘤患者，尤其是广泛浸润、沿胼胝体向对侧额叶扩展者多表现精神症状，以情感异常和痴呆等为主。颅内压增高见于约半数的患者，一般出现较晚，除头痛、呕吐外，视力障碍和视神经盘水肿患者约占1/3。肿瘤侵犯运动、感觉区可相应地产生偏瘫、偏身感觉障碍及运动性或感觉性失语等。

（二）治疗及预后

治疗以手术切除为主，手术原则为尽可能多切除肿瘤。有人报告肿瘤切除愈彻底，手术死亡率愈低。肿瘤局限于一侧额叶、颞叶。肿瘤部分切除术后容易复发，这种患者可再次手术以延长生命。术后放疗有一定疗效，5年及10年生存率可达到52%和32%。

四、髓母细胞瘤

髓母细胞瘤是中枢神经系统恶性程度最高的神经上皮性肿瘤之一，有人认为其发生是原始髓样上皮未继续分化的结果。这种起源于胚胎残余细胞的肿瘤可发生在脑组织的任何部位，但绝大多数生长在第四脑室顶之上的小脑蚓部。由于该肿瘤具有生长极为迅速、手术不易彻底切除，并有沿脑脊液产生播散性种植的倾向，使得本病的治疗比较困难，近10余年来随着综合疗法的进步，使患者的预后有了显著的改善。

髓母细胞瘤是来源于胚胎残余组织的肿瘤。一种可能是起源于小脑胚胎的外颗粒细胞层，这层细胞位于软膜下小脑分子层的表层，约在出生后一年半内逐渐消失；另一种可能是起源于后髓帆室管膜增殖中心的原始细胞，这些细胞可能在出生后数年仍然存在。有人认为在大龄儿童及成人肿瘤主要来源于前者，而小龄儿童髓母细胞瘤则来源于后者。肿瘤绝大部分发生在小脑蚓部并充满第四脑室，多数对第四脑室底形成压迫，仅少数肿瘤侵入第四脑室底部。肿瘤向上发展可梗阻导水管，极少数病例可突入导水管而达第三脑室后部。肿瘤向下可充满枕大池，少数经枕大孔延伸进入椎管。肿瘤呈灰红色或粉红色，一般境界较清楚，呈浸润性毕长，质地软而脆，肿瘤无包膜，瘤内有时可有坏死和出血，有钙化或囊变者罕见。

（一）临床表现

髓母细胞瘤的病程较短，这是由肿瘤的生物学特性所决定的。文献报道一般病程 4~5 个月左右，随着患者年龄的增大病程变长。

1. 颅内压增高表现

由于小脑蚓部的肿瘤不断增长，使得第四脑室和/或中脑导水管受压，导致梗阻性脑积水，形成颅内压增高。临床表现为头痛、呕吐和眼底视神经盘水肿等。其中呕吐最为多见，可为早期的唯一临床表现。除颅内压增高外，肿瘤直接刺激第四脑室底的迷走神经核也是产生呕吐的重要原因之一。呕吐多见于早晨，间时常伴有过度换气。儿童患者出现视神经盘水肿者较成人为少，这可能因为儿童期的颅内压增高可通过颅缝分离得以部分代偿，在成人几乎皆有视神经盘水肿。

2. 小脑损害表现

主要表现为躯干性共济失调。患者轻重程度不同地表现出步态蹒跚，步行足间距离增宽，甚至站坐不稳。因肿瘤的侵犯部位不同而表现有所不同，肿瘤侵犯小脑上蚓部时患者向前倾倒，位于小脑下蚓部的肿瘤则多向后。由于肿瘤侵犯下蚓部者较常见，向后倾倒亦相应较多。肿瘤偏一侧发展可造成不同程度的小脑半球症状，主要表现肢体共济运动障碍。原发于小脑半球者可表现小脑性语言。约一半以上的患者表现眼肌共济失调（多为水平性眼震）。

3. 其他表现

①复视：因颅内压增高导致的双侧外展神经不全麻痹，表现为双眼球内斜视，外展运动受限。出现单侧外展神经麻痹伴同侧周围性面瘫者，常提示肿瘤已侵犯菱形窝上部（第四脑室底）的面神经丘。

②面瘫：肿瘤直接侵犯第四脑室底面神经丘所致，较为少见。

③强迫头位：当肿瘤或下疝的小脑扁桃体伸入椎管内时，刺激及压迫颈神经根，造成患者采取的保护性位置反应。

④头颅增大及破壶音（MacEwen 征）：多见于年龄较小的病儿，因颅内压增高，颅缝分离而致。

⑤锥体束征：由于肿瘤体积增大向前压迫推挤脑干所致，以双下肢出现病理反射较为多见。

⑥呛咳：肿瘤压迫脑干和/或第Ⅸ、Ⅹ对脑神经时出现，临床检查呈咽反射迟钝或消失。

⑦小脑危象：由于脑脊液循环障碍，小脑扁桃体下疝或肿瘤直接对脑干压迫的加重，造成意识丧失、呼吸变慢和血压升高，伴有双侧病理反射阳性，甚至去大脑强直等。可在短时间内因呼吸迅速停止而死亡。

⑧蛛网膜下腔出血：髓母细胞瘤的肿瘤出血，是儿童非创伤性后颅后窝蛛网膜下腔出血的主要出血来源之一。

4. 肿瘤的转移症状

肿瘤转移是髓母细胞瘤的重要特征。肿瘤细胞发生脱落后，可通过脑脊液循环沿蛛网膜下腔发生播散性种植，脊髓尤其马尾神经是常见受累部位，少数转移至大脑各部位，极少数可因血行播散发生远隔转移，亦可随分流而发生腹腔种植。转移在术前术后均可发生，但后者明显增多。远隔转移的常见部位是肺与骨骼，亦有报道发生于伤口局部的转移病灶。

（二）诊断及鉴别诊断

对于儿童，特别是4~10岁的男孩，出现原因不明的头痛、呕吐及走路不稳，首先应考虑髓母细胞瘤的可能性。若发现眼底视神经盘水肿、躯干性共济失调、眼球震颤或强迫头位，则应高度怀疑本病，须进一步行神经影像学检查。

髓母细胞瘤主要与下列疾病相鉴别。

1. 第四脑室室管膜瘤

起源于第四脑室室管膜，早期因刺激第四脑室而引起呕吐，病程较髓母细胞瘤长，小脑的实质性损害不如髓母细胞瘤严重，部分病例甚至无明显的小脑体征。

2. 小脑星形细胞瘤

多见于小脑半球，病程可以很长，主要表现为颅内压增高及肢体共济运动障碍。颅骨X线平片钙化者较多见，在较小的儿童可有肿瘤侧的枕骨鳞部隆起和骨质变薄。脑室造影呈导水管向前曲折，第四脑常向侧方移位。

3. 脉络丛乳头状瘤

好发于第四脑室及侧脑室，年龄一般在50岁以下，10岁以下儿童约占1/3。病程长短不一，以颅内压增高表现为主症，后期可出现共济运动障碍、眼球震颤及强迫头位。CT显示高密度的边缘不规则的肿块，多见钙化，增强明显。

（三）治疗及预后

髓母细胞瘤的治疗主要是手术切除与术后放射治疗，部分病例可辅以化疗。由于肿瘤属高度恶性，加之肿瘤边界不十分清楚，故手术后易复发。多数神经外科医生主张手术尽可能多切除肿瘤至少做到使脑脊液循环梗阻恢复通畅，术后再予以放疗。

由于髓母细胞瘤生长迅速，细胞分裂指数较高，并且位置接近脑室和蛛网膜下腔，存在许多有利于放疗的条件。因放疗设备由早年的深部 X 线变为钴^{60}和直线加速器的应用，放疗剂量的增加，明显改善了放疗的效果。针对髓母细胞瘤易转移的特点，放疗应包括全中枢神经系统（脑脊髓轴）。放疗时也要注意远期并发症（如儿童因内分泌低下所致发育迟滞等）的发生。

髓母细胞瘤术后的单纯化疗效果不十分肯定，故手术加放疗后再应用化疗的必要性亦有争论，尤其采用单一药物的化疗一般疗效不明显，故目前多主张联合用药。

五、室管膜肿瘤

室管膜瘤和恶性室管膜瘤总发病率约占颅内肿瘤的 2%～9%，占神经上皮性肿瘤的 18.2%；男多于女，男性与女性之比为 1.9∶1。多见于儿童及青年，儿童组发病率较高，约占儿童颅内肿瘤的 6.1%～12.7%。

肿瘤的 3/4 位于幕下，1/4 位于幕上，在儿童幕下占绝大多数。肿瘤多位于脑室内，少数肿瘤的主体位于脑组织内。幕上肿瘤多见于侧脑室，可起源于侧脑室各部位，常向脑实质内浸润。发生于第三脑室者少见，位于其前部者可通过室间孔向两侧脑室延伸。肿瘤位于第四脑室者大多起于脑室底延髓的部分。肿瘤的增长可占据第四脑室而造成梗阻性脑积水，有时肿瘤可通过中间孔向枕大池延伸，少数可压迫甚至包绕延髓或突入椎管而压迫上颈髓。部分肿瘤起于第四脑室顶，占据小脑半球或蚓部内，偶可见肿瘤发生于脑桥小脑角者。

（一）临床表现

由于肿瘤所在部位的不同，室管膜瘤患者表现的临床症状有很大差别。

1. 第四脑室室管膜瘤

由于肿瘤位于脑室内，极易阻塞脑脊液循环通路，常早起出现颅内压增高症状。当肿瘤压迫第四脑室底部诸颅神经核或向侧方压迫小脑脚时，临床上可引起颅神经损害及小脑症状。

（1）颅内压增高症状

其特点是间歇性，与头位变化有关，晚期常呈强迫头位，头多前屈或前侧屈。由于体位改变刺激第四脑室底部的神经核团，尤其是迷走及前庭神经核，表现剧烈头痛、眩晕、呕吐、脉搏呼吸改变、意识突然丧失及由于外展神经核受影响而产生复视、眼球震颤等症状，称为 bruns 征。由于肿瘤的活动，可突然阻塞正中孔或导水管引起脑脊液循环受阻，因而可呈现发作性颅内压增高，此现象多于体位突然改变时发生。严重的颅内压增高可发生小脑危象。

（2）脑干症状与颅神经损害症状

脑干症状较少见。当肿瘤压迫或向第四脑室底部浸润生长时，可以出现脑桥或延髓诸神经核受累症状，多发生于颅内压增高之后，少数也有以颅神经症状为首发症状。颅神经损害症状的出现、受累过程和范围与肿瘤的发生部位和延伸方向等有密切关系。肿瘤在第四脑室底上部多影响第Ⅴ、Ⅵ、Ⅶ、Ⅷ颅神经核；沿中线生长影响内侧纵束，可出现眼球向患侧注视麻痹，还可产生眼球运动偏斜扭转；第四脑室底下部的肿瘤则主要影响第Ⅸ、Ⅹ、Ⅺ、Ⅻ颅神经核，常以呕吐、呃逆为首发症状，随之可出现吞咽困难、声音嘶哑及因迷走神经刺激而产生内脏症状，有时甚至产生括约肌功能障碍和呼吸困难；起始于第四脑室侧隐窝的肿瘤，以第Ⅴ、Ⅵ、Ⅶ神经受累为主，主要表现颜面感觉障碍、听力及前庭功能减退和眩晕等症状。脑干长传导束受累时，多系肿瘤或慢性枕大孔疝压迫脑干所致，可有肢体力弱，腱反射低下或消失，病理反射常为双侧性。感觉障碍较少见。

（3）小脑症状

小脑症状一般较轻，因肿瘤沿侧方或背侧方向生长影响小脑脚或小脑腹侧所产生，表现为走路不稳，常可见到眼球震颤，部分患者表现共济失调和肌张力减低。

2. 侧脑室室管膜瘤

侧脑室室管膜瘤起自侧脑室壁，以侧脑室额角及体部为多见，肿瘤生长缓慢，可以长得很大而充满全部侧脑室，少数瘤体可经室间孔钻入第一脑室内。侧脑室肿瘤可产生如下症状：

（1）颅内压增高症状

因为肿瘤生长缓慢，在造成脑脊液循环障碍之前症状多不明显。由于肿瘤在脑室内有一定活动度，可随体位变化产生发作性头疼伴呕吐，时轻时重，不易被发觉。患者时常将头部保持在一定位置（即强迫头位）。当肿瘤体积增大足以引起脑脊液循环受阻时，才出现持续头痛、呕吐、视神经乳头水肿等一系列颅内压增高症状。急骤的颅内压增高，可引起昏迷或死亡。儿童患者可因长期颅内压力增高使头颅增大和视力减退。

（2）肿瘤的局部症状

早期由于肿瘤对脑组织压迫较轻微，局部症状多不明显，肿瘤生长较大时，尤其当累及丘脑、内囊与基底节或肿痛向脑实质内侵犯时，可表现对侧轻偏瘫、偏侧感觉障碍和中枢性面瘫。肿瘤造成癫痫发作者少见。

3. 第三脑室室管膜瘤

第三脑室室管膜瘤极为少见，肿瘤多位于第三脑室后部。由于第三脑室腔隙狭小，极易阻塞脑脊液循环通路造成梗阻性脑积水，早期出现颅内压增高并呈进行性加重。有时因肿瘤的活瓣状阻塞室间孔及导水管上开口，出现发作性头痛及呕吐等症状，并可伴有低热。位于第三脑室前部者可出现视神经压迫症状及垂体、下丘脑症状。位于第一、二脑室后部者可以出现眼球上视运动障碍等症状。

4. 脑内室管膜瘤

所谓脑内室管膜瘤，系指部分室管膜瘤不长在脑室内而位于脑实质中，其组织来源为胚胎异位的室管膜细胞，亦可能为起源于脑室壁的肿瘤向脑实质内生长。幕上者多见于额叶和顶叶内，肿瘤常位于大脑深部邻近脑室，亦显露于脑表面，临床表现与脑各部占位症状相似，术前确诊较为困难。

（二）治疗及预后

1. 手术治疗

以手术切除肿瘤为主要手段。位于第四脑室者经后颅窝中线，切开小脑下蚓部显露并分块切除肿瘤。注意保护脑干，如肿瘤从第四脑室底部长出者切除肿瘤时可在脑干上留一薄层，至少要做到能解除脑脊液循环梗阻。侧脑室选邻近肿瘤部分的非重要功能区，切开皮层进入脑室切除肿瘤，肿瘤较大，可部分切除皮层以利肿瘤暴露，深部肿瘤应注意防止加重丘脑及基底神经节等至要结构的损伤。

2. 放射治疗

室管膜瘤是放疗中度敏感的肿瘤之一。多数学者认为术后放疗有助于改善患者的预后。将室管膜瘤患者手术加放疗与单纯手术组的生存情况进行比较，总存活期前者明显高于后者。原则上不论肿瘤是否全切除均应进行放疗。目前对放疗的范围尚有争议，低度恶性可选择局部宽野照射，对室管膜母细胞瘤多数人主张全脑脊髓轴放疗。但也有学者对无椎管内种植性扩散证据的患者不论肿瘤良恶性与否均不行预防性脊髓照射。

3. 化学治疗

化疗是颅内肿瘤治疗的辅助手段之一，目前尽管已进行广泛研究，但仍处于探索阶段，疗效不十分肯定。室管膜瘤化疗目的在于防止或延缓复发。而对肿瘤的治愈帮助不大。

影响室管膜瘤预后的因素包括肿瘤的部位、组织学类型、复发速度和年龄等，其中前两者起决定作用。国内资料术后复发平均在 20 个月内，儿童恶性室管膜瘤复发较快。5 年生存率在 30%以上。

第二节　脑膜瘤

一、概述

脑膜瘤是起源于脑膜及脑膜间隙的衍生物。它们可能来自硬膜成纤维细胞和软脑膜细胞，但大部分来自蛛网膜细胞，也可以发生在任何含有蛛网膜成分的地方，如脑室内脑膜瘤来自脑室内的脉络丛组织。

（一）病理

脑膜瘤呈球形生长，与脑组织边界清楚。瘤体剖面呈致密的灰色或暗红色的组织，有时瘤内含砂粒体。瘤内坏死可见于恶性脑膜瘤。脑膜瘤有时可使其临近的颅骨受侵而增厚或变薄。肿瘤大小可由直径 1cm 直至 10cm。瘤体多为球形、锥形、扁平形或哑铃形。常见的脑膜瘤有以下各型：

1. 内皮型

内皮型是最常见的类型。多见于大脑镰、蝶骨岭和嗅沟。肿瘤由蛛网膜上皮细胞组成。细胞的大小形状变异很大，有的细胞很小呈梭形，排列紧密；有的细胞则很大，胞核圆形，染色质细而少，可有 1~2 个核仁，胞浆丰富均匀。瘤细胞呈向心性排列成团状或呈条索状，瘤细胞之间血管很少，无胶原纤维。

2. 成纤维型

由成纤维细胞和胶原纤维组成，瘤细胞成纵行排列，偶呈栅栏状。细胞间有大量粗大的胶原纤维，常见砂粒小体。

3. 血管型瘤

内有丰富的血管及许多血窦，血管外壁或间质中的蛛网膜上皮细胞呈条索状排列，胶原纤维很少。肿瘤生长快时，血管内皮细胞较多，分化不成熟，常可导致血管管腔变小闭塞。血管周围常有类似血管内皮的多角形细胞。

4. 砂粒型

瘤内含有大量砂粒体，细胞排列成旋涡状，血管内皮肿胀，玻璃样变后钙化。

5. 混合型或移行型

此型脑膜瘤中含上述四型成分，但不能肯定以哪种成分为主时，可称为混合型脑膜瘤。

6. 恶性脑膜瘤

有些脑膜瘤的生长特性，细胞形态具有恶性肿瘤的特点，而且可以发生转移。这类肿瘤开始可能属良性，以后出现恶性特点，特别是对一些多次复发的脑膜瘤应想到恶性变的可能。恶性脑膜瘤生长较快，向周围组织内生长，瘤细胞常有核分裂象，易恶变为肉瘤。在上述的良性脑膜瘤中，以血管型脑膜瘤最常发生恶变。另外，恶性脑膜瘤可发生颅外转移，多向肺转移，也可以经脑脊液在颅内种植。

7. 脑膜肉瘤

肿瘤从一开始就是恶性的，具有肉瘤的形态特点，临床较少见，多见于 10 岁以下儿童。病情发展快，术后迅速复发，可见远处转移。肿瘤位于脑组织中，有浸润、形状不规则、边界不清、质地软、易碎，瘤内常有坏死、出血及囊变。瘤细胞有三种类型，即纤维型、梭状细胞型、多形细胞型，其中以纤维型恶性程度最高。另外，有些学者将脑膜的黑色素瘤也归于脑膜瘤。

（二）临床表现

①脑膜瘤属良性肿瘤，生长慢，病程长。有报告认为，脑膜瘤出现早期症状平均 2. 5 年，少数患者可达 6 年之久。

②局灶性症状，因肿瘤呈膨胀性生长，患者往往以头疼和癫痫为首发症状。根据肿瘤部位不同，还可以出现视力、视野、嗅觉或听觉障碍及肢体运动障碍等。在老年患者，尤以癫痫发作为首发症状多见。

③颅内压增高症状多不明显，尤其在高龄患者。在 CT 检查日益普及的情况下对午多患者仅有轻微的头痛。甚至经 CT 扫描偶然发现为脑膜瘤。因肿瘤生长缓慢，所以肿瘤往往长得很大，而临床症状还不严重。有时患者眼底视盘水肿已很严重，甚至出现继发视神经萎缩，而头痛并不剧烈，没有呕吐。值得注意的是哑区的肿瘤长得很大，而脑组织已无法代偿时，患者才出现颅内压增高的表现，病情会突然恶化，甚至会在短期内出现脑疝。

④脑膜瘤对颅骨的影响：临近颅骨的脑膜瘤常可造成骨质的变化。可表现为骨板受压变薄，或骨板被破坏，甚至穿破骨板侵蚀至帽状腔膜下，头皮局部可见隆起。也可使骨内板增厚。增厚的颅骨内可含肿瘤组织。

（三）诊断

脑膜瘤的诊断基础依靠：①形态学，即肿瘤的外形、部位以及其占位效应。②肿瘤在 C2 的密度及 MRI 的信号强度及其增强后的表现。③其他发现，如颅骨受累、钙化，血管扩张受压，确认供血动脉和引流静脉。在颅底、鞍区和蝶骨嵴脑膜瘤，或与颅外沟通的脑膜瘤 MRI 的图像较 CT 清晰。另外在显示肿瘤与重要血管的毗邻关系方面 MRI 也优于 CT。典型的脑膜瘤 CT 的表现为等密度或稍高密度区。在 MRI，T_1像上 60%肿瘤与灰质信号相同，30%为低于灰质的低信号。在 T_2像上，50%为等信号或高信号，40%为中度高信号，也可能为混杂信号。肿瘤边界清楚，圆形或类圆形。多数边缘有一条低信号边星弧形或环形。经静脉增强后呈均匀状，明显强化。

（四）治疗

1. 手术切除

与其他颅内肿瘤一样，手术切除脑膜瘤是最有效的治疗手段。随着显微手术技术的发展，手术器械如双极电凝、超声吸引器以及激光的不断改进和普及，脑膜瘤的手术效果不断提高，使大多数患者得以治愈。

（1）手术前准备

①影像学资料应尽量齐全，除一般的 CT 脑扫描外，还应对颅底脑膜瘤做增强 MRI，以利术前对肿瘤与周围组织的毗邻关系有所了解，对术后可能发生的神经系统功能损害有所估计。血运丰富的脑膜瘤，脑血管造影也是必不可少的，可了解肿瘤的供应动脉，对术中可能遇见的主要血管做到心中有数，防止损伤。造影还可确定主要静脉窦是否闭塞，决定术中为彻底切除肿瘤，能否结扎或切除。②对患者一般状态及主要脏器功能有充分了解，尤其是老年患者，尽量减少术中和术后的并发症发生。疑有癫痫发作的患者要在术前服用抗癫痫药，以有效地控制癫痫发作。有些学者认为，术前一周每天给以地塞米松 10~15mg，对切除脑膜瘤、减轻术后反应是非常有帮助的。

（2）麻醉

①均采用气管内插管全身麻醉，控制呼吸，使动脉的 PCO_2控制在 3.33~4kPa（25~30mmHg）以下，这对降低颅内压是极为有效的。②控制性低血压，对于富于血管的脑膜瘤，可采用过度换气的办法，降低静脉压，使术中失血减少。在术中降低患者血压时，应注意患者平时的血压水平。对于既往有高血压的老年患者应慎重。术中降压会造成患者术后较多的并发症。目前已不普遍使用。

（3）手术原则

①体位：根据肿瘤的部位，侧卧位、仰卧位、俯卧位都是常使用的体位。为了减少术中出血，上述各体位头部应略抬高。坐位被用于切除后颅窝的脑膜瘤，其优点是暴露好，出血少，但易发生气栓。如使用带头架的可控手术床，术中患者头与手术床连为一体，可

根据术中视野需要活动床的角度，使手术者操作能得心应手。②切口：早年多数学者主张脑膜瘤的切口应大一些。以利暴露肿瘤。近年，影像学的进展，使肿瘤的定位十分精确，因此切口设计的关键是，应使肿瘤恰位于骨窗的中心，周边包绕肿瘤就可以了，过多地暴露脑膜瘤四周的正常脑组织是不必要的。③翻骨瓣：钻孔后以铣刀或线锯锯开颅骨后，骨瓣翻向连接肌肉一侧，翻转时须先彻底剥离骨瓣内板与肿瘤的粘连。另外，对凸面的脑膜瘤，翻骨瓣后将其取下，关颅时再固定复位，不失为一好办法。这种开颅方法可省去与肌肉相连的骨瓣出血不止的麻烦。④硬脑膜切口：可采用“U”形或“十”形切口。如硬脑膜已被肿瘤侵蚀，应切除被破坏的硬膜，关颅时以人工硬膜或帽状腱膜修补。硬脑膜的切口不可超出肿瘤边界过大，以防脑膨出。⑤手术显微镜的应用：手术显微镜下分离肿瘤，使操作更细致，能最大限度地保护脑组织及重要的神经血管。术中止血确切，操作准确。对于体积较大的肿瘤，单纯地沿肿瘤四周分离，有时较困难。一味地追求完整全切，会造成对瘤四周脑组织过多的牵拉损伤，因此，应先在瘤内反复分块切除，待瘤体缩小后再四周分离。此时使用超声吸引是十分有益的，使用得当可以省时，减少不必要的牵拉。术中应用激光可以根除深部的脑膜瘤。特别是在显微手术中使用激光（CO_2和 Nd：YAG 激光）的优点包括：减少对脑组织的牵拉；可以气化残存在硬膜上的瘤组织；可以切除暴露困难部位的肿瘤；提高手术的准确性。减少手术的出血。⑥术前栓塞供应动脉或术中结扎供应肿瘤的血管，对于富于血运的肿瘤术前脑血管造影时可将供应肿瘤的颈外动脉系统的分支栓塞，或术中先行颈外动脉颅外段结扎然后再开颅切除肿瘤，这样做可减少术中出血。以双极电凝止血，电凝点应尽量靠近肿瘤侧。在电灼动脉前，一定要辨认该动脉是否确实是穿入肿瘤的供应动脉，抑或只是被肿瘤挤压移了正常位置的动脉。对前者可以结扎；对后者应分离后保护，不能轻易结扎。⑦对受肿瘤侵蚀的硬脑膜、颅骨应一并切除，以防术后复发。经造影证实已闭塞的硬膜窦也可以切除，以筋膜或人工材料修补硬脑膜和颅骨。为了防止术后硬膜外血肿，这通常是硬膜上静脉渗血造成的，可以在骨瓣上钻 2~4 对小孔，以丝线悬吊硬膜并固定在每对小孔中，从而使硬膜紧贴颅骨内板，不留残腔，对防止术后血肿有一定作用。⑧肿瘤切除：全切肿瘤是最理想的。在大脑凸面、矢状窦的 1/3、部分小脑幕、嗅沟脑膜瘤全切是可以的。对矢状窦后部、蝶骨嵴内侧及斜坡脑膜瘤全切是有一定困难的。目前，是否能将海绵窦内、与脑干和后组颅神经有密切关系的肿瘤全切除及手术入路仍存在争议。

2. *放射治疗*

良性脑膜瘤全切效果极佳，但因其生长位置，约有 17%~50% 的脑膜瘤做不到全切。另外，还有少数恶性脑膜瘤也无法全切。上述两种情况须在手术切除后放疗。恶性脑膜瘤和血管外皮型脑膜瘤对放疗敏感。效果是肯定的。而一般良性肿瘤放疗是否有效仍有不同意见。手术未能彻底切除的脑膜瘤术后辅以放疗，对延长肿瘤的复发时间是有效的。放射治疗适用于恶性脑膜瘤切除后，未能全切的脑膜瘤，以及术后复发再手术困难者或无法手术切除的肿瘤。

伽马刀（γ-刀）是一个具有 201 个 ^{60}Co 放射源，可同时集中在一个靶点上照射的放疗仪。它可使靶点在短时间内获得大剂量伽马射线，从而达到破坏瘤细胞的作用。适用于直径小于 3cm 的脑膜瘤。1968 年首先在瑞典使用，用于治疗小的听神经瘤。1976 年用于小的脑膜瘤。伽马刀与放疗一样，对抑制肿瘤生长、延长复发时间有效。

X-刀（等中心直线加速器）可用于颅底及后颅窝的脑膜瘤，直径一般不宜大于 3cm。

将同位素放入肿瘤中。称为组织内放疗，是当前立体定向的一个新发展，但疗效尚待观察。

3. 其他治疗

激素治疗对减慢肿瘤的生长是否有效尚不能肯定，可能对复发的脑膜瘤不失为一个有希望的方法，尚待进一步研究。另外，随着分子生物学的深入发展，基因治疗可望获得成功。

二、一般部位脑膜瘤

颅内脑膜瘤的部位划分是以肿瘤附着点的解剖部位而确定的。可分为颅底脑膜瘤，发生于蝶骨嵴、嗅沟、鞍结节、斜坡等部位。非颅底脑膜瘤，包括大脑凸面、矢状窦旁、大脑镰旁、脑室内等部位脑膜瘤。

（一）大脑凸面脑膜瘤

大脑凸面脑膜瘤是指肿瘤基底与颅底硬脑膜或硬脑膜窦没有关系的脑膜瘤。就手术而言，凸面脑膜瘤比较容易。主要问题是能否及早诊断，因为临床可能仅表现为癫痫症状，易被忽略。文献报告大脑凸面脑膜瘤占脑膜瘤的 15%，女性稍多于男性，老年人因脑萎缩，常缺乏定位体征。早期曾有人认为，本病与脑外伤有关，但是近年来研究表明二者没有因果关系。早期的部位分类以冠状缝为标志，分为冠状缝及冠状缝前、后三区。通常将凸面脑膜瘤分为四个部分即：①前区，主要为额叶。②中央区，包括中央前后回感觉运动区。③后区，指顶后叶和枕叶。④颞区。

1. 临床表现

大脑凸面脑膜瘤病史一般较长。主要表现为不同程度的头痛、精神障碍、肢体运动障碍以及视路受压出现视力视野的改变。约60%的患者发病半年后可逐渐出现颅内压增高。癫痫大发作并非常见，有的患者仅表现为眼前闪光，须仔细询问病史方可发现。部分患者可表现为Jacksonian癫痫、面及手抽搐，其肿瘤多位于皮层运动区，很少在感觉区。肿瘤位于颞叶可有视野障碍，优势半球的肿瘤还可出现语言障碍。有些患者是因为头外伤或其他不适，经做头颅CT扫描偶然发现的。

2. 诊断

通常凸面脑膜瘤体积很大时，诊断比较容易。20世纪70年代以前本病的诊断主要依靠头颅平片和脑血管造影。本病和矢状窦脑膜瘤的平片均可见骨质增生呈针状、内板增厚。20世纪70年代以后，CT应用于临床，对此病可做出非常明确的诊断，而且比MRI更清楚。因在后者的图像中有时肿瘤与水肿混在一起，影响定性诊断。如术前怀疑肿瘤与矢状窦有关，须行脑血管造影或MRI加以证实。脑血管造影还可以了解肿瘤的血运情况、供血动脉的来源(颈内和/或颈外动脉)、大脑中动脉是否受肿瘤压迫而移位及引流静脉是否通向侧裂静脉等。当然，对诊断凸面脑膜瘤，脑血管造影并不是必需的。术前供血动脉栓塞对于凸面脑膜瘤来讲也并非十分必要，因手术时沿肿瘤切除硬脑膜，供血动脉即可被切断。

3. 手术

①CT或MRI显示肿瘤周围有明显水肿者，术前几天可给予皮质激素治疗，在开颅时给予20%甘露醇1g/kg体重，15分钟内静点完，对于减轻脑水肿，降低颅内压是有帮助的。

②体位：头位应稍高于身体水平线，使术中出血减少。在使用装有头架的手术台上手术时，旋转头的位置时，勿使颈静脉受压。对额部肿瘤更应注意，防止静脉回流受阻，增高颅内压。

③切口设计：除了要考虑到充分暴露肿瘤，保证皮瓣的血运，也还要注意患者的美观，使切口尽量隐蔽在发际内。头皮及骨瓣可一起翻转，也可钻孔后取下骨片；如颅骨被肿瘤侵犯并穿破，可咬除或用锉刀锉平被侵蚀部分；单纯内板受侵蚀，可将其煮沸30分钟，使瘤细胞被破坏。

④翻开骨瓣是整个手术出血最多的阶段，应立即采用电凝、缝扎或沿肿瘤切开硬脑膜等方法止血。硬脑膜的出血多来自脑膜中动脉，因此于硬脑膜中动脉近端缝扎是比较简单易行的方法，可避免广泛的电灼硬脑膜致使其收缩，影响硬脑膜缝合。肿瘤与硬脑膜的附着点如果较宽，可沿其四周切开；如附着点小，可采用马蹄形切口。应尽可能减少脑组织的外露。被肿瘤侵蚀的硬脑膜可去除，用人工硬脑膜或筋膜修补。

⑤分离切除肿瘤：与任何脑膜瘤的做法一样，切除和暴露肿瘤应交替进行。可用超声吸

引器将瘤内逐渐吸空，然后再从瘤表面分离，以避免过度牵拉脑组织。有些软脑膜血管向肿瘤供血，可在分离肿瘤与瘤床之间电凝后剪断，并垫以棉条，直至肿瘤从脑内分离开。

⑥止血：应用上述方法，肿瘤切除后不会有明显出血。此时可用过氧化氢冲洗瘤腔，发现出血点然后再用双极电凝止血。

⑦关颅：仔细缝合或严密修补硬脑膜，骨片复位，四周钻小孔用合金钢丝或丝线固定骨片，常规缝合头皮，在通常情况下可不必放引流条。

（二）矢状窦旁脑膜瘤

矢状窦旁脑膜瘤是指肿瘤基底附着在上矢状窦并充满矢状窦角的脑膜瘤，在肿瘤与上矢状窦之间没有脑组织，但也有学者将靠近矢状窦的一部分镰旁和凸面脑膜瘤归于矢状窦旁脑膜瘤。矢状窦旁脑膜瘤占颅内脑膜瘤的17%～20%，居第3位。肿瘤位于矢状窦前1/3占46.6%，中1/3占35.4%，后1/3占18%。

1. 临床表现

矢状窦旁脑膜瘤生长缓慢，早期虽压迫脑组织和矢状窦可不产生症状。患者出现症状时，肿瘤多已生长得很大。也有小的脑膜瘤无症状，为偶然发现。还有一些脑膜瘤，虽然体积不大，但伴有较大的囊性变，或肿瘤周围脑水肿严重，因此出现颅内压增高症状。

癫痫是本病常见的首发症状，可高达60%以上，尤其是在中央区的窦旁脑膜瘤，癫痫发生率可高达73%。可表现为口角或面部抽搐，也可呈癫痫大发作。

精神障碍以矢状窦前1/3脑膜瘤常见，有报告占59%。患者可表现为痴呆、情感淡漠或欣快。有的患者甚至出现性格改变；老年患者常被误诊为老年性痴呆或脑动脉硬化。

在CT应用以前，有些患者常以一侧肢体力弱或感觉障碍为首发症状就诊，故肿瘤多位于中央区。CT用于临床后，肿瘤早期诊断率得以提高，伴颅内压增高已少见。造成颅内压增高的原因，除了肿瘤本身的占位效应外，瘤体压迫矢状窦及静脉，使之回流受阻也是原因之一。合并颅压高的患者，肿瘤多位于矢状窦前1/3或后1/3，因颞、枕叶属“哑区”，缺乏局灶性神经缺损表现，因此患者来院就诊一般较晚。

位于枕叶的矢状窦旁脑膜瘤可出现视野障碍，有文献报告可占29%。

2. 诊断

目前应用CT或MRI对本病的诊断已很容易，大部分患者都能在早期得到确诊。但对矢状窦旁边界清楚的肿瘤应与转移癌鉴别，后者病史短，肿瘤周围脑水肿严重且较广泛，有时可发现肺、前列腺、卵巢的原发癌病灶。CT的骨窗像和MRI还可以提供与肿瘤相邻的颅骨受侵犯破坏情况，为手术提供更详细的情况。

在CT应用前，脑血管造影是对矢状窦旁脑膜瘤定位定性的主要手段。当前，脑血管造影对本病的诊断价值在于：①了解肿瘤的供血动脉和肿瘤内的血运情况。矢状窦前1/3和中1/3脑膜瘤的供血主要来源于大脑前动脉，后1/3肿瘤主要为大脑后动脉，同时都可有脑膜中动脉参与供血，此时的脑膜中动脉可增粗迂曲。如肿瘤侵及颅骨，可有颞浅动脉参与供血。②脑血管造影的静脉期和窦期可见肿瘤将静脉挤压移位，有的矢状窦会被肿瘤阻塞中断，这些造影征象对决定术中是否可将肿瘤连同矢状窦一并切除是极有帮助的。

3. 手术

矢状窦旁脑膜瘤的手术技术与凸面脑膜瘤基本相同，可参考之。术中应注意的几个问题如下：

①头皮切口设计，根据CT或MRI了解肿瘤位置，如肿瘤仅在单侧生长，切口可位于中线；如肿瘤向对侧生长，切口设计则可过中线。

②在中线上钻孔，下方为矢状窦应小心。为防止导板穿过困难，可适当多钻一孔；翻开并取下游离骨片后，要立即着手处理骨板出血，封以骨蜡；硬膜上的出血可电灼或压以吸收性明胶海绵，特别是矢状窦表面的出血，压以吸收性明胶海绵和棉条，数分钟即可止血。

③中央静脉的保留问题。位于中央区的中央上静脉被损伤后，术后患者往往出现严重的对侧肢体瘫痪。中1/3的矢状窦旁脑膜瘤常可见到中央上静脉跨过肿瘤生长，术中稍不注意便会损伤中央上静脉。为此，手术中可沿中央静脉前后切开肿瘤然后再分块切除瘤组织，尽量保存中央静脉。

④矢状窦的处理。大多数情况下，切开硬脑膜翻向中线一侧，肿瘤自皮层小心分离，将肿瘤翻向中线电灼与矢状窦的粘连。如肿瘤已侵犯了矢状窦，位于矢状窦前1/3（冠状缝前）一般可以连同矢状窦一起切除。肿瘤位于中后1/3者，如造影证实矢状窦已闭塞者，可连同肿瘤切除；如矢状窦尚通畅，切除是危险的，可以切除一侧矢状窦壁后修补，也可以切除这段矢状窦再用大隐静脉或人工血管吻合替代这段矢状窦。对于残存在矢状窦侧壁上的肿瘤简而易行的方法是电灼，注意电灼时以氯化钠溶液冲洗降温，避免因电灼过热造成窦内血栓形成。

（三）镰旁脑膜瘤

1. 临床表现

大脑镰旁脑膜瘤起始于大脑镰，常埋入脑实质内，并可向大脑镰两侧生长，大多埋藏在大脑半球纵裂中，其位置较深，皮层中央区受累轻，故脑的局限性损害症状较矢状窦脑膜瘤少见。一旦出现运动障碍，表现为从足部开始，逐渐影响整个下肢，继而上肢肌力障碍，最后波及头面部。如肿瘤向大脑镰两侧生长，患者可出现双侧肢体力弱并伴有排尿障碍，即脑性截瘫或三瘫，须与脊髓病变鉴别。

癫痫发作多以对侧肢体或面部局限性发作开始，逐渐形成大发作及意识丧失。癫痫发作以大脑镰前中 1/3 脑膜瘤多见。

约有 2/3 的患者就诊时已有颅内压增高表现。尤以大脑镰后 1/3 脑膜瘤常见，此部位脑膜瘤只引起视野改变，常未引起患者注意，肿瘤常长到巨大体积方被察觉。

因肿瘤未与颅板接触，因此颅骨亦无骨性包块，此与矢状窦脑膜瘤不同。

2. 诊断

头颅平片对本病无诊断价值。脑血管造影显示肿瘤血管形态和循环与其他部位脑膜瘤相仿，但肿瘤染色不紧贴颅顶，与颅骨之间存有间隙。发生于大脑镰后部者可使大脑后动脉增粗并向对侧移位。大脑镰脑膜瘤也可有双重供血，前方可来自眼动脉的分支，后方来自枕动脉，中部可有脑膜中动脉供血。此时增粗的脑膜中动脉向上达顶骨内板处又转向下，呈帚状或放射状向中线颅腔内，提示肿瘤附着处在大脑镰上。

CT 和 MRI 可见镰旁单侧或双侧球形或扁平状占位。平扫时为等密度或略高密度肿块，带有点状或不规则钙化，与大脑镰的基底较宽。一侧侧脑室可受压移位或变形。肿瘤较大时压迫脑静脉使其回流受阻，肿瘤周围会出现水肿。MRI 的水平位和冠状位对确定肿瘤与矢状窦粘连处以及与脑皮层的关系是有帮助的。

3. 手术入路

单侧大脑镰旁脑膜瘤可行单侧开颅。切口应在中线上，骨窗也应抵中线。钻孔时应注意勿伤及下面的矢状窦。硬脑膜切口尽量靠近矢状窦，以利于自纵裂探查。牵开纵裂脑组织，其深面可见肿瘤。先分离肿瘤与脑组织的粘连，或自大脑镰肿瘤基底处分离。肿瘤较大时，先于瘤内掏空后再行瘤外分离。对于基底比较宽的脑膜瘤连同大脑镰一并切除，可防止术后复发。肿瘤较大时，其前面多与大脑前动脉相粘连，分离和切除肿瘤时应予以保护，防止造成误伤。

呈哑铃形的镰旁脑膜瘤可行双侧开颅，皮骨瓣都可以跨过中线。翻开骨瓣后，矢状窦出血可压以海绵。先切开肿瘤较大一侧的硬脑膜，按单侧开颅方法切除这侧肿瘤。然后再切开对侧硬脑膜，切除肿瘤，最后将受累的大脑镰一并切除。

无论是哪种开颅，对中央静脉都应加以保护，防止损伤造成术后肢体运动障碍。为此，可采用自中央静脉或前或后方入路，避开中央静脉，在手术显微镜下操作，可以达到保护中央静脉的作用。

（四）脑室内脑膜瘤

脑室内脑膜瘤是发生于脑室系统脉络丛组织的脑膜瘤，属于少见的颅内脑膜瘤，其中以侧脑室脑膜瘤常见。偶尔也见有第四或第三脑室脑膜瘤的报告。

1. 临床表现

因侧脑室内脑膜瘤是在侧脑室内生长，早期神经系统损害不明显。就诊时肿瘤多已较大，患者已出现颅内压增高的表现。故临床表现常见头痛、视盘水肿，个别病例来院时已有脑疝。这些患者仅有阵发性头痛病史，而缺乏定位体征，未被重视。突然发作头痛是由于变换体位时肿瘤压迫室间孔，引起急性颅内压增高。当肿瘤压迫内囊时，患者可出现对侧肢体偏瘫，文献报告侧脑室脑膜瘤可以出现癫痫、同向性偏盲，肿瘤位于优势半球时还可以有感觉性或运动性失语。

第三、四脑室内脑膜瘤因肿瘤早期即可引起脑脊液循环障碍，因此颅内压增高、梗阻性脑积水是这两个部位脑膜瘤的常见症状。侧脑室脑膜瘤多发生于侧脑室三角区，起于侧脑室脉络丛组织，与硬脑膜同源于胚胎期的外胚层。这类脑膜瘤生长缓慢，也有个别病例可见肿瘤向侧脑室额角生长。

2. 诊断

CT 和 MRI 是诊断脑室内脑膜瘤最可靠的方法。这两种方法可以了解肿瘤的大小，位于脑室的位置，与室间孔和导水管的关系，以及是否合并脑积水。特别是 MRI 不同层面扫描，可了解肿瘤的解剖位置，为手术入路提供依据。侧脑室脑膜瘤位于三角区，有时增强 CT 可见肿瘤与脉络丛相连，侧脑室可见扩大。肿瘤边界清楚，周围可有水肿带。当然，对于不典型的脑室内脑膜瘤须与脑室内室管膜瘤、脉络丛乳头状瘤、胶质瘤及生殖细胞瘤相鉴别。

脑血管造影可以显示肿瘤的供血动脉。侧脑室脑膜瘤的供血动脉为脉络膜前动脉和脉络膜后动脉。造影片上可见上述动脉增粗迂曲，远端分支呈引入肿瘤小动脉网，随后出现典型的脑膜瘤循环。

3. 手术

侧脑室脑膜瘤的手术入路方法较多，如枕叶入路、顶叶入路、纵裂入路、颞枕入路和颞中回入路。

颞中回入路的优点是；术中切开颞中回，可尽早暴露供应肿瘤的脉络膜前动脉，如能将此动脉先结扎，以后手术过程中出血会大大减少。肿瘤小于 3cm 时可分离后完整切除。如肿瘤较大不可勉强完整切除，以免损伤周围脑组织，尤其是侧脑室内壁的损伤，可造成患者术后昏迷。此时应先于瘤内分块切除肿瘤，待瘤体积缩小时再将残存瘤壁翻出。术中还应注意用棉条保护室间孔，避免出血流入对侧或第三脑室。

颞中回入路方法的缺点是：当肿瘤位于优势半球时，会引起语言中枢损害。术后出现失语。另外，术后可能出现偏盲，主要因为是损伤了视辐射，有人认为，当侧脑室脑膜瘤生长增大时，脑室的室管膜已消失，肿瘤直接与脑室增生的胶质层紧密相连，术中如不损伤周围结构，视辐射的损失是可以避免的，术后患者不一定出现偏盲。

对于第四脑室脑膜瘤，可以取后颅凹正中开颅。第三脑室脑膜瘤可以取松果体区入路切除肿瘤。近年来，也有人报告应用立体定向手术，取得了较好的效果。

（五）多发性脑膜瘤

颅内出现两个以上相互不连接的脑膜瘤称为多发脑膜瘤。多发脑膜瘤的临床表现主要取决于较大的那一个肿瘤的部位，常见的症状有肢体力弱、视力障碍。癫痫的发生率低于单发的脑膜瘤。通常双侧脑膜瘤仍以一侧症状为主，很少有双侧症状同时出现者。多发脑膜瘤颅内压增高常见。

依靠传统的头颅平片、脑血管造影和脑室造影诊断多发脑膜瘤是比较困难的。当今，应用 CT 和 MRI 便可比较容易地确诊颅内多发脑膜瘤。

由于多发脑膜瘤有时发生在颅底，或当肿瘤比较小时，还可能在行 CT 检查时，患者头部移动而被遗漏。因此增强扫描是十分必要的。CT 可以清楚地发现脑膜瘤的钙化，尤其在混合型或纤维型脑膜瘤较多见。CT 还可显示肿瘤的囊变及其四周脑水肿，这种情况常常发生在富于血管的脑膜瘤。

在 MRI 的 T_1 像上，差不多 30%的脑膜瘤为低信号，60%为等信号。T_2 像上脑膜瘤的信号不一致，约 50%为等信号，40%表现为高信号。当然，注射对比剂对提高图像的分辨能力是很有帮助的。

CT 和 MRI 的应用，使临床发现了更多的多发脑膜瘤，这给神经外科医生提出了一个新的课题，即多发脑膜瘤的手术指征和处理原则。在手术切除多发脑膜瘤时，应综合考虑，包括患者的年龄、医生的经验以及哪个肿瘤表浅。比较肯定的意见是，首先切除引起临床症状的肿瘤，当然通常也是体积比较大的。不在同一部位的脑膜瘤可以分期手术。对于直径小于 2cm 又未引起临床症状者也可暂不手术，临床观察。

因为多发脑膜瘤体积不大，部位各异，多次手术会给患者带来沉重负担，因此预后不如单发脑膜瘤好。特别是合并听神经瘤的多发脑膜瘤，术后复发的机会比单纯多发脑膜瘤的多。因此，有人建议切除多发脑膜瘤时应连同肿瘤的硬脑膜一起广泛切除。为了防止肿瘤复发，术后放疗是必要的。另外，伽马刀和 X-刀对颅内多发小的脑膜瘤照射，也是较理想的办法。

三、颅底脑膜瘤

瘤基底与前、中、后颅凹底附着的脑膜瘤统称为颅底脑膜瘤。一般来讲，颅底脑膜瘤诊断和治疗都较困难。颅神经均由颅底出颅，因此，颅底脑膜瘤的颅神经损害多见，手术全切除困难，故颅底脑膜瘤治疗是现代神经外科正在开拓的领域。

（一）蝶骨嵴脑膜瘤

蝶骨嵴脑膜瘤是起源于蝶骨大、小翼上的脑膜瘤，内始自前床突，外抵翼点。早年Gushing将蝶骨嵴脑膜瘤分为内、中、外三个部位。近年Watts建议将此传统的定位分类方法简化为两型，即内侧型和外侧型。

1. 临床表现

蝶骨嵴脑膜瘤居颅内脑膜瘤的第3位。蝶骨嵴脑膜瘤的临床表现取决于肿瘤的部位。肿瘤可向颞部、额部和额颞交界处生长。其中内侧型早期症状明显。如肿瘤起源于前床突，患者早期可出现神经受压表现，如视力下降。由于肿瘤向眼眶内或眶上裂侵犯，眼静脉回流受阻，近1/5的患者有眼球突出。内侧型患者早期还可出现第Ⅱ、第Ⅲ、第Ⅳ及第Ⅴ第一支的颅神经损害，表现类似海绵窦综合征，如瞳孔散大、对光反射消失、角膜反射差及眼球运动障碍等，精神症状和嗅觉障碍多见于肿瘤向前颅凹底生长者。

外侧型蝶骨嵴脑膜瘤症状出现得较晚，早期仅有头痛而缺乏定位体征。约24.3%的患者早期可有癫痫发作，主要表现为颞叶癫痫发作。如肿瘤侵犯颅骨，可出现额颞部骨质隆起。

上述两型患者的肿瘤生长较大时，均会引起对侧肢体力弱和颅内压增高。

2. 诊断

蝶骨嵴脑膜瘤CT表现很清楚，以蝶骨嵴为中心的球形生长的肿瘤，边界清晰，经对比加强后肿瘤影明显增强，如肿瘤压迫侧裂静脉，脑水肿较著。

MRI对诊断本病是有意义的。MRI可以显示肿瘤与蝶骨嵴和眼眶的关系，骨质破坏情况等。尤其是对内侧型的蝶骨嵴脑膜瘤，MRI还以提供肿瘤与颈内动脉的关，有时肿瘤将颈内动脉包裹在内，或肿瘤附着在海绵窦上，这些情况对手术切除肿瘤均有重要的参考价值。当然，增强后的MRI图像会更清晰。

3. 手术

全切蝶骨嵴脑膜瘤又不增加患者的神经功能损害并非易事。特别是内侧型肿瘤，因其可能侵犯海绵窦和颈内动脉，全切肿瘤手术难度是很大的。20世纪80年代兴起的颅底外科学，对提高蝶骨嵴脑膜瘤的手术效果起了很大作用，当然这一显微神经外科的发展是分不开的。

无论是内侧型或外侧型，目前多采用以翼点为中心的额颞入路，患者仰卧位，头偏向健侧，最好使用头架将头固定在手术台上，术中可依手术需要转动头位。

翻开骨瓣后，可用电（气）钻将蝶骨嵴外侧尽量磨掉，因此处的脑膜中动脉会增粗供应肿瘤，可在硬膜外肿瘤附着处充分电灼止血。这对减少外侧型脑膜瘤出血尤为重要。

硬脑膜切口呈弧形，以蝶骨嵴为基础。切开硬膜后将其向下翻开并悬吊在颞肌上，此时应用手术显微镜可使光线避开蝶骨嵴，而直接照入。如肿瘤外面覆盖一薄层脑组织，可将这层脑组织自额下回切除，暴露出肿瘤。对于直径大于2.0cm的肿瘤，不要企图完整切除肿瘤，以免损伤重要的血管和神经组织，应先四周分离肿瘤，特别是蝶骨嵴肿瘤基底处。用双极电凝器电灼肿瘤的附着处。也可先用超声吸引器将瘤内掏空，然后再从瘤外分离。这样反复操作，使术野空间逐渐增大，对全切除内侧型蝶骨嵴脑膜瘤提供必要条件。在分离肿瘤与大脑中动脉的粘连时应特别小心，对于大脑中动脉的任何分支都应小心将其自肿瘤壁上分离下来，如分离确实困难，可将与动脉粘连的部分瘤壁留下来，不要损伤中动脉，以免术后造成严重的后果。

内侧型肿瘤的深处是颈内动脉和视神经。肿瘤与颈内动脉的关系有两种，大多数情况是肿瘤呈球形生长，将颈内动脉向内推移。少数情况是颈内动脉被肿瘤包裹，常见于复发的肿瘤。在第一种情况，特别是首次手术时，肿瘤与颈内动脉和视神经之间有一层蛛网膜相隔。在手术显微镜下，充分掏空肿瘤，使术野空间够大，再将瘤壁向一方牵拉，可以找到颈内动脉和视神经，小心分离，多能成功。如确有困难，不可勉强。残存在前床突的瘤壁，使用超声吸引器吸除时要特别小心，谨防误伤颈内动脉。可用激光或电灼处理残存瘤组织。一旦颈内动脉破裂，可先以海绵、肌肉压迫止血，同时可在患者颈部压迫颈内动脉，降低颈动脉压，如不奏效，只得结扎颈内动脉。为补救脑缺血，可行额浅动脉与大脑中动脉分支吻合。对于将颈内动脉包裹的内侧型蝶骨嵴脑膜瘤，术前脑血管造影以及MRI是必不可少的。如见颈内动脉被肿瘤推压，术中切除困难不大。但如肿瘤将颈内动脉包裹，颈内动脉可呈环状缩窄，甚至闭塞。此时切除颈内动脉四周的肿瘤确实困难。

侵犯海绵窦的肿瘤，近年已能做到全切除。分离肿瘤时应注意辨别和保护第Ⅲ、Ⅳ、Ⅵ颅神经，对于海绵窦的出血可用海绵、止血纱布、肌肉等材料压迫止血。

（二）鞍结节脑膜瘤

鞍结节脑膜瘤更准确地讲归于鞍上脑膜瘤，鞍上脑膜瘤包括起源于鞍结节、前床突、鞍膈和蝶骨平台的脑膜瘤。因上述解剖结构范围不超过3cm，临床对上述区域脑膜瘤习惯统冠以鞍结节脑膜瘤称之。文献报告鞍结节脑膜瘤占颅内肿瘤的4%~10%，本病多见于女性，是男性的2.06倍，发病年龄从21岁至68岁，平均年龄49.8岁。

1. 临床表现

鞍结节脑膜瘤几乎都有不同程度的视力、视野障碍，其中约80%以上的患者以视力障碍为首发症状。单侧视力障碍占55%，双侧视力障碍占45%。视野障碍可以表现以双颞侧偏盲或单眼失明，另一眼颞侧偏盲多见，也可见单眼视力视野基本正常，另一眼颞侧偏盲。眼底视盘原发萎缩多见，可高达80%。还可表现为双眼视盘萎缩。

头痛是本病的另一常见症状，约占一半以上患者有头痛病史，以额部疼痛为主，也可以表现为眼眶、双额部疼痛。

少数病例可表现为精神障碍，如嗜睡、记忆力减退、焦虑等，可能与肿瘤压迫额叶底面有关。

有的患者可出现类似垂体瘤的内分泌功能障碍，如性欲减退、阳痿和闭经。个别患者是以嗅觉丧失、癫痫、动眼神经麻痹为主诉就诊的。

在神经系统检查时除视力视野障碍，还可以出现锥体束征和Foster-Kennedy综合征。

2. 诊断

约一半的患者头颅平片可有阳性发现。以鞍结节及其附近的蝶骨平台骨质增生，甚至呈结节增生为特征。有时还可见鞍背骨质吸收，偶尔可见垂体窝变大，类似垂体瘤的表现。

脑血管造影的典型征象是，正位像大脑前动脉抬高，双侧前动脉起始段合成半圆形。通常眼动脉可增粗并有分支向鞍结节肿瘤供血。肿瘤处可见向上放射状的异常血管。

鞍结节脑膜瘤在CT片上可见鞍上等密度或高密度区，注射对比剂后肿瘤影像明显增强，骨窗像可见鞍结节骨质密度增高或疏松。冠状扫描可以判断肿瘤与蝶鞍、视交叉的关系。

MRI的作用与CT一样，唯显示肿瘤与视神经、颈内动脉以及颅骨之间的关系更清晰。

应当指出的是，在CT逐渐普及以后，现在对可疑鞍区病变者多首先采用CT检查。但对鞍上高密度病变，应注意经脑血管造影与动脉瘤相鉴别，以防术中意外。

3. 手术

(1) 手术入路

通常右额开颅即可。如肿瘤较大，也可以取过中线的双额开颅。肿瘤偏左时，也可以左额开颅。无论如何入路，骨窗前缘应尽量低，直抵前颅窝底，以保证术中不必要过分牵拉额叶脑底面。近年也有经蝶入路切除鞍旁脑膜瘤取得成功的报告。开颅时额窦开放时，应注意封闭，以防鼻漏。

（2）分离和切除肿瘤

对于较小的肿瘤，先分离肿瘤与鞍结节的附着点，切断供应动脉，可使用双极电凝。如将肿瘤的附着处全部游离，四周再分离，肿瘤即可完整切下。分离时注意保护双侧颈内动脉和视神经。肿瘤大时，不可企图完整切除。应先在瘤内分块切除（用超声吸引器），再四周分离。肿瘤较大时，其后方常影响到丘脑下部，分离时应注意。另外，肿瘤的后上方可能与前动脉-前交通动脉相连，手术中应注意分离后保护之。分离和切除肿瘤可以在手术显微镜下进行，对保护颈内动脉和视神经不受损伤是十分有帮助的。

（3）视神经减压

手术能全切肿瘤是理想的，但因肿瘤大，与视神经和颈内动脉粘连紧密，患者高龄等不利因素，全切常有困难。在这种情况下不应勉强全切，先尽量瘤内切除肿瘤，达到视神经减压的目的。对残存的肿瘤用二氧化碳激光烧灼，可望延长复发的时间。

（三）嗅沟脑膜瘤

嗅沟脑膜瘤与硬脑膜的黏着处位于前颅凹底筛板及其后方。嗅沟脑膜瘤可分为单侧或双侧。

1. 临床表现

嗅沟脑膜瘤早期症状即有嗅觉逐渐丧失，肿瘤位于单侧时，则嗅觉丧失属单侧性，对定位诊断有意义。但如为双侧丧失时，常与鼻炎混淆。嗅沟脑膜瘤的嗅觉障碍虽比较多见，但患者往往忽略，许多患者是入院查体时方得以证实的。这是由于单侧的嗅觉障碍可被对侧补偿，患者不易察觉。另外，嗅沟脑膜瘤引起的是嗅觉丧失，与颞叶病变引起的幻嗅不同，应注意鉴别。

由于早期嗅觉障碍常被患者忽略，所以肿瘤多长期不被发现，临床确诊时肿瘤已长得很大，已有显著的颅内压增高症状。

视力障碍也较多见，造成视力减退的原因是颅内压增高、视盘水肿和继发性萎缩。造成视力减退的另一原因是肿瘤向后发展直接压迫视神经，个别患者可出现双颞或单侧颞部偏盲。文献报告，约 1/4 的患者构成 Foster-Kennedy 综合征。

肿瘤影响额叶功能，可引起精神症状。患者出现兴奋、幻觉和妄想。也可因颅内压增高而表现为反应迟钝和精神淡漠。少数患者可有癫痫发作。肿瘤晚期出现锥体束征或肢体震颤，为肿瘤压迫内囊或基底节的表现。

2. 诊断

①头颅平片：常显示前颅窝底包括筛板、眶顶骨质吸收变薄或销蚀而轮廓模糊。也可

为筛板和眶顶骨质增生。瘤内广泛砂粒体钙化出现均匀密度增高块影覆盖于骨质消失的前颅窝底上。

②脑血管造影：侧位相大脑前动脉垂直段弧形向后移位。大部分病侧眼动脉增粗，远端分支增多或呈栅栏状引向前颅窝供血，个别患者还可有脑膜中动脉向肿瘤供血。

③CT 和 MRI：显示颅前窝一侧或双侧近中线处圆形肿瘤影，直径可从 2.0cm 至 6.0cm，边界清楚，平扫 CT 即可见高密度影，对比增强后肿瘤密度增高。肿瘤的后方可使脑室额角受压。在 MRI 影像上可见肿瘤与颈内动脉的关系。

3. 手术

嗅沟脑膜瘤的手术入路是比较成熟的。自早年 Gushing 使用的单侧额部开颅，以及 Dandy 双侧额部开颅两种方法一直沿用至今。这两种入路的方法，基本要求是额部钻孔要足够低，容易暴露颅底，减少对额叶的牵拉。但此时要尽量避免额窦开放，一旦开放，要注意用骨蜡和筋膜将额窦封闭好，防止引起颅内继发感染。对双侧肿瘤可使用双额入路。通常采用经硬膜下的方法切除肿瘤，结扎和剪断上矢状窦及大脑镰前方。自双额叶纵裂分开，游离肿瘤时可先自瘤基底开始，这样可减少出血。肿瘤较大时，先瘤内切除部分肿瘤。然后再四周分离。分离时注意不应过分牵拉脑组织，防止双额叶或脐眠体损伤，术后患者会出现严重的神经功能损害。

应用显微手术，可使分离肿瘤时更细致。尤其是分离肿瘤后方，与视神经及双侧大脑前动脉近端粘连时，会减少损伤。近年，有人经翼点侧方入路切除肿瘤，也取得很好的效果。对受侵犯的颅底硬脑膜和筛板可一并切除，再用钛网筋膜修补，以防术后脑脊液鼻漏。

（四）中颅凹脑膜瘤

中颅凹前界为蝶骨嵴，后方以颞骨岩部与后颅凹相隔，窝的中央为蝶骨体，在这一区域有眶上裂、圆孔和卵圆孔等重要颅神经通路。如患者早期即出现眼球突出和眶上裂综合征，提示肿瘤原发于蝶骨嵴内侧，通常归于蝶骨嵴脑膜瘤。本书所述及的中颅凹脑膜瘤是指发生于蝶骨大翼内侧中颅凹底部的脑膜瘤。

1. 临床表现

经中颅凸出颅的颅神经较多，故中颅凹底脑膜瘤往往早期临床表现即很明显，而且有定位意义，临床询问病史时应予重视。

三叉神经的二、三支经卵圆孔和圆孔出颅，典型的中颅凹底脑膜瘤早期多发生三叉神经痛，表现为三叉神经痛，面部痛觉减退和麻木。

除了三叉神经痛，一侧动眼神经麻痹也可以是本病的早期表现。

肿瘤生长较大时，可向前发展影响海绵窦或眶上裂，患者可出现眼球活动障碍，眼睑下垂、复视。患侧视力下降，多见于肿瘤较大且向中颅凹前部生长，肿瘤向后发展，可表现第Ⅶ、Ⅷ颅神经损害，即听力下降和中枢性面瘫。

肿瘤压迫视束可以出现同向性偏盲。另外部分患者可以发生颞叶癫痫，这主要是肿瘤侵犯颞叶内侧面所致。颅内压增高也属常见，多见于肿瘤大于3cm或小脑幕切迹旁影响脑脊液循环。

2. 诊断

(1) 头颅平片

颅底像对诊断本病有一定价值。可见中颅凹底骨质被破坏，表现为密度减低。圆孔和棘孔扩大模糊不清。岩骨尖骨质被破坏。肿瘤钙化呈散在斑片状或密度较均匀的条块。

(2) CT和MRI

中颅凹脑膜瘤在CT的表现为边界清楚的较高密度影像，注药对比后明显增强。少部分患者表现为混杂密度区，如肿瘤有钙化，CT显示为极高密度。MRI均可见长T_1、短T_2信号，肿瘤边界清楚。

(3) 脑血管造影

表现为颞部占位征。如颈内动脉被肿瘤压迫，颅内血管常充盈不良。由颈内动脉海绵窦前发出的脑膜支增粗显影为本病的特征，但少见。因此，使用一般的血管造影技术，多数病例肿瘤染色不明显，数字减影脑血管造影有助于弄清肿瘤内的血管。

3. 手术

手术入路可根据肿瘤位置采取翼点入路或颞部入路。无论何种入路，手术切口均应足够低，以充分暴露中颅凹底部。翻开骨片后，电灼或结扎脑膜中动脉，对减少手术出血是有帮助的。

切开硬脑膜后，部分病例肿瘤可能被颞叶覆盖，如牵拉颞叶仍不能充分暴露肿瘤，可将颞下回切除一部分。对于Labbe静脉应注意保护，特别是在优势半球，以防止术后脑水肿和失语发生。肿瘤的切除方法可参照蝶骨嵴脑膜瘤的手术方法。

如肿瘤位于硬脑膜外可行硬脑膜外探查，剥离肿瘤和颅底间的粘连，可减少出血。如肿瘤侵犯中颅凹底硬脑膜或中颅凹底骨质也应一并切除，并行颅底重建术。分离肿瘤时应尽量保护可以见到的三叉神经分支。

对球形生长的中颅凹脑膜瘤多能手术全切，手术未能全切的主要原因是肿瘤将颈内动脉包裹。

四、脑膜肉瘤

脑膜肉瘤是原发于颅内的恶性肿瘤，具有肉瘤的形态。脑膜肉瘤较少见，常发生在儿童，病程短，术后易复发，可发生远处转移。发生率，男性患者占多数，这与良性脑膜瘤的女性占优势不同。脑膜肉瘤多从硬脑膜或软脑膜长出。如发生于脑内的血管周围的软脑膜组织，与硬脑膜无粘连而位于脑白质内。肿瘤易碎，边界不清，与周围脑组织有浸润。瘤内常有出血、坏死或囊变。镜下可见纤维形、梭形和多形的瘤细胞。瘤组织向脑组织浸润，使其周围胶质增生。

（一）临床表现

脑膜肉瘤的临床表现与良性脑膜瘤基本相同，只是病史相对短。

约一半以上的恶性脑膜瘤位于大脑突面或矢状窦。因此，临床以偏瘫为主要表现者常见。头痛也是脑膜肉瘤较常见症状，表现为全身性发作或局限性发作，有些患者来院时已有眼底水肿等颅内压增高表现。

仅从临床表现上，很难在术前确认为脑膜肉瘤。为弄清肿瘤性质，必须依赖特殊检查。

文献报告，脑膜肉瘤可发生颅外转移，主要是向肺和骨转移。

（二）诊断

①脑膜肉瘤多位于大脑半球。因此在 X 线平片上可见有广泛针样放射状骨质增生以及不规则的颅骨破坏。病变周边不整齐，肿痛可经破坏的颅骨向皮下生长，脑血管造影可见颈内动脉分支向肿瘤供血，肿瘤血管局部循环加速，管径粗细不均匀。

②CT 可见“蘑菇样”肿瘤影，其周围水肿比脑膜瘤严重。肿瘤可深达脑实质内，颅骨可能出现破坏，肿瘤内出现坏死。上述特点在良性脑膜瘤是很少见的。MRI 上脑膜肉瘤的 T_1 和 T_2 像是高信号，与良性脑膜瘤不易鉴别。但脑膜肉瘤可见颈内动脉向肿瘤供血比较显著。

（三）处理

①手术切除是治疗脑膜肉瘤重要手段。与良性脑膜瘤不同的是，脑膜肉瘤质地软，易破碎，向脑实质内浸润生长，有更多的颈内动脉供血。因此，手术中不能像切除良性脑膜瘤时那样，仅沿肿瘤四周分离。应切除肿瘤后，对其周围的脑组织以电凝或激光破坏，而且要尽可能多地将受侵犯的颅骨和硬脑膜切除。

②单纯手术切除肿瘤是不够的，术后应常规辅以放疗。放疗可抑制肿瘤生长，延长复发时间以及防止肿瘤的转移。另外，近年有人报告应用立体定向技术向肿瘤内置放同位素碘（Ⅰ251），也取得了较好的效果。

③化疗。因人体其他系统的肉瘤对化疗不敏感，因此，化疗对脑膜肉瘤的效果也不能肯定。

五、恶性脑膜瘤

恶性脑膜瘤是指具有某些良性脑膜瘤的特点，逐渐发生恶性变，呈恶性肿瘤的特点。表现为肿瘤在原部位反复复发，并可发生颅外转移。恶性脑膜瘤生长快，肿瘤多向四周脑内侵入，使周围脑组织胶质增生。随着反复手术切除，肿瘤逐渐呈恶变，最后可转变为脑膜肉瘤。其中良性脑膜瘤中的血管网状细胞瘤最常发生恶变。

世界卫生组织根据组织病理学特点，将脑膜瘤分为 4 级，其中 3 级为恶性脑膜瘤，4 级为肉瘤。分级的依据有 6 个标准：细胞数增多，结构消失，核多形性，有丝分裂指数，局部坏死和脑组织受侵犯。这 6 个标准除脑受侵犯外，每个标准又分为 4 级，即 0~3 级，脑受侵为 1 分，无为 0 分。总分在 7~11 为 3 级属恶性脑膜瘤，大于 11 分为 4 级属肉瘤。也有人认为脑膜肉瘤不属脑膜瘤。

（一）临床表现

恶性脑膜瘤较良性肿瘤更易造成患者偏瘫等神经系统损害症状。脑膜瘤的常见症状如癫痫、头痛等在恶性脑膜瘤中常见，唯病程较短。

恶性脑膜瘤的平均发病年龄明显低于良性脑膜瘤。一半以上的恶性脑膜瘤位于大脑凸面和矢状窦旁，其他部位，尤其是后颅凹少见。

（二）诊断

恶性脑膜瘤在 CT 的表现为肿瘤周围水肿明显，没有钙化。MRI 的 T_1 和 T_2 相恶性脑膜瘤都为长信号。有时颈内动脉向肿瘤供血比较明显。

（三）处理

1. 手术切除

对恶性脑膜瘤手术切除是首选有效的办法。即使是复发的恶性脑膜瘤，只要患者条件允许，亦可再次手术切除。

与良性脑膜瘤不同的是术中对受累的硬脑膜应一并切除，术后再行硬脑膜修补。对于恶性脑膜瘤周围的脑组织，可使用激光照射。这些方法对减少肿瘤的复发是有好处的。

2. 术后放疗

恶性脑膜瘤术后放疗可延缓复发时间。另外，应用同位素肿瘤内放射对于复发的恶性脑膜瘤也是有效的。

对于反复复发的良性脑膜瘤，有人也主张给予放疗，这样对于阻止肿瘤恶变，延长复发时间可能是有帮助的。

第三节　其他常见颅内肿瘤

一、垂体瘤

垂体腺瘤是常见的良性肿瘤。人群发生率一般为 1/100 000。有的报告高达 7/100 000。在颅内肿瘤中仅低于脑胶质细胞瘤和脑膜瘤，约占颅内肿瘤的 10%，但在尸检中发现率为 20%~30%，近年来有增多的趋势。垂体腺瘤主要从下列几方面危害人体：①垂体激素过量分泌引起一系列的代谢紊乱和脏器损害。②肿瘤压迫使其他垂体激素低下，引起相应靶腺的功能低下。③压迫蝶鞍区结构，如视交叉、视神经、海绵窦、脑底动脉、下丘脑、Ⅲ脑室，甚罕累及额叶、颞叶、脑干等，导致相应功能的严重障碍。

垂体腺瘤好发年龄为青壮年，对患者生长、发育、劳动能力、生育功能有严重损害，并造成一系列社会心理影响。19 世纪末以来，人们对垂体瘤的认识不断深化，特别是 20 世纪 70 年代以来，随着现代科学技术的突飞猛进，现代内分泌学、现代病理学、现代放射学、现代神经眼科学、现代显微外科学的发展，对垂体腺瘤的临床和基础研究有了许多新进展，从而加深了对本病的认识，提高了诊断和治疗水平。

脑下垂体位于蝶鞍内。呈卵圆形，约 1.2cm×1.0cm×0.5cm 大小，平均重量为 750mg，女性妊娠时呈现生理性肥大。垂体具有复杂而重要的内分泌功能，分为腺垂体（前叶）和神经垂体（后叶）。腺垂体由外胚层的拉克氏囊分化而来，神经垂体来自前脑底部的神经外胚层。

（一）临床表现

脑下垂体中的各种内分泌细胞可产生相应的内分泌细胞腺瘤，引起内分泌功能紊乱。在早期微腺瘤阶段即可出现内分泌功能亢进征象。随着腺瘤的长大和发展，可压迫、侵蚀垂体组织及其垂体、蝶鞍周围结构，产生内分泌功能低减，出现视功能障碍及其他颅神经和脑症状。

1. **功能性垂体腺瘤的临床表现**

①泌乳素腺瘤：主要以泌乳素增高雌激素减少所致闭经、溢乳、不育为临床特征，又称 Forbes-Albright 综合征。

②生长激素腺瘤：由于生长激素持续分泌过多，早期数毫米微腺瘤可致代谢紊乱，引起骨骼、软组织和内脏过度生长等一系列变化，病程缓慢，进行性发展，在青春期前，骨骺尚未融合起病者，表现为巨人症，成年人骨骺融合者，则表现为肢端肥大症。

③促肾上腺皮质激素腺瘤：由于垂体腺瘤持续分泌过多 ACTH，引起肾上腺皮质增生促使皮质醇分泌过多，即皮质醇增多症，导致一系列物质代谢紊乱和病理变化，并出现许多临床症状和体征。

④甲状腺刺激素细胞腺瘤：罕见。由于 TSH 分泌过多，T_3、T_4增高，临床表现甲亢症状。另有继发于甲低（如甲状腺炎，同位素治疗后）负反馈引起 TSH 腺瘤。腺瘤使蝶鞍扩大，鞍上发展，出现视功能障碍。

⑤促性腺激素细胞腺瘤：罕见。由于 FSH、LH 分泌过多，早期可无症状，晚期有性功能减低、闭经、不育、阳痿、睾丸萎缩、精子数目减少。肿瘤长大可出现视功能障碍。有人分为 FSH 细胞腺瘤和 LH 细胞腺瘤。

⑥无分泌功能腺瘤：多见中年男性和绝经后女性，以往称垂体嫌色细胞腺瘤，缺乏血浆激素水平而临床症状不显著。

2. **头痛**

早期约 2/3 患者有头痛，主要位于眶后、前额和双颞部，程度轻，间歇性发作，多系肿瘤直接刺激或鞍内压增高，引起垂体硬膜囊及鞍膈受压所致。当肿瘤突破鞍膈，鞍内压降低，疼痛则可减轻或消失。晚期头痛可因肿瘤向鞍旁发展侵及颅底硬膜及血管和压迫三叉神经而引起。少数巨大腺瘤鞍上发展突入第三脑室，造成室间孔或导水管梗阻，出现颅内压增高时头痛较剧。或肿瘤坏死、出血、瘤内压力急剧增高。如瘤壁破裂致垂体卒中性蛛网膜下腔出血者为突发剧烈头痛，并伴其他神经系统症状。

3. **视力视野障碍**

在垂体腺瘤尚未压迫视神经视交叉前多无视力视野障碍，仅个别微腺瘤病例可出现视力减退。双颞侧视野缺损。有学者研究在视交叉下中部的血供微血管比外侧稀疏，中前部比中后部更薄弱，是高灌流状态的微腺瘤通过它与视交叉的共同供应血管窃取或干扰了视交叉的正常血供，使视交叉中部存在的微循环薄弱环节发生供血障碍。

随着肿瘤长大，约 60%～80%病例可因压迫视通路不同部位，而致不同视功能障碍。典型者多为双颞侧偏盲。根据视通路纤维排列典型的为颞上象限先受累，初呈束状缺损，后连成片。先影响红视野，后影响白视野。随着肿瘤增大，依次出现颞下、鼻下、鼻上象限受累，以致全盲。如肿瘤偏向一侧。出现单眼偏盲或全盲。少数视交叉前置者，肿瘤向鞍后上方发展累及第三脑室，亦可无视力视野障碍。视力障碍严重者多系晚期肿瘤视神经萎缩所致。

4. **其他神经和脑损害**

如肿瘤向后上发展压迫垂体柄和下丘脑可出现尿崩症和下丘脑功能障碍，累及第三脑室、室间孔、导水管，可致颅内压增高。向前方伸展至额叶，可引起精神症状、癫痫、嗅觉障碍。向侧方侵入海绵窦，可发生Ⅲ、Ⅳ、Ⅴ、Ⅵ颅神经麻痹，突向中颅窝可引起颞叶癫痫。向后长入脚间池、斜坡压迫脑干，可出现交叉性麻痹、昏迷等。向下突入蝶窦、鼻腔和鼻咽部，可出现鼻出血、脑脊液漏，并发颅内感染。

（二）诊断

垂体腺瘤的诊断主要依据不同类型腺瘤的临床表现，视功能障碍及其他颅神经和脑损害，以及内分泌检查和放射学检查。典型的病例不难做出垂体腺瘤的分类诊断。但对早期的微腺瘤，临床症状不明显，神经症状轻微，内分泌学检查不典型，又无影像学发现的病例则诊断不易，即使单有临床表现或神经症状或内分泌学或影像学改变或四种均有改变的，亦不一定是垂体腺瘤。所以，既要全面了解病情做多方面的检查，获得资料，综合分析。做出诊断和鉴别诊断，确定是否有肿瘤，是不是垂体腺瘤；还要对肿瘤部位、性质、大小、发展方向和累及垂体周围重要结构的影响程度等进行仔细研究，以便选择治疗方案，制定治疗措施，包括手术入路的选择。

（三）治疗

1. **手术治疗**

（1）经颅垂体瘤切除术

经颅垂体瘤切除术包括经额叶、经颞叶和经蝶骨翼前外侧入路。

①经额叶入路：20 世纪 70 年代以前为神经外科常规垂体瘤切除的术式，其手术适应证主要是较晚期较大的垂体瘤且向鞍上发展，有视功能障碍者，可在直视下切除肿瘤，对视交叉减压较彻底。但对视交叉前置者进入蝶鞍内困难大，对微腺瘤手术更为困难。在经蝶手术开展多的医疗中心已很少采用此术式。

②经颞叶入路：Horsley 于 1906 年采用经颞入路切除向鞍旁发展的垂体瘤，但此术式对鞍内肿瘤的切除不满意，对视交叉后上方发展的肿瘤多被经蝶窦入路或经蝶骨翼入路所

取代，现在很少采用。

③经蝶骨翼（前外侧）入路：自从 Adson 于 1918 年应用此入路，至今仍采用，本术式适宜于垂体腺瘤向视交叉后上方、向旁发展者或侵入海绵窦者。行额颞部开颅术，做一侧额颞发际内皮肤切口，翻开额部骨肌瓣，弧形切开硬膜，于蝶骨翼下方小心牵开额极，电灼后切断颅底静脉窦的交通静脉，即达前床突附近，分开蛛网膜，即达视神经和颈内动脉旁，既可探查视交叉前、视神经旁，亦可经视交叉和颈内动脉之间，向视交叉下、后方探查。肿瘤易于切除，效果良好。本手术较复杂，要处理好颅底静脉，避免损伤视神经、视交叉、颈内动脉及其后交通动脉、脉络膜上动脉和供应垂体瘤、下丘脑的小动脉，以免引起不良后果和严重并发症。

（2）经蝶垂体腺瘤切除术

自 Schlaffer 采用经鼻蝶窦切除垂体瘤以来，经蝶入路已有多种变异，如经口鼻蝶窦入路、经鼻（单侧或双侧）蝶窦入路、经筛窦蝶窦入路和上颌窦蝶窦入路。目前大多采取 Hardy 氏改良经口鼻蝶窦入路手术方法。

2. ***垂体腺瘤的放射治疗和药物治疗***

（1）放射治疗

放射治疗适于手术不彻底或可能复发的垂体腺瘤及原发腺癌或转移瘤病例。一般来说，放射治疗有一定效果以实质性者较有囊变者敏感。它可以控制肿瘤发展，有时使肿瘤缩小，使视力视野有所改进，但是不能根本治愈。年老体弱不适于手术者，或手术切除不彻底者可以采用。在放射治疗过程中，有时瘤内坏死出血，视力急剧下降，甚至失明，应立即中断放射治疗并采用手术挽救视力。晚期较大垂体瘤视神经受压较重，其血液供给非常差，放射治疗有时可使仅有的一点视力丧失，但能控制肿瘤的发展，对患者仍有一定好处。由于垂体瘤性质不一样，肿瘤受压的反应和内分泌功能影响不同，放疗的影响亦不同。

（2）药物治疗

药物治疗包括溴隐亭治疗 PRL 腺瘤、GH 腺瘤和 ACTH 腺瘤。生长抑制素或雌激素治疗 GH 腺瘤。赛庚啶和双苯二氯乙烷、氨鲁米特、甲吡酮、依托咪酯、氮基格鲁米特治疗 ACTH 腺瘤无功能腺瘤及垂体功能低下者，采用各种激素替代治疗。

二、颅咽管瘤

从胚胎期颅咽管的残余组织发生的良性先天性肿瘤。其起源是在垂体柄结节部的鳞状表皮细胞巢，但也得考虑来自垂体固有细胞的组织转化。约在胚胎第 2 周即在原始口腔顶出现一向上突起，逐渐伸长的盲囊，称之为拉克氏囊，位于脊索的前端。稍晚一些在前颅底部向下出现漏斗突，二者逐渐接近，构成垂体。Rathke（拉克氏）袋与原始口腔相连部分逐渐变细形成一管道，即颅咽管，或称垂体管。在正常情况下，该管约在胚胎7~8周时逐渐退化消失，Rathke（拉克氏）袋在第8周后由简单的表皮结构迅速增殖形成垂体的腺部，包括前叶和结节部，漏斗形成垂体神经部即后叶。

正常成人的垂体，特别是在结节部，有残存的鳞状表皮细胞，Erdheim认为颅咽管瘤即起源于这些残余的表皮细胞。也有人对此曾有不同的意见，认为这个鳞状表皮巢是垂体细胞化生产物，而不是胚胎残余，对颅咽管的起源问题仍有待研究。但多数学者坚持Erdheim的学说。

（一）临床表现

颅咽管瘤属良性瘤，生长缓慢，一般小儿病程比成人为短。其临床表现视肿瘤部位及发展方向、年龄大小而有所不同。鉴于肿瘤发生在鞍部，因而常出现类似垂体腺瘤的局灶症状。

1. 颅内压增高症状

早期无颅内压增高，当肿瘤向鞍上发展累及第三脑室前半部，闭塞室间孔导致脑积水而引起颅内压增高。这在成人很少见，垂体腺瘤患者几乎不引起颅内压增高。约有80%的人临床表现为头痛、呕吐、视盘水肿以及外展神经一侧或双侧麻痹。晚期颅内压增高患者可出现嗜睡乃至昏迷。

2. 视力视野障碍

肿瘤位于鞍上常因直接压迫视神经、视交叉及视束，有70%~80%的患者出现视力、视野障碍，如双颞侧偏盲、部分偏盲或左右不对称的视野缩小。有时因肿瘤向后外侧发展亦可出现同向性偏盲。由于颅内压增高而出现视神经盘水肿，日久因继发性视神经萎缩而导致失明并非少见。鉴于婴儿时期有轻微视力障碍和小的视野缺损，除非进展到相当严重的程度，很难被人发现。儿童也很少能表达自己的视力减退，只有在误撞目标，不停眨眼或歪头费力去视物、阅读时，这才怀疑有视力障碍，开始引起重视。

3. 垂体功能低下

主要因肿瘤压迫，特别是鞍内型肿瘤，垂体前叶受压导致生长激素及促性腺激素分泌不足，而出现生长发育障碍，骨骼生长迟缓甚至停止，表现为身材矮小，称之为垂体性侏儒。虽已到成年，体形仍如同儿童而貌似成人，患者表现乏力倦怠、少动、食欲减退、皮肤苍白细腻、基础代谢率低下等。至青春期常有性器官发育障碍、无第二性征、性欲减退。男性阳痿，女性月经失调或停经。

4. **下丘脑损害的表现**

由于肿瘤向鞍上发展增大至第三脑室底部，下丘脑受压其结果可出现体温偏低、嗜睡、尿崩症以及肥胖性生殖无能综合征。尿崩症约有 10% 为初发症状，表现为多饮多尿，每 24 小时出入量可达数十升，这是视上核、室旁核、下丘脑、垂体后叶受累，导致抗利尿激素产生减少所致。肿瘤致下丘脑或垂体柄损害阻断泌乳激素分泌抑制因子，有时则发生无月经和泌乳过多。

颅咽管瘤发生于成人，已如前述一般不出现颅内压增高症状，但视神经受压、精神症状出现较多见，一般预后不良，而且实质性肿瘤的复发率高。

（二）诊断

临床诊断小儿颅咽管瘤一般较为容易，因为常伴有发育迟缓，视力、视野改变以及颅内压增高，并通过前述各项检查而肯定诊断，但成人的诊断往往遇到困难，原因是少见的肿瘤尤其鞍内型颅咽管瘤和垂体瘤的影像学表现相似，常发生诊断困难。因此，当疑有本病时为提高疗效宜尽早拍照头颅平片，做 CT 扫描以便做出早期诊断。

（三）治疗

1. **手术治疗**

颅咽管瘤为良性肿瘤，境界鲜明，呈膨胀性生长，一般肿瘤浸润仅限于第三脑室底的灰结节，若能全切除可望治愈。因此首选治疗应为全切除。然而当肿瘤与颈内动脉、视神经等周围组织紧密相连以及肿瘤较大并浸润下丘脑时，即使勉强切除，其效果也不一定满意。其中，也有在肿瘤周围组织内肿瘤细胞依然残留的可能，全切后数年又可复发。勉强切除者就业率很低，尿崩症的发病率又高，因而主张损失下丘脑的手术应予以避免。

对于下丘脑症状严重，已有意识障碍，卧床不起，不能耐受开颅切除者，可行囊腔穿刺，或用立体定向技术穿刺抽吸囊液，以缓解肿瘤局部压迫，降低颅内压。每次抽液不宜过多、过快，以免加重下丘脑的损害，抽出部分囊液后，同时注入放射性同位素行内照射。如肿瘤切除有困难，脑脊液循环障碍，多因肿瘤阻塞室间孔所致，可行分流手术以缓解颅内压增高症状，为放射治疗提供了条件。颅咽管瘤切除手术入路取决于肿瘤的部位和大小、钙化的程度、囊肿部分的位置以及对脑脊液通路的影响。各手术的入路均应使用显微镜。

（1）额下入路

该入路适用于鞍上-视交叉前-脑室外型颅咽管瘤。一般行冠状切口右额开颅。开颅后释放侧裂池脑脊液，为显露充分，可打开侧裂池根部显露出颈内动脉分叉部，以便从视神经内侧间隙和视神经-颈内动脉间隙显露肿瘤。显露视神经间隙内肿瘤时应先分离覆盖于肿瘤表面的蛛网膜，利用蛛网膜下腔的间隙分离肿瘤边界。切开肿瘤囊壁吸除囊液及钙化物，对于实质性肿瘤应用取瘤钳分块囊内切除。囊内减压后分离囊壁，囊壁与视神经、视交叉、颈内动脉、大脑前动脉、下丘脑、垂体柄常有粘连，应在显微镜下仔细分离，分块切除囊壁，肿瘤后上方与下丘脑之间常有一薄层神经胶质反应层，应在此层内分离肿瘤囊壁，垂体柄常位于后下方应仔细辨认，用显微吸引器和显微剥离子仔细分离，分块切除。

（2）翼点入路

目前切除颅咽管瘤的主要入路，适用于向一侧鞍旁发展的鞍内-鞍上型、鞍上-脑室外型的视交叉下及视交叉后的颅咽管瘤。头皮切口在耳前从额弓上缘开始沿发际至中线，骨瓣尽量靠近中颅窝低，在硬膜外尽量切除蝶骨嵴。切开硬膜后从侧裂池放出脑脊液，分离侧裂池根部显露颈内动脉分叉部、大脑中动脉、大脑前动脉，充分显露视交叉前间隙、视神经-颈内动脉间隙、颈内动脉外侧间隙。颈内动脉外侧间隙内的后交通动脉、脉络膜前动脉、丘脑穿动脉、动眼神经多附着于肿瘤表面应仔细辨认防止损伤。可据肿瘤的位置从以上间隙分离肿瘤，最常用的间隙是视神经-颈内动脉间隙，次之为颈内动脉外侧间隙，必要时可联合应用以上间隙，充分显露肿瘤及肿瘤与周围结构关系，以便达到彻底切除肿瘤的目的。肿瘤切除方法基本上同额下入路，先从肿瘤内减压，然后分块切除肿瘤囊壁。

（3）终板入路

适用于视交叉后的鞍上脑室外侧型颅咽管瘤。翼点入路和额下入路开颅均可显露终板，沿视交叉上方或沿颈内动脉分叉部显露大脑前动脉达视交叉后方即可见向前膨出的终板。穿刺证实为颅咽管瘤后可切开终板切除肿瘤。切除肿瘤原则同前。但应格外小心，肿瘤周围为第三脑室底部，应防止损伤。

（4）经胼胝体或经皮层侧脑室入路

适用于鞍上-脑室内型阻塞室间孔引起脑积水的颅咽管瘤。头皮切口位于额部发际内，骨瓣近中线，经额中回中部或胼胝体前部进入侧脑室经扩大的室间孔切除侵入第三脑室或突入侧脑室内的肿瘤。进入侧脑室后要仔细辨认室间孔、脉络丛、丘纹动脉等主要结构。对于与第三脑室壁粘连不重、较小的囊性颅咽管瘤可完全切除，实质性、较大的肿瘤与周围组织粘连紧密时，完全切除有损伤下丘脑的危险，可部分切除肿瘤同时打通脑脊液循环通路，必要时可切开透明隔。

（5）经蝶窦入路

仅适用于鞍内型和向蝶窦内生长的颅咽管瘤。进入蝶窦的方法同经蝶垂体瘤切除术。切开鞍底硬膜后，穿刺肿瘤，放出囊液再小心剥离肿瘤囊壁。较小的肿瘤可完全切除，较大的肿瘤，瘤壁与周围硬膜及鞍膈硬膜常有粘连，完全切除肿瘤壁很困难，不宜在鞍膈上方过度剥离，以免造成脑脊液漏。如术中出现脑脊液漏应取脂肪填塞修补。

（6）联合入路

为切除巨大颅咽管瘤可采取上述入路中的两种方法行联合入路。如额下-翼点联合入路、翼点-胼胝体联合入路。

2. **放射治疗**

早年把颅咽管瘤归为放射非敏感性肿瘤，Back-Iund 说明颅咽管瘤实际上是有放射敏感组织的肿瘤。采用手术和放疗患者的存活率比单纯手术的患者为高。最近 Baskin 和 Wilson 报 74 例采用次全切除后放疗，有 91%病情好转，手术死亡率为 3%。放疗的危险不容忽视。有报告放射性脑坏死、内分泌低下、视神经炎以及痴呆等并发症。放射线实际上可以诱发肿瘤包括脑膜瘤、肉瘤和胶质瘤。尤其在儿童实行放疗可严重损害智力。

三、转移瘤

（一）转移途径

1. **经血流**

为最常见的途径，大部分肿瘤细胞是通过大循环到颅内，如肺部的肿瘤细胞侵蚀肺静脉，随血流进入左心室，再进入颅内。颅内各部位转移瘤的发病率与其体积和血流量有关。其他部位的肿瘤细胞首先进入静脉系统，而后通过肺毛细血管或通过心脏的卵圆孔短路进入肺动脉血，也可先转移到肺，再由肺部进入血液循环。如肺癌、乳腺癌、皮肤癌等主要经血流转移，易在脑内形成多发转移癌。

2. **直接侵入**

邻近部位的肿瘤如鼻咽瘤、视网膜母细胞瘤、头皮及颅骨的恶性肿瘤均可直接侵入颅内。

3. **经蛛网膜下腔**

极少数脊髓内肿瘤向颅内转移经此途径，如胶质瘤或室管膜瘤。眶内肿瘤沿视神经鞘侵入颅内，并在蛛网膜下腔播散。

4. **经淋巴系统**

肿瘤细胞沿脊神经或颅神经周围的淋巴间隙进入脑脊液循环而入颅或通过椎静脉丛侵入颅内，实际上可称为淋巴-蛛网膜下腔转移的方式。

（二）病理

1. 原发部位

国内外均认为脑转移瘤中以肺癌脑转移最多见。其次为黑色素瘤、泌尿生殖系肿瘤和消化道肿瘤，但有相当部分患者找不到原发灶。即使有脑转移瘤手术后仍不能确定肿瘤来源。

2. 转移瘤的部位

颅内转移瘤好发于脑实质内，脑膜和颅骨转移也可见到，肿瘤发生的部位与该区血液供应量和组织体积有关，肿瘤多位于幕上大脑中动脉供应区，幕下少见仅占6%~15%。额叶最多见，顶叶次之，枕叶、颞叶、小脑半球较少，偶见于脑干、脑室、垂体等部位。

3. 转移瘤的病理特征及类型

脑转移瘤常多发，根据尸检资料证实多发占75%。临床上多发转移瘤的比例并非如此高，主要是受检查手段的影响。较小的肿瘤未被发现。

按转移瘤病理特点可分为结节型和弥漫型。

（1）结节型

瘤结节呈球形，边界清楚，肿瘤大小不一，大的直径可在10cm以上。多发者大小相差悬殊，系瘤细胞不止一次侵入颅内所致。肿瘤起初位于皮质下，然后内侵白质。外累及脑膜，多为紫色。亦可为灰黄色或灰红色，质地不一，较脆，血运多不丰富。一般为实体，但根据其中心坏死程度也可囊变。肿瘤周围水肿明显，但与肿瘤大小无关，由于脑组织水肿，边界相对清楚，转移瘤的水肿与很多因素有关，如肿瘤的种类、肿瘤血管的数量和通透性、局部代谢和肿瘤细胞分泌的液体有关。显微镜下瘤组织界限不清，瘤细胞巢常沿血管外膜和脑组织向四周浸润，周围组织水肿、软化灶及胶质增生。其组织形态随原发瘤的特点而异。分化高者瘤细胞可呈原发瘤的特点，分化较低的颅内转移瘤患者的原发灶不清时，其细胞形态又与恶性胶质瘤相似，可能误诊为胶质瘤。若其出现腺样或乳头状结构时，又可误诊为室管膜瘤。其分化不良时又可误诊为多形性胶质母细胞瘤。其主要区别是转移瘤的瘤细胞核仁清楚，染色质呈网状，胶质瘤与之相反，且可做特殊染色加以鉴别。

（2）弥漫型

较为少见，有时与结节型同时并存，可考虑为脑膜种植，累及蛛网膜、软脑膜、硬脑膜普遍增厚变为灰白色，脑表面散在斑点状病灶。显微镜下显示脑膜的瘤细胞浸润。

（三）临床表现

通常男性多于女性，40~60岁多见。脑转移瘤可在患原发瘤的任何时间表现出症状与体征，一般肺癌、黑色素瘤和胃癌易早期向颅内转移，而乳癌、肉瘤和其他胃肠道肿瘤转移到颅内的时间则较晚。

转移瘤的临床表现为颅内压增高、局灶性症状、精神症状及脑膜刺激症状。脑转移瘤患者病程短，起病后病情进行性加重，如发生肿瘤出血、坏死，病情可突然加重，也可呈卒中样发病。早期仅表现为晨起头痛，20~30 分钟后自行缓解，次日仍痛，且日渐加重。另有约 1/4 患者早期出现视盘水肿和癫痫。晚期头痛加重，可伴有眼底出血、外展神经麻痹、意识障碍甚至昏迷、脑疝，这都是由于颅内压增高所致。

根据病变的部位也可出现局限性定位体征，如偏瘫、偏身感觉障碍、失语、眼震和共济失调等体征。黑色素瘤脑转移常伴有癫痫的发生，还易造成脑膜转移和蛛网膜下腔出血，绒癌脑转移瘤易出血，乳癌和前列腺癌可造成硬膜下血肿，肺癌可形成囊性占位，偶见与脓肿伴发。如转移瘤堵塞了脑脊液循环通路，还可形成梗阻性脑积水。弥漫型的转移瘤多见有脑膜刺激症状，甚至呈出血性或炎性表现，故应注意鉴别。

（四）诊断

既往有癌瘤病史的患者，如出现头痛、恶心、呕吐和局限性定位体征，应首先想到颅内转移瘤。对无此病史，年龄在 40~60 岁的患者，出现颅内压增高和神经系统定位体征，并在短期内病情进展较快，呈进行性加重，CT 出现典型的表现，如脑实质内圆形占位，强化后明显增强，周围脑组织水肿，特别是多发占位者，支持转移瘤的诊断。部分患者颅内首先出现症状，诊断为转移瘤后才在其他部位找出原发病灶。也有的患者查不出原发病灶。对怀疑转移瘤的患者应行肺部检查，而后行腹腔实质性脏器的 B 超检查或消化道造影检查。有阳性发现者可行 CT、内镜及活检，以明确诊断。

（五）治疗

根据病情可选择药物治疗、手术治疗、放射治疗和化学治疗。对病情危重不能耐受手术或急性恶化垂危的患者首选给予药物治疗，如激素、脱水药等，一般都能迅速缓解高颅压的症状，待病情平稳后再采取其他治疗方法。

颅内多发转移瘤不易手术治疗，因手术不能全切肿瘤，以放疗或化疗较为合理，对周身重要脏器有病的患者也不宜手术治疗，但对个别多发转移瘤患者，药物不能缓解颅高压，为延长患者生命，也可手术切除占位大的瘤结节，待颅压高缓解后，再行放疗、化疗。对单发转移瘤，如原发灶已切除，患者一般条件好，未发现其他部位转移者，应及早手术。切除病变，术后辅以放疗、化疗。对先后发现颅内转移瘤与原发瘤的患者，一般应先切除原发灶，后切除转移瘤。但对颅内症状明显的患者，也可先行颅脑手术，而后再切除原发病灶。对原发病灶不能切除的患者，为缓解症状，延长生命也可只切除颅内转移瘤。对单发颅内占位，查不出原发肿瘤的患者和既往有癌瘤病史，当时未发现有脑转移瘤。而现今有颅内单发占位的患者，应及早手术，切除病变，明确诊断。

手术定位要准确，力争全切肿瘤，如开颅后颅压高脑组织肿胀，可采取各种方法降低颅压。这样手术后效果佳、死亡率低。手术后效果取决于术前的一般情况和手术是否能全切肿瘤，有人统计，因脑疝急症开颅手术的患者术后平均生存 3 个月，而择期手术患者平均生存 8 个月。即使是术中全切肿瘤，术后仍可复发，有尸检资料证实，全切术后的患者，21%～29%原位有肿瘤生长。

放射治疗剂量为 3 900rad/21 天，或 5 200rad/35 天，对颅压高的患者应慎重，因放疗会造成肿瘤出血、坏死和脑肿胀，使颅压高加重，诱发脑疝。

化学治疗对脑转移瘤有一定效果，化疗药物一般为卡莫司汀、洛莫司汀或根据原发肿瘤的类型选用抗癌药。

第十章 帕金森病

第一节 帕金森病概述

帕金森病（Parkinson's disease，PD）又称为震颤性麻痹，是一种常见的神经退行性疾病，具有进行性、多发性和起病隐匿等特点，主要表现为行动迟缓、肌强直、静止性震颤和姿势不稳。PD 的主要病理学特征是在黑质中多巴胺能神经元细胞死亡，黑质纹状体通路退化。此外，在残存的多巴胺能神经元胞质内存在路易小体。脑内产生多巴胺的细胞逐渐丧失了影响神经系统的功能，使患者控制肌肉的能力越来越受到限制。PD 的早期症状对药物治疗有反应，晚期对药物治疗抵抗增加，需要不断加大剂量以维持疗效。临床描述的 PD 还包括几种非运动性症状，包括执行功能、自主神经系统功能障碍，睡眠紊乱，行为和神经精神方面的改变。许多非运动性症状是由路易小体中主成分突触核蛋白的错误折叠和广泛分布引起的。

一、病理病机

（一）病理变化

帕金森病（Parkinson's disease）病因迄今未明。某些中枢神经系统变性疾病伴 Parkinson 病症状，以中枢神经系统不同部位变性为主，尚有其他临床特点，故可称之为症状性 Parkinson 病，如进行性核上性麻痹（PSP）、纹状体黑质变性（SND）、Shy-Drager 综合征（SDS）及橄榄脑桥小脑萎缩（OPCA）等。还有一些疾病或因素可以产生类似 PD 临床症状，其病因为感染、药物（多巴胺受体阻滞药等）、毒物（MPTP、一氧化碳、锰等）、血管性（多发性脑梗死）及脑外伤等所致，临床上称为帕金森综合征（Parkinson's syndrome，Parkinsonism）。

PD 状态下，黑质致密部（substantia nigra pars compacta，SNc）中多巴胺（dopamine，DA）能神经元变性，进而导致纹状体中 DA 水平降低，进一步引起整个基底神经节环路功能的改变。黑质内残留的多巴胺能神经元胞体内出现特征性的“路易小体”。纹状体内 D1

和 D2 受体出现超敏现象，且密度增加。蓝斑（Locus Coeruleus，LC）中去甲肾上腺素（noradrenaline，NA）能神经元的大量丧失，导致黑质、伏膈核、下丘脑和边缘系统等脑区 NA 含量明显减少。PD 患者脑中壳核、苍白球等组织中 5－羟色胺（5－hydroxytryptamine，5-HT）含量也减少。

关于 PD 的发病机制有如下几种假说：

1. 氧化应激

反应性氧分子极不稳定，具有很强的毒性，易与细胞的一些组成成分相结合而将其氧化。研究发现，PD 患者黑质中有大量的脂质过氧化反应和 DNA 被氧化损害后所形成的产物，因此推测这个过程在 PD 状态下可能是增强的。

2. 谷氨酸毒性

谷氨酸在 PD 等慢性神经系统损伤性疾病中发挥间接毒性作用，这就是“间接兴奋性毒性假说”。根据此假说，如果细胞不能维持正常的膜电位，则易遭受兴奋性毒性损伤。实验证明，不管是在体还是离体情况下，阻断线粒体呼吸链都会引起兴奋性毒性损伤。已有报道显示，PD 患者 SNc 神经元的线粒体确实存在异常。

3. 线粒体功能缺陷

具有毒性的 1-甲基-4-苯基吡啶离子（1-methyl-4-phenylpyridinium，MPPT）可用于制备 PD 模型。它可与线粒体传递链复合体Ⅰ结合而阻断线粒体的呼吸，也可被转运至血小板，抑制复合体Ⅰ。在 PD 患者的黑质中发现复合体Ⅰ的活性显著降低。

4. 细胞凋亡

PD 大鼠 SNc 发现凋亡的细胞核，这可能是由于谷氨酸的兴奋性毒性作用所诱发。细胞培养发现，线粒体复合体Ⅰ抑制剂可诱发凋亡，而 PD 患者恰恰缺乏线粒体复合体Ⅰ。所以，有人推测 PD 患者黑质神经元的线粒体复合体Ⅰ活动减少可能使 SNc 细胞更易出现凋亡。

5. 遗传因素

在意大利、希腊和德国的几个家族聚集性 PD 病患者体内发现 4 号染色体上 α-共核蛋白基因发生突变，但是在占绝大多数的散发的 PD 患者中并未发现该基因突变现象。因此遗传因素在 PD 发病中的作用须进一步研究。

（二）病理机制

PD 与纹状体内的多巴胺（DA）含量显著减少有关。目前较公认的学说为“多巴胺学说”和“氧化应激说”。前者指出DA合成减少使纹状体DA含量降低，黑质-纹状体通路多巴胺能与胆碱能神经功能平衡失调，胆碱能神经元活性相对增高，使链体外系功能亢进，发生震颤性麻痹。

后者解释了黑质多巴胺能神经元变性的原因，即在氧化应激时，PD患者DA氧化代谢过程中产生大量H_2O_2和超氧阴离子，在黑质部位Fe^{2+}催化下，进一步生成毒性更大的羟自由基，而此时黑质线粒体呼吸链的复合物Ⅰ活性下降，抗氧化物（特别是谷胱甘肽）消失，无法清除自由基，因此，自由基通过氧化神经膜类脂、破坏DA神经元膜功能或直接破坏细胞DNA，最终导致神经元变性。

二、病理机制新进展

近年来，帕金森病相关神经退行性病变发病机制研究领域的进展颇多，其发病机制正被人们逐步破解。我们重点回顾了有可能在未来改变帕金森病治疗方案的相关基础研究。当前研究表明，多个相关因素参与了帕金森病的发病机制，其中包括细胞自发性过程，即自噬、溶酶体功能障碍、线粒体功能障碍和非细胞自发性过程，后者导致异常蛋白的跨突触传递、神经炎性反应和失营养支持。自噬是指神经元处理异常蛋白质的过程，帕金森病的关键蛋白为α-突触核蛋白。α-突触核蛋白的基因异常，包括基因重复表达或突变均可导致帕金森病。此外，全基因组关联研究表明，α-突触核蛋白基因是散发性帕金森病最主要的单一遗传危险因素。异常或过量的α-突触核蛋白可导致神经元死亡。神经元处理可溶或不溶性蛋白质的正常过程依赖溶酶体和泛素-蛋白酶体系统的完整运作。上述过程出现障碍或者α-突触核蛋白寡聚体饱和水平异常，可导致α-突触核蛋白聚集和Lewy小体包裹体的形成。α-突触核蛋白形成异常可溶性NSF附着蛋白受体复合物（SNARE蛋白复合物），会引起突触功能障碍及轴突后部坏死。

溶酶体功能障碍是帕金森病中符合孟德尔遗传规律的最常见病因之一。其中>3%的散发性帕金森病和25%的青少年型帕金森病是葡萄糖脑苷脂酶基因（GBA）异常编码导致突变所致。以纯合子或杂合子遗传的GBA突变还可引发戈谢病。已知GBA涉及溶酶体的正常功能，它与α-突触核蛋白的相互作用是相关研究领域的热点。近年研究表明，杂合子GBA突变患者黑质中GBA的活性降低58%。然而33%的散发性帕金森病患者黑质中GBA的活性亦偏低，提示两者（杂合子GBA突变患者和散发性帕金森病患者）的发病机制可能有所重叠。体外研究表明，野生型GBA、α-突触核蛋白和常染色体隐性遗传的帕金森病PINK1基因之间存在相互作用。

线粒体功能障碍也显然与帕金森病发病机制有关。一项针对常染色体隐性遗传性少年型帕金森综合征的观察研究表明，线粒体毒素可引起帕金森综合征。黑质纹状体多巴胺能神经元属于高耗能神经元，而 parkin、DJ-1 和 PINK1 基因突变对正常线粒体功能有毒性作用。α-突触核蛋白介导的神经退行性病变中，选择性损害神经元的机制也可能与细胞能量代谢有关。黑质纹状体多巴胺能神经元需要维护大量的突触，其中每一个神经元胞体就有 40 万个突触。因此，线粒体功能障碍极易影响到上述神经元胞体所需大量能量的摄取过程。此外，单个转录因子过氧化物酶增殖体激活受体辅激动子（PGC-la）已证实与线粒体运转有密切关系。全基因组分析多个基因表达数据后发现，PGC-la 与帕金森病患病风险有关，并且帕金森病患者尸体解剖发现大脑中 PGC1 的表达降低。亦有研究证明，PGC-la 和 parkin 基因异常导致的线粒体功能障碍有关，高表达 PGC-la 可有效抵御中毒性帕金森综合征。目前有少量证据表明，α-突触核蛋白聚集、PGC-la 基因表达与线粒体功能障碍之间存在关联。一项平行研究证实，正常的微管功能依赖微管磷酸化 Tau 蛋白、富亮氨酸重复激酶 2、α-突触核蛋白以及线粒体转运，而微管磷酸化 tau 蛋白和富亮氨酸重复激酶 2 也已被认为与散发性帕金森病有关。

上述通路已经表明，抑制 GBA 的正常活性会对线粒体功能产生负面影响，并导致 α-突触核蛋白的聚集。通过溶酶体活性介导的 α-突触核蛋白与 GBA 活性之间的双向负效应，从而进一步抑制了 GBA 活性。

Braak 病理分期理论认为，帕金森病病理改变是一个逐步累及整个大脑的过程。该过程可能暗示了异常蛋白的跨突触传递过程在不同神经元亚型易损性的差异，以及不同细胞间的传输模式。基于 α-突触核蛋白可以在细胞之间传递的假设，以往有帕金森病患者尸体解剖发现，移植到患者大脑的多巴胺能神经元中出现了 α-突触核蛋白。最近，α-突触核蛋白被确认可以在神经元之间传递。在健康小鼠纹状体下部接种人工合成的 α-突触核蛋白，可导致小鼠多巴胺能神经元死亡，而残存的细胞中可检出 α-突触核蛋白包裹体。溶酶体功能障碍可促进细胞之间传递 a-突触核蛋白的数量。上述结果加深了人们对于帕金森病发病机制的认识，也验证了最佳的动物模型可模拟人类帕金森病的病理生理发生过程，同时还可用于测试相应的实验性疗法。

α-突触核蛋白具有“朊病毒样”传递性。这引发了人们对帕金森病发病本质的探索。帕金森病患者 Lewy 小体内分离的 α-突触核蛋白，能够在新生小鼠和非人类灵长类动物中引起帕金森病样病理过程。α-突触核蛋白在迷走神经背核和嗅球神经元 Lewy 小体内集聚和形成，而这些区域是可以通过肠道和鼻腔与外界环境相联系的，因此，环境因素可能是帕金森病的病因之一。除了中枢神经系统的退行性病变，帕金森病患者的上消化道和结肠活检显示有 α-突触核蛋白阳性包裹体。与遗传性帕金森病相关的富亮氨酸重复激酶 2，被证明是克罗恩病的危险因素之一。而克罗恩病的遗传危险因素 CARD 15 基因也被证明与帕金森病患病风险相关。当前研究热点在于阐明肠道接触环境毒素后，是否会形成 α-突触核蛋白包裹体并扩散到中枢神经系统，或者毒素介入鼻腔上皮后，是否会引起嗅觉功能障碍并伴随α-突触核蛋白寡聚化。上述研究提示，大量“朊病毒样”传播的α-突触核蛋白可使特定的神经细胞受损，但无法解释缺乏Lewy小体病变的帕金森病相关神经退行性病变的发病机制。

神经炎性反应被认为是帕金森病发病机制的一个重要组成部分，其理由如下：

①流行病学资料提示，使用非备体类抗炎药物的患者中帕金森病患病率较低。

②全基因组关联研究的荟萃分析揭示，HLA位点与帕金森病患病风险相关。

③炎症信号通路与帕金森病患病风险有关，而且独立于HLA位点。

④帕金森病患者使用含有PK11195配基的单光子发射计算机断层摄影检查时，发现活化后的小胶质细胞。

⑤帕金森病患者的尸体解剖提示存在促炎介质。有假设认为，神经元损伤会引起小胶质细胞活化及TNF-α和白细胞介素1-b释放，后者进一步加重神经元损伤，并由此形成恶性循环。

此外，有证据表明，失营养支持可能与帕金森病患者逐渐加重的病情有关。帕金森病患者黑质的脑源性神经营养因子和神经生长因子处于较低水平，而胶质细胞源性神经营养因子的水平保持正常。神经营养因子可以上调钙离子缓冲蛋白，是已知的抗氧化酶和抗凋亡因子，并且在动物模型中起到防神经毒性作用。

总之，当前诸多证据正在逐渐阐明帕金森病与相关遗传危险因素之间的关系，相关神经元细胞生物学、生物能病理过程以及帕金森病相关神经退行性病变机制。通过回顾近年对帕金森病发病机制的研究，我们完全有理由认为，在不远的将来可以通过精确靶向药物治疗，甚至治愈帕金森病。

第二节　帕金森病的分类

一、原发性帕金森综合征

原发性帕金森氏综合征是一种临床表现可部分甚至全部类似帕金森病，不同之处在于帕金森综合征的病因明确，即任何直接或间接破坏多巴胺的原因，常见的帕金森综合征有以下几种：①药物性。临床上最常见，这些药物包括氟哌啶醇、氯丙嗪、胃复安、利舍平、甲基多巴等，都可能引起帕金森综合征。②血管性。脑梗死或脑出血等可直接或间接影响多巴胺系统功能。③中毒。包括重金属、煤气等中毒；代谢性疾病如肝豆状核变性，尿毒症的末期也可引起帕金森综合征。④外伤和肿瘤。⑤遗传变性疾病。表现有 4 大特征：静止性震颤、肌强直、运动减少、姿势不稳。

原发性帕金森是大多数病因不明的，它的诊断比较复杂，在三个基本诊断标准的基础上还有三个或三个以上的附加条件。特征性的表现是静止性震颤、肌肉僵直、步态和姿势障碍以及运动迟缓。运动迟缓包括起动缓慢，冻结、小步、慌张步态，自发动作减少，写字过小、坐位起立困难、发音困难、构音障碍和吞咽困难等。一般姿势不稳是晚发的症状。在病程的中晚期，帕金森病的非运动症状如抑郁、便秘、睡眠障碍、认知损害等可能严重影响患者的生活质量。

基本诊断标准：中年、老年人中逐渐出现进行性加重的活动和动作缓慢，持久活动后动作更慢、幅度更小；颈和（或）肢体肌张力增高；4~6Hz 的静止性震颤或姿势不稳。

附加条件：

①偏侧肢体起病。

②一侧肢体受累后，较长时间才扩散到另一侧肢体，病情呈现明显不对称性。

③良好的左旋多巴试验反应（评分记分法判断，可好转 70%以上）。

④左旋多巴制剂的良好疗效可持续 5 年以上。

⑤病程中体征呈现十分缓慢的进行性加重，但病程至少 9 年以上。

⑥PET、SPECT 检查显示黑质纹状体区多。

疾病初期，原发性帕金森的主要症状多表现在一侧肢体，随病程进展波及双侧肢体及中线。疾病后期，常出现神经心理障碍，表现抑郁、焦虑、记忆力下降、意识混乱或痴呆。在照顾这类患者的时候我们要顾及患者的心理变化，给予充分的关爱。晚期残障严重，生活不能自理，给经济、社会和家庭带来沉重负担。

二、继发性帕金森综合征

什么是继发性帕金森综合征？继发性帕金森病是指由于其他疾病造成人体脏器功能失调导致的帕金森性并发症，继发性帕金森病亦称帕金森综合征，占 PD 的 8%。有明确的病因，如脑炎、中风、药物、金属和一氧化碳中毒等。具体什么是继发性帕金森综合征，下面将会分几个方面进行详细的介绍：

（一）脑炎后帕金森综合征

通常所说的昏睡性脑炎所致帕金森综合征，已近 70 年未见报道，因此该脑炎所致脑炎后帕金森综合征也随之消失。近年报道病毒性脑炎患者可有帕金森样症状，但本病有明显感染症状，可伴有颅神经麻痹、肢体瘫痪、抽搐、昏迷等神经系统损害的症状，脑脊液可有细胞数轻中度增高、蛋白增高、糖减低等。病情缓解后其帕金森样症状随之缓解，可与帕金森氏病鉴别。

（二）肝豆状核变性

隐性遗传性疾病，约 1/3 有家族史，青少年发病，可有肢体肌张力增高、震颤、面具样脸、扭转痉挛等锥体外系症状。具有肝脏损害，角膜 K-F 环及血清铜蓝蛋。

继发性帕金森综合征是由其他特发性变性疾病、药物或外源性毒素引起基底神经节内多巴胺作用的丧失或受到干扰所致。

常见的致病原因：

1. 中毒

如一氧化碳中毒，患者多有中毒的急性病史，以后逐渐出现弥漫性脑损害的征象，包括全身强直和轻度的震颤。

2. 感染

脑炎后可出现本综合征，如甲型脑炎，多在痊愈后有数年潜伏期，逐渐出现严重而持久的 PD 综合征。

3. 药物

服用抗精神病的药物如酚噻嗪类和丁酰类药物能产生类似帕金森病的症状，停药后可完全消失。

4. 脑动脉硬化

因脑动脉硬化导致脑干和基底节发生多发性腔隙性脑梗死，影响到黑质多巴胺纹状体通路时可出现本综合征。但该类患者多伴有假性球麻痹、腱反射亢进、病理症阳性、明显痴呆。

继发性帕金森综合征是由各种已知原因，包括血管病、药物、感染、中毒、外伤等所致的帕金森病样表现。

①药物源性帕金森综合征是继发性帕金森综合征最常见的原因，多由服用多巴胺能耗竭剂或具多巴胺受体拮抗作用的抗精神病药或钙离子拮抗剂引起。多见于老年人，女性居多，多出现于用药后 3 个月内。多数患者症状可逆，停用相关药物数周或数月后症状可消失。表现为服用相关药物后出现静止性震颤、肌僵直、动作迟缓、运动减少、姿势不稳等锥体外系症状。起病较快、进展迅速是其特点。震颤较轻微或不出现，但出汗等自主神经症状较明显，还可出现静坐不能，口、面、颈及肢体的不自主运动。

②血管病性帕金森综合征主要表现为碎步，步态不稳，对称性铅管样肌僵直，缺乏静

止性震颤，半数以上患者有假性球麻痹及锥体束征；以下肢受累为主，对左旋多巴治疗无效。

三、遗传性帕金森综合征

帕金森病（Parkinson′s disease，PD）是常见于中老年人的进行性神经系统变性性疾病，其患病率在 60 岁以上人群达 2%。随着社会人口的老龄化，PD 的患病率和致残率有升高趋势，给家庭和社会带来沉重负担。PD 发病机制迄今不明，目前认为遗传、环境等多种因素参与其中。近年来，流行病学调查、双胞胎一致性研究及大家系连锁分析等均证明 PD 的发病具有遗传学基础。目前对 PD 遗传学的研究已成为热点，给明确 PD 的发病机制带来了希望。PD 的遗传类型包括常染色体显性遗传及常染色体隐性遗传。可见于儿童或青少年，主要表现为震颤、肌张力障碍、共济失调、锥体束征和智力低下，运动障碍具有某些帕金森病的特点。常见：

①肝豆状核变性多有肝功损害及肝硬化，发现角膜 K-F 环和血清铜，铜蓝蛋白低即可确诊。

②Fahr 病以锥体外系症状、癫痫、智力减退为主要症状，临床上须排除甲状旁腺功能减退等继发因素引起的基底节钙化。

③Hallervorden-Spatz 病由泛酰酸激酶基因突变引起，患者多有锥体系、锥体外系、大脑皮质等多部位受累的表现，MRI 检查显示特征性的“虎眼征”。

（一）具体分类

1. Wilson

Wilson 是一种常染色体隐性遗传的、代谢障碍所引起的以脑、肝、肾损害为主的疾病。

临床主要表现：进行性加剧的构音困难、肢体震颤、肌强直、精神症状、角膜色素环、肝硬化以及肾功能损害等。多数患者隐匿起病，渐进发展，严重影响生活质量，少数病例进展迅速，在发病数天或数周内出现暴发性肝功能衰竭，导致患者死亡。

2. Lewy 小体病

Lewy 小体病是 20 世纪末才被重视的一种疾病，是非 Alzheimer 性痴呆，但在临床特征上和神经病理改变方面这两种病有某些共同的特征。临床上症状：认知功能下降，视幻觉、帕金森病的症状和体征、反复跌倒及对安定药敏感等。

根据 Lewy 小体在脑内的分布状态，可分为脑干型（古典的帕金森病）和皮质型。皮质型的 Lewy 小体多弥散分布，故称为弥散性 Lewy 小体病。皮质型 Lewy 小体病性痴呆的诊断标准如下：常见于 60 岁初期；男性多于女性（1.5∶1）；波动性认知功能障碍。伴有明显的注意能力缺陷和视幻觉。波动性认知功能障碍出现的同时，常伴有发作性精神错乱和神志清醒，以至于出现反复意外跌倒及暂时性意识障碍而误诊为多梗死性痴呆；有帕金森病的症状，但是不持续；有的患者可见抑郁及复杂的视幻觉妄想；流利性语言和视觉空间技能障碍比较严重；头部影像无缺血性病变的证据。

3. Huntington 病

又称亨廷顿氏舞蹈症。患者 20 岁前很少发病，20 岁后发病率逐渐增高，最常发病的年龄是 30 至 50 岁。发病时，最初表现为情绪波动，随后出现舞蹈性动作，故有舞蹈病的名称，还有癫痫发作，体力和智力不断减退，进行性痴呆。

当症状出现后，患者的运动障碍和心理障碍就会越来越严重，直至极端恶化而导致死亡。此病发病越早，机体的机能衰退速度越快，此时很难找到有效方法来控制病情或减缓其发展进程。

美国的流行病学数据室，每 10 000 人中大约有一个患此病。此病完全符合孟德尔氏遗传的显性遗传病。它受控于常染色体上的显性基因。遗传学的普遍规律是导致机体丧失的突变基因通常是隐形的，而亨廷顿氏症的致病显性基因可能使人获得某些损害机体健康的机能。

（二）常染色体显性遗传相关基因

常染色体显性遗传相关基因包括 PARK1、PARK3、PARK4、PARK5 及 PARK8 等，其突变导致的 PD 临床症状与典型的晚发及散发性 PD 相似。

1. PARK1（α2synuclein 基因）

PARK1 是首先被发现的与遗传性 PD 有关的基因，定位于染色体 4q21，已有两个点突变（A53T 和 A39P）被确认。这两个错义突变导致的临床症状是不同的：A53T 突变的患者发病年龄早（40 岁左右），病程进展较快，还可伴痴呆、肌阵挛等；而 A39P 突变的临床特征与散发性 PD 相似。最近，第三个点突变（E46K）在一个常染色体显性遗传的 PD 家系中被检测出来。此错义突变导致的 PD 患者表现为帕金森综合征以及其他一些不典型症状，如痴呆和不同程度的视幻觉，病理改变包括黑质神经元丢失及 Lewy 小体形成。PARK1 编码的 α2synuclein 在脑内表达丰富，大部分集中在神经元突触前膜，其生理功能尚不清楚。α2synuclein 是遗传性及散发性 PD 特征性的病理标志物 Lewy 小体的主要成分，提示 α2synuclein 正常功能的丧失可能是导致 PD 的病因。研究发现野生型 α2synuclein 浓度的升高对神经元具有毒性作用，可导致帕金森综合征，而突变的 α2synuclein 不易被溶酶体降解，可能更具毒性作用。

2. PARK3

PARK3 定位于染色体 2pl3，首先发现于一个常染色体显性遗传并具有典型 Lewy 小体病理特征的 PD 家系中，但具体的致病基因及其编码产物尚未明确。此类患者发病年龄在 60 岁左右，临床症状与散发性 PD 相似，某些患者有智力减退或痴呆症状。其病理改变包括黑质神经元丢失和典型的 Lewy 小体，此外还存在神经纤维缠结和老年斑。

3. PARK4

PARK4 最早发现于美国一个常染色体显性遗传性 PD 家系，定位于染色体 4pl4216. 3。该家系患者的临床表现与典型散发性 PD 有相似之处，对左旋多巴（L2dopa）反应良好。但是此类患者突出的特征是发病年龄早（30 岁左右），病程进展快，并且存在自主神经功能障碍、痴呆，疾病初期有体质量减轻，患者的一些亲属有姿势性震颤。病理改变包括黑质退行性变、Lewy 小体形成和海马神经元内存在空泡。目前关于 PARK4 与遗传性 PD 的关系的报道不多，还有待深入研究。

4. PARK5（泛素 C-末端水解酶基因）

PARK5 定位于染色体 4pl4，编码泛素 C-末端水解酶 1（UCTL1）。该基因突变（I93M）仅在德国一个常染色体显性遗传性 PD 家系中一对具有典型 PD 特征的姐弟身上得到确证，其起始症状均为静止性震颤（姐姐 51 岁起病，弟弟 49 岁起病），渐发展为肌强直、运动迟缓及姿势不稳，对 L2dopa 反应良好。在其他不同种族的 PD 患者和对照者均未发现此点突变，故 PARK5 与遗传性 PD 的关系尚有争议。UCTL1 在脑内尤其是黑质表达丰富，免疫荧光发现 Lewy 小体内 UCTL1 染色阳性。UCTL1 具有泛素水解酶及泛素-泛素连接酶活性，I93M 突变使其活性降低 50%左右，影响了泛素单体循环和细胞降解蛋白的能力，可能导致 a2synuclein 等各种蛋白聚集形成 Lewy 小体，最终引起神经元死亡导致 PD。

5. PARK8

PARK8 是新近发现的 PD 的致病基因，定位于染色体 12p11. 22q13，长 144kb，包括 51 个外显子，编码富亮氨酸重复序列激酶 2（leucine-rich repeat kinase 2，LRRK2）。LRRK2 的生理功能并不清楚，因分子中含有一个蛋白激酶结构域，故可能与细胞内信号传导有关。PARK8 突变是常染色体显性遗传性 PD 最常见的原因，目前已发现 4 种不同的突变。PARK8 相关 PD 发病年龄介于 50~60 岁，对 L2dopa 反应良好，其临床症状与典型的散发性 PD 非常相似，这为拉近 PARK8 基因突变与散发性 PD 的联系提供了支持依据。

PARK8 相关 PD 的病理改变呈现多样化的特点，既可以有 Lewy 小体的形成，也可以有 Tau 蛋白的聚集等。

（三）常染色体隐性遗传相关基因

常染色体隐性遗传相关基因包括 PARK2、PARK6 和 PARK7 三个基因，其突变可导致早发性 PD（通常 40 岁之前发病），临床表现除了运动迟缓、强直和静止性震颤外，还包括肌张力障碍、反射亢进等，并且病程进展较慢。

1. PARK2（Parkin 基因）

在与 PD 相关的常染色体隐性遗传的基因突变中，PARK2 的突变是最常见的。PARK2 定位于染色体 6q25. 2227，首先在日本常染色体隐性遗传性青少年型 PD（ARJP）家系中发现并经连锁分析定位。目前已发现 40 多种突变类型。最常见的是外显子缺失突变和点突变，并且突变类型与临床表现之间相关性较低。但有研究显示 PARK2 的点突变与缺失突变相比仅导致 Parkin 蛋白部分功能的丧失，临床症状较轻。PARK2 的杂合子突变是否会增加 PD 的易感性目前仍有争议，但 PET 检测显示杂合子突变携带者对 L2dopa 的摄取减少，这说明 PARK2 的杂合子突变对多巴胺能系统是有影响的。关于 PARK2 相关的 PD 的病理改变情况的报道并不多，以往认为 PARK2 相关的 PD 无 Lewy 小体的形成，这是与经典 PD 病理改变不一致之处。然而有报道，在单个 PARK2 相关 PD 患者中发现了典型的 Lewy 小体。另有报道，在一例患者中发现了 α2synuclein 阳性的包涵体，其性质与 Lewy 小体相似。这些研究结果显示 PARK2 相关 PD 的病理改变可能具有多样性。PARK2 编码的 Parkin 蛋白是一种泛素-蛋白连接酶，可将泛素连接到底物即目的蛋白，以便在蛋白体中降解。PARK2 突变导致 Parkin 蛋白功能丧失而引起异常蛋白的聚集，进一步致神经元变性，但其具体机制尚待进一步的研究。

2. PARK6（PINK1 基因）

PARK6 定位于染色体 lp35236，是与常染色体隐性遗传早发性 PD 有关的致病基因。PARK6 编码与线粒体功能相关的蛋白，其突变可导致线粒体呼吸链衰竭及氧化应激。该类 PD 患者临床表现与 PARK2 相关 PD 患者的临床表现相似，发病年龄介于 30~40 岁，病程进展缓慢，对 L2dopa 反应良好，但经常出现药物引起的异动症。PARK6 患者数远少于 PARK2 患者，仅占早发性 PD 的 1%~2%。该类患者的病理改变情况尚未见报道。

3. PARK7（DJ21 基因）

PARK7 突变首先在意大利和荷兰的两个早发性 PD 家系中发现，定位于染色体 lp36。PARK7 的突变频率较低，其突变导致的 PD 与其他常染色体隐性遗传性 PD 具有相似的临床表现，即发病年龄较早（发病年龄介于30~40岁），病程进展缓慢，对L2dopa反应敏感，此外还有一些非特异性表现如局灶性的肌张力障碍、精神症状等。PARK7编码的DJ21蛋白是氢过氧化物反应性蛋白，其生理功能与氧化应激反应及线粒体呼吸功能有关。有研究显示，在氧化应激状态下，野生型DJ21蛋白可定位于线粒体外膜并参与神经保护。DJ21蛋白在多巴胺能神经元变性过程中的作用尚不清楚。研究发现DJ21主要在脑星形细胞中表达，故胶质-神经元细胞的相互作用在PD发病机制中扮演的角色引起了人们的关注。

（四）其他基因

1. Nurrl 基因

Nurrl基因定位于染色体2q22-23，该基因对中枢神经系统多巴胺能神经元具有调控作用，故可能参与了PD的发病过程。目前Nurrl基因已成为PD遗传学研究的重要候选基因。

2. PARK9 和 PARK10

PARK9和PARK10分别定位于染色体lp36和lp32，由于报道较少且遗传类型不能完全确定，故不赘述。

虽然单基因遗传性PD仅占PD总数的5%左右，但对致病基因及其蛋白产物功能进行深入研究，将有助于阐明遗传性PD的发病机制，从而促进对散发性PD发病机制的了解。当然，全面阐明PD的发病机制仍将是一个长期的过程。

四、帕金森叠加综合征

帕金森病（PD）是一种常见的发病机制不明的神经系统变性疾病，是临床表现复杂多样的临床综合征，以静止性震颤、运动迟缓、肌强直和姿势步态异常为主要临床特征。目前，国内外就PD的临床分类尚无合理统一标准，临床较多根据病因将其分为特发性、散发性PD、家族性、遗传性PD、继发性PD和帕金森综合征。其中无明确原因的PD称特发性、散发性PD，有明显家族史与遗传因素相关的患者称家族性、遗传性PD，有明确致病原因的继发于脑损伤者称继发性PD，具有PD类似临床表现又有其他系统病变特征的称PD综合征，其中具有PD类似临床表现又有其他神经系统病变特征的称PD叠加综合征（Parkinson-plus-syndromes，PPS）。PPS特指一组神经系统的变性疾患，病因不清。其症状类似帕金森病但症状和病变的范围都要比帕金森病广泛，又称多系统变性。主要包括进行性核上性麻痹（Progressive superanuclear palsy，PSP）、Shy-Drager综合征（Shy-Drager syndrome，SDS)、橄榄桥脑小脑萎缩（Olivopontocerebellar bellar atrophy，OPCA)、纹状体黑质变性（Striatonigral degeneration，SND)、皮质基底节变性（Cortical basal gangliollic degeneration，CBGD)、弥漫性 Lewy 体病（Diffuse kwy body disease，DLBD)、染色体 17 相关的额颞叶痴呆帕金森病综合征 Frontotemporal dementia with Parkinsonism linked chromosome-17，FTD-17)、偏侧帕金森综合征-偏侧萎缩症（Hemiparkinsonism-Hemiatrophy，HPHA）等，SDS、OPCA 和 SND 又称多系统萎缩（MSA)。PPS 于 1977 年第 1 次由 Fahn 等描述，PPS 大约占 PD 发病的 12.2%。PPS 的主要病理改变是纹状体、黑质、蓝斑、下橄榄体、脑桥核、迷走神经背核、小脑浦肯野氏细胞、脊髓的中间外侧核和 Onuf78 的神经元丧失伴胶质细胞增生。有关 PPS 的文献报道较少，本书就 PPS 的研究进展做一综述，为临床诊断和鉴别诊断 PPS 提供帮助。

临床表现除了具备帕金森病的临床特点外，尚有突出的锥体束征、小脑萎缩、认知损害等，受累部位范围较广，症状较重，对抗帕金森病药物反应不佳，主要包括以下几种：

①多系统萎缩（MSA)：目前分为两种类型，分别为 MSA-P 和 MSA-C 型，其中 MSA-P型表现为运动迟缓等帕金森综合征症状，MSA-C 有突出的小脑损害，但无论何种类型，MSA 首发症状多为自主神经症状，如便秘、体位性低血压，尿潴留（或膀胱残余尿增加)，男性有勃起障碍等，可在出现帕金森综合征之前数年即存在。

②进行性核上性麻痹（PSP)：以假球麻痹、垂直性核上性眼肌麻痹、锥体外系肌僵直、步态障碍和轻度痴呆为主要临床特征。比原发性帕金森病的患者较早出现步态不稳、跌跤现象。

③皮质基底节变性（CBD)：主要临床表现为运动减少、肌阵挛、姿势障碍、肢体肌张力增高（上肢多不对称)、皮层复合觉缺失、失用，异己肢感现象等。晚期可出现痴呆、步态不稳和平衡障碍。

④路易体痴呆（LBD)：主要症状为波动性认知障碍，帕金森病样表现和幻觉。进行性加重的皮质性痴呆是其特征性症状，可伴发失语、失认、失用和空间定向障碍。部分以肌僵直、运动减少、姿势障碍、步态异常和震颤等帕金森病样表现为首发症状。

（一）进行性核上性麻痹（PSP）

PSP 又称 Steele-Richardson-Olszewski 综合征，是一种常见的 PPS。由加拿大神经病学家 Richardson 等于 1963 年正式命名。

1. 病理改变

苍白球、黑质、脑干和 Brodmann4 区萎缩。第Ⅲ、Ⅳ侧脑室扩大，黑质和蓝斑脱色。苍白球、下丘脑核、Meynert 核、背盖、上下丘、Ⅳ脑室周围灰质、红核、脑桥底核、背缝核、中缝核、下橄榄核和小脑齿状核等分布大量的神经纤维缠结和线状神经纤维网结构（Neuropil threads），神经元缺失和胶质增生。动眼神经核、滑车神经核、大脑皮质额前回和中央前回、脊髓前角、后角和侧角、脊神经节也常受累。枕叶、尾状核和小脑皮质不受影响。

2. 临床表现

多在 50~65 岁发病，起病隐袭，男性稍多于女性。最初症状是步态不稳和平衡障碍，经常跌倒。进而出现反应迟钝、健忘、人格改变、淡漠、抑郁、学习能力下降等皮质下痴呆。假性球麻痹也较常见，与皮质下痴呆多在起病 1 年左右出现。主要表现构音障碍、吞咽困难和情绪不稳定。上下视麻痹是 PSP 的特征性临床表现，具有诊断特异性。表现视物模糊、复视、眼睑痉挛、睁眼和闭眼眼睑失用。眼球上下活动受限、会聚障碍和垂直性眼球震颤。早期头眼反射和前庭眼反存在说明其为核上性损害，至晚期消失则说明损害波及核团。躯干肌张力增高出现躯干肌强直多见，而四肢肌张力障碍较少见。平均病程 6~7 年，多死于肺部感染。MRI 检查可见中脑萎缩、第Ⅲ、Ⅳ侧脑室扩大。T_2加权相可见脑干被盖及顶盖取弥漫性高信号影，SPECT 检测有助于鉴别 PSP。其余临床辅助性检查无特征性改变。1996 年美国国立神经系统疾病与 PSP 学会联合推荐了一个新的诊断标准，诊断分为可疑、拟诊、确诊 PSP。

（二）Shy-Drager 综合征（SDS）

1. 病理改变

脊髓中间外侧柱交感和副交感神经核、神经节、节前纤维和前角细胞。脑干的迷走神经背核、埃韦氏核。椎体外系统的尾状核、壳核和黑质，小脑皮质和白质，椎体束等神经元变性和胶质增生。免疫组化和电镜检查发现少突胶质细胞和神经元细胞的胞质、胞核以及神经纤维内存在特异性嗜银包涵体。在少突胶质细胞内的包涵体可被抗泛素、抗 α、β 微管蛋白和 Tau 蛋白的抗体标记，而神经元内的包涵体只被抗泛素抗体标记。

2. 临床表现

起病年龄在 37~75 岁，多在中老年起病，男性较多见，隐袭起病，可达数月至数年，长者可达 10 年以上。自主神经症状常首先出现，数月至数年后方出现躯体神经症状。以阳痿、括约肌功能障碍、体位性低血压等自主神经功能紊乱为主要表现，常并发肌强直、运动减少、姿势障碍等锥体外系症状，小脑性共济失调、意向性震颤、眼震、暴发性言语不清等小脑症状，腱反射亢进、病理征阳性等锥体系症状以及精神异常等。临床辅助检查无特异性。

（三）橄榄体脑桥小脑萎缩（OPCA）

1. 病理改变

延髓橄榄体、脑桥腹侧、小脑半球、小脑中下脚等部位明显萎缩。皮质脊髓束、脊髓后索、小脑白质、传出纤维等脱髓鞘改变。黑质含色素神经元变性、脱色。红核、基底节、大脑皮质、脊髓前角细胞、面神经核、舌下神经核等神经元缺失，伴有胶质增生。

2. 临床表现

大多数以小脑性共济失调症状起病，出现走路不稳，步基宽，逐渐出现意向性震颤和上肢共济失调。其次为构音障碍，表现为言语断续、缓慢、单调等，这些症状通常在疾病的早期出现。锥体外系症状可表现肌阵挛、痉挛性斜颈、舞蹈投掷样动作、手足徐动症、强直、运动减少等，这些症状往往不明显，且多在疾病后期出现。痴呆和锥体束症状也较常见。锥体束征表现肌张力增高、腱反射亢进、病理征阳性、痉挛性瘫痪、假性球麻痹等。四肢肌萎缩、肌束震颤、下肢震动觉减退、闪电样疼痛、反射消失、脊柱后侧突、弓形足等脊髓症状较多见。疾病中，可有注视麻痹、协同运动障碍等核性或核上性眼肌麻痹。疾病晚期可出现二便失禁。头颅 MRI 可显示小脑和脑干萎缩，第Ⅳ脑室和桥小脑角池扩大，T_2加权相显示桥横脑行纤维脱髓鞘。

（四）纹状体黑质变性（SND）

1. 病理改变

壳核、尾状核和黑质神经元广泛缺失和胶质增生。蓝斑、下丘脑核团、脑桥腹侧核、下橄榄核、小脑浦肯野细胞、迷走神经背核、前庭神经核和脊髓中间外侧柱等神经元缺失伴胶质细胞增生。小脑中脚和橄榄小脑纤维缺失。脑干被盖及顶盖多不受累。胶质细胞可见嗜银包涵体，面神经元内未见。

2. 临床表现

起病多在 45~70 岁发病。平均 62 岁，病程 3~8 年。SND 临床表现与典型 PD 极其相似。强直、运动减少、步态紊乱和发病早期容易跌倒是 SND 的主要症状。震颤较轻或缺如。可出现不同程度的构音障碍、小脑性共济失调和锥体束征。自主神经功能紊乱以排尿障碍如阳痿、大小便失禁、无汗和直立性低血压等均可出现。头颅 MRI 显示壳核萎缩，T_2加权相显示壳核中央低信号周边条状高信号影征象。

（五）皮质基底节变性（CBGD）

1. 病理改变

项叶和额叶皮质萎缩，广泛神经元缺失、胶质增生和皮质下脱髓鞘。黑质致密部和蓝斑神经元中度缺失，残存色素细胞内含有嗜银包涵体。壳核、苍白球、下丘脑核、红核、丘脑、中脑顶盖和被盖均可见神经元缺失伴胶质增生，神经元内可见嗜银包涵体。嗜银包涵体抗 Tau 蛋白抗体可标记，抗泛素抗体不能标记。

2. 临床表现

主要临床表现是运动减少、强直、姿势障碍、肢体肌张力障碍、姿势性和意向性震颤等运动异常。皮层复合觉缺失、失用和肢体忽略现象。晚期可出现痴呆、步态不稳和平衡障碍。锥体束征、眼球活动障碍和球麻痹也可出现，但无共济失调。头颅 MRI 显示单侧或双侧顶叶萎缩。

（六）弥漫性 Lewy 体病（DLBD）

1. 病理改变

DLBD 的最大病理特点是中枢神经系统内广泛存在嗜酸性的包涵体-Lewy 体（Lewy body，LB），通常伴有老年斑和神经元纤维缠结以及神经元缺失和胶质增生。LB 可分布于细胞内和神经突起内。LB 的好发部位在大脑皮质的顶叶、扣带回、岛叶和颞叶的第Ⅴ、Ⅵ层，基底节的扁桃体、无名质和前障，脑干的黑质、蓝斑、缝线核、网状体和迷走神经背核，中枢神经系统以外的交感神经节和肾上腺髓质。其中黑质和蓝斑的 LB 多为细胞内 LB，而迷走神经背核和交感神经节的 LB 多为神经突起内 LB。

2. 临床表现

中老年发病，慢性进行性发展。进行性加重的皮质性痴呆是 DLBD 几乎必有的特征性 I 临床症状，表现健忘、记忆力下降，可伴发失语、失认、失用和空间障碍。部分以肌强直、运动减少、姿势障碍、步态异常和震颤等帕金森病表现为首发症状，但震颤多不明显。精神症状也是 DLBD 的主要临床表现，有些患者为首发症状，主要表现急性错乱、幻觉、妄想和抑郁等，常见的是幻觉和妄想。少数有直立性低血压。临床辅助检查无特殊。

（七）染色体 17 相关性的额颞叶痴呆帕金森病综合征（FTD-17）

FTD-17 为一组影响认知、语言、人格和运动能力的临床综合征。即连锁于 17 号染色体伴帕金森综合征的额颞叶痴呆，呈常染色体显性遗传。在 FTD-17 患者的第 17 号染色体上已发现 Tau 基因编码区和内含子的多个错义和缺失突变，导致 Tau 功能改变、过度磷酸化，不溶性 Tau 在脑组织中聚集，微管系统破坏，神经细胞变性、脱失而引起了额颞叶痴呆和帕金森综合征表现。

1. 病理改变

FTD-17 患者病理表现为双侧额叶及额叶前端的局限性萎缩，灰质与白质均可受累，脑室扩大。有时可见纹状体和黑质改变，杏仁核与海马可有明显萎缩，而 Meynert 基底核相对完好。萎缩脑叶皮质神经元缺失、微空泡形成、胶质增生和海绵样变，部分神经元胞质内含有均匀的界限清楚的嗜银 Pic 小体。

2. 临床表现

①中老年发病，进展缓慢，男女无差别。进行性加重的行为和语言障碍：早期人际交往能力下降，表现为不遵循社会行为规范。脱抑制，如缺乏礼貌、行为放纵、进攻行为和性行为异常等。②早期出现行为异常，如消极、冷漠或活动过度、重复行为。③早期出现情感迟钝，理解力下降。④其他行为异常有不修边幅、思维僵化、注意力分散、刻板动作。⑤持续行为及利用行为，常有饮食习惯改变，如贪食、喜食甜食等。⑥晚期可出现其他症状，如将拿到非食物放入口中咀嚼。⑦患者的记忆、定向力、视空功能相对保留。⑧言语障碍较为明显：表现为言语表达困难，刻板语言及持续性语言，而模仿能力相对保留，最终患者多出现缄默状态。⑨进行性非流利性失语：非流利性自发言语、语法障碍、语音错语或命名障碍，患者常有口吃、复述差、失读、失写，早期词义理解及社交能力保留。⑩患者可出现原始反射，如吸吮反射与强握反射，大小便失禁，低血压及血压不稳等。可出现运动减少，肌强直及震颤等帕金森综合征表现。头颅显示对称或不对称性额颞叶萎缩，而半球后部相对正常，侧脑室可扩大。尾状核头部可见萎缩。根据病程不同，受累区域显示不同程度的萎缩，最终显示“刀片”样改变。其余临床辅助检查无特殊意义。

（八）偏侧帕金森综合征-偏侧萎缩症（HPHA）

HA 是一种少见的以进展性的面肌和同侧或对侧肢体偏侧肌肉萎缩为主要表现，病因和发病机制不清的疾病。

1. 病理改变

偏侧萎缩症在病理上首先累及结缔组织，特别是皮下脂肪组织，随病情的发展逐渐累及皮肤、皮脂腺和毛发，严重者可累及骨骼、肾脏及大脑半球，目前对此报道较少。

2. 临床表现

偏侧萎缩症是一种少见病，发病年龄多在 4~65 岁之间，平均年龄在 32 岁，且以女性多见，男女比例约为1∶4，其临床表现复杂多样，主要表现进展性面眶上部或额部出现萎缩。病变缓慢发展至一侧面部，偶尔波及头盖部、颈部、同侧或对侧躯体；病区皮肤萎缩、皱折，常伴脱发、色素沉着、白癜、毛细血管扩张、汗腺分泌障碍、颌骨、额骨下陷等；部分患者可出现瞳孔变化、虹膜色素减少、面部疼痛、内分泌障碍；15%的患者有神经系统症状，以病侧的感觉麻木、痫间性发作、帕金森病样表现多见，也可出现 Homer 征、偏头痛、偏瘫和各种眼部病变，是一种较特殊的帕金森综合征。头颅 CT 及 MRI 检查可见一侧大脑半球萎缩或炎性病变。

总之，有关 PPS 的研究和认识，目前只是初步阶段，许多问题尚不清楚，有待进一步研究。例如 PPS 到底包括哪些疾病，目前说法不一，本书中认为 Huntington 病、Wilson 病和 pick 病不应该划归帕金森叠加综合征。PPS 名词也未普及和规范。有关 PPS 的病因和发病机制也不十分清楚，虽然有些可能与遗传因素有关，但至今未找到确切的致病基因。PPS 的病理和临床表现复杂多样，多数 PPS 确诊需要依赖尸体解剖组织病理检查。希望在将来的研究中，总结特征性的 PPS 临床表现，利用现有的诊断技术，发现 PPS 的特征病理改变，提高我们诊断 PPS 的准确性，为我们深入研究 PPS 提供临床诊断依据。

第三节　帕金森病的病因

一、年龄因素

帕金森病主要发生于中老年人，40 岁以前发病少见。研究发现，自 30 岁以后，黑质多巴胺能神经元、酪氨酸氧化酶和多巴脱羧酶活力，纹状体多巴胺递质水平随年龄增长逐渐减少。然而，仅少数老年人患此病，说明生理性多巴胺能神经元蜕变不足以致病，年龄老化只是本病发病的促发因素。帕金森综合征的发病因素之一，PD 的患病率随年龄增长而变化，据估计 40 岁为 0.35%，至 60 岁为 1%，至 85 岁为 2%，且每 40 个正常人中将有 1 人发展为帕金森综合征，某些研究表明 PD 与老化的特殊的相互关系，老化过程和 PD 中谷胱甘肽过氧化酶及过氧化氢酶减低；随年龄增加单胺氧化酶增加、铁、铜、钙聚集，黑色素聚集。随年龄增长发病率增高，高发年龄为 61~70 岁，其后则下降，且其黑质、纹状体多巴胺神经元发生退行性改变，色素颗粒及神经细胞脱失，PD 组明显重于同龄正常组。

正常情况下纹状体的多巴胺（DA）含量也随着年龄增加而逐渐减少，McGeer 等报道正常人黑质 DA 能神经元每 10 年以 6.9%速率呈年龄依赖性线性减少，到 65 岁时 DA 含量减少到 55%，而帕金森病发生是以 DA 含量减少到正常的 10%~30%为基础的，则正常的年龄增长不足以导致65岁发生PD。因此认为：正常衰老只是PD发生的重要因素，往往是由于其他环境因素加速衰老过程，导致PD发生。

二、遗传因素

帕金森病又分为家族性帕金森病（familial Parkinson's disease，FPD）和散发型帕金森病（idiopathic Parkinson's disease，IPD）。其中FPD只占帕金森病的10%左右。FPD患者的临床表现与IPD患者并无显著的区别。FPD又可分为常染色体显性遗传的帕金森病以及常染色体隐性遗传的帕金森病和帕金森综合征。目前发现导致前者的致病基因有LRRK2、SNCA、UCH—LI、VPS35、EIF4G1等，而导致后者的基因则有PARK2、PINKI、DJ-J、ATP13A2等。近年在家族性帕金森病患者中曾发现α共同核素基因的Ala 53THr突变。但以后多次未被证实。医学家们在长期的实践中发现帕金森病似乎有家族聚集的倾向，有帕金森病患者的家族其亲属的发病率较正常人群高一些。

三、环境因素

（一）地域分布

根据世界各国的PD流行病学资料，美国、德国、芬兰、英国等PD患病率约为106~176/100 000，日本约为46.5~80.6/100 000，中国6个城市63195人口的资料，患病粗率约为44/100 000，采用国际通用的诊断标准，经人口修正后，最后确定帕金森病患病率为57/100 000，并已获国际承认。可见帕金森病较盛行于北美洲和北欧；且有患病率由赤道地区向南北极逐渐增高的趋势。这些地区性的差别都表示环境的影响很重要，不过主要是由于自然条件不同，还是由于工业化程度不同引起这样的差异，尚有待进一步研究。

（二）职业性暴露

1. 职业性农药接触

多项流行病学资料表明接触含MPTP相似结构成分的农药百草枯、鱼藤酮等与帕金森病发病有关。大量流行病学研究都表明：帕金森病与居住于农村、喝井水等因素存在显著正相关，如SeheckL等发现以色列南部Negcv地区3个相邻的农村集居地居民的PD患病率是本区其他集居地的5倍，而这3处居民共饮井水是与其他集居地居民唯一不同的特征。但也有Gorell JM等以人群为基础的病例对照研究表明居住在农村、喝井水与PD发病率无显著相关。由于此类研究的不一致性，目前国际上多倾向于认为居住在农村、喝井水的人其PD患病率高是因为从事田间劳动者接触农药机会较多之故，研究分析时应考虑到农药这一混杂因素。今后此方面研究趋向研究特定类别农药与 PD 的关系，从而深入探究真正致病的化学物质。

2. 职业性重金属暴露

由于中脑黑质神经元具有蓄积金属元素的特性，长期低浓度重金属接触可发生慢性中毒。18 世纪发现锰矿工人出现与 PD 极其相似的症状后，不断有 PD 与重金属环境暴露相关的报道。Gorell JM 等在底特律的研究表明重金属暴露 20 年以下未发现与帕金森病的显著联系，但 20 年以上的职业性锰暴露发生 PD 危险性是对照组的 10.6 倍。此外，铜、铅铜合金、铅铁合金等暴露 20 年以上均是帕金森病危险因素。对美国密歇根州 1986 年~1988 年 PD 死亡资料分析发现以与铁、铜相关工业为主的县 PD 死亡率明显高于其他县。在试验动物学方面：DesoleMS 等研究结果表明，低剂量染锰可使大鼠纹状体内多巴胺（DA）、二羟苯乙酸（DOPAC）和高香草酸（HVA）含量分别增加 6%、18%和 45%，高剂量时则含量分别减少 19%、19%和 41%。王悦等用不同剂量氯化锰染毒发现，大鼠纹状体 DA 及其代谢产物 DOPAC、HVA 含量均明显降低，与剂量呈负相关。尽管相关报道很多，但由于多采用病例对照研究，回忆偏倚等难以避免，加之职业暴露水平的测量存在众多困难，已有的研究大多缺乏详细的剂量反应关系，所以还有待设计更科学、质量控制更严密、多专业合作的流行病学调查证实，而实验研究则可进一步探索其作用机制。

3. 有机溶剂暴露

曾报道：有机溶剂接触可引发帕金森综合征，为查明两者间关系，Pezzoli G 等以人群为基础进行流行病学调查发现：有有机溶剂接触史者平均发病年龄为（55.2±9.8）岁，而对照组平均发病年龄为 58.6±10 岁，且有统计学意义（P=0.014）；并且有机溶剂接触多少与病情严重程度呈正相关，所以考虑有机溶剂暴露也可能是帕金森病危险因素。但由于相关流行病学研究较少，仍不能肯定。

四、其他

普遍认为帕金森并非单一因素，多种因素可能参与其中。遗传因素可使患病易感性增加，只有与环境因素及衰老的相互作用下，通过氧化应激、线粒体功能衰竭、钙超载、兴奋性氨基酸毒性作用、细胞凋亡、免疫异常等机制才导致黑质多巴胺能神经元大量变性丢失而发病。

（一）饮食

饮食是影响 PD 发病的另一种因素。过量摄入单糖、双糖及动物脂肪可能增加 PD 的发病，而维生素D、C和E及β-胡萝卜素（维生素A前体）可以有保护作用。尿酸具有保护作用，但其可增加心脏病、痛风和死亡风险。黄酮类是预防PD的极好候选药物。大量摄入铁，特别是使用锰时，可能也是一种危险因素。一项病例对照研究显示，铁摄入量最高与最低的25%人群相比较PD发病率增加。饮食中摄入中等水平铁和锰，发病危险加倍。美国国立卫生院研究者确认了饮食性叶酸缺乏症是PD发病的另一危险因素。小鼠模型研究显示，饮食中叶酸缺乏可加重环境毒素对多巴胺能神经元的损伤。

（二）流行病学因素

目前已知与帕金森病发病相关的流行病学因素超过40个，其中年龄为最主要危险因素，60岁患病率约0.25%，65岁约5%，70岁约1%，75岁约1.5%，80岁约2.5%，85岁约3.5%~4.0%〔其他帕金森病危险因素有男性、帕金森病家族史、杀虫剂和溶剂接触史、饮用奶制品及脑外伤史。可能降低帕金森病发病的因素有饮用咖啡或茶、吸烟、饮酒、高尿酸血症及使用非备体类抗炎药（NSAIDs）〕。其中，大量的病例对照研究表明，吸烟对帕金森病有一定的保护作用，可能降低发病风险，而帕金森患者吸烟与否与疾病的进展以及死亡率均无明显影响。而在帕金森病患者中，有阳性家族史的吸烟者相比于不吸烟也没有家族史或暴露于其中1种因素者具有更高的发病风险，尤其在大于75岁的人群家族史和吸烟史具有协同作用。

（三）病毒感染

20世纪初继流感后的嗜睡性脑炎暴发后，很多感染者在几年或十几年后出现了帕金森病类似症状，研究者们开始提出病毒感染假说。曾有人考虑过由流感病毒、麻疹病毒等感染所致。由于一直无血清流行病学的证据支持，其症状与典型帕金森病间也存在一定差异，现已基本排除这一假说。

（四）吸烟

吸烟现已证明是帕金森病的保护因素。但有学者报道在1995年分析了46个关于吸烟与PD关系的病例对照和前瞻性研究，发现其中有34个研究显示这两者之间存在负相关关系，随后进行的一系列病例对照或前瞻性研究，虽然部分资料支持负相关的结论，但由于吸烟对人体有众多危害，此项发现的实际意义不大。

（五）兴奋性毒性作用兴奋性

氨基酸（EAA）主要有谷氨酸和天冬氨酸，如果释放过多或灭活机制受损，EAA异常增高将对神经细胞产生毒性作用。体内有三种类型的 EAA 受体，即 NMDA 受体、AMPA 受体和 KA 受体；其中 NMDA 受体介导的兴奋性神经毒作用与 DA 能神经元变性密切相关。生理情况下，纹状体神经元活动通过黑质 DA 能神经元抑制和大脑皮层谷氨酸能神经元兴奋相互制约来完成；PD 时黑质纹状体 DA 能神经元缺失会造成谷氨酸能神经元兴奋性活动增强。应用 MPTP 制备偏侧 PD 猴模型发现损毁侧尾状核区细胞外液谷氨酸和天冬氨酸含量显著增高。EAA 含量增高会加重纹状体神经元的变性死亡。

（六）氧化应激和线粒体损伤

正常生物体中存在着抗氧化系统和自由基清除机制，使细胞在有氧的环境中保持相对的还原态。当机体氧化过剩或抗氧化机制不足时，细胞会处于氧化应激状态，发生脂质过氧化（LPO），造成广泛的细胞损伤。黑质部位由于神经黑色素的存在、铁含量丰富、DA 的氧化应激代谢和自由基清除能力不足等生理生化特点，对氧化应激损伤尤为敏感。许多研究发现 PD 患者黑质部位铁离子浓度和 LPO 明显增高，线粒体复合物Ⅰ的活力减低约 32%~38%，谷胱甘肽含量减低约一半。当谷胱甘肽含量明显减低不能有效清除 HO，高浓度铁离子的存在会使 HO 生成更具毒性的 OH，启动 LPO 造成细胞氧化损伤。另外，研究发现 PD 患者黑质和血小板线粒体复合物Ⅰ的活力下降。线粒体复合物Ⅰ由核 DNA 和线粒体 DNA 共同编码，实验表明线粒体 DNA 异常参与引起线粒体复合物Ⅰ活力下降。现在发现 9 种线粒体 DNA 突变方式与 PD 有关。

（七）免疫学异常

免疫学异常与 PD 发病机制相关的观点，是由 Abramsy 等于 1978 年提出的。近期有多项研究支持这一观点。有学者报道 PD 患者脑脊液中存在抗 DA 能神经元的抗体。PD 患者脑脊液和血清对大鼠中脑 DA 能神经元具有补体依赖性的细胞毒作用。应用牛中脑组织匀浆或 MES23.5 细胞（一种 DA 能细胞株）免疫豚鼠，豚鼠黑质 DA 能神经元发生变性死亡，TH 活性降低，DA 含量下降，黑质内有大量 IgG 抗体沉积。这些结果提示免疫学机制尤其是体液机制在 PD 黑质细胞损伤过程中可能起一定的作用。

（八）泛素蛋白酶体系统损伤和蛋白水解应激学说

泛素蛋白酶体系统（UPS）是机体生理情况下清除细胞内突变、损伤和错误折叠蛋白质的主要机制。最近多项证据表明 UPS 损伤造成细胞毒性蛋白质异常积聚可能在家族性 PD 和散发性 PD 发病机制中都有重要作用。已知的 3 种家族性 PD 致病基因（α-synuclein，parkin 和 UCH-LI）均参与了 UPS；parkin 和 UCH-LI 是 UPS 中发挥关键作用的两种酶，α-synuclein 的糖基化异构体是 parkin 的底物；这些基因的突变都能干扰 UPS 介导的正常蛋白降解过程。此外，目前有证据显示散发性 PD 患者黑质内 26/20S 蛋白酶体的结构和功能受损。研究认为：蛋白水解应激是指由于异常蛋白生成增多和/或 UPS 功能缺陷造成异常蛋白质水平超过机体清除能力的一种状态；UPS 损伤导致其丧失清除有害蛋白质能力所引起的蛋白水解应激是散发性 PD 和各种不同家族性 PD 发病机制中的共同通路。

第四节　帕金森病的临床表现

一、静止性震颤

静止性震颤（static tremor）：常为 PD 首发症状，少数患者尤其 70 岁以上发病者可不出现震颤。其机制是受累肌群与拮抗肌群规律性、交替性不协调活动所致。早期常表现在肢体远端，始于一侧，以上肢的手部震颤为多见，部分患者始于下肢的膝部。当伴有旋转的成分参与时，可出现拇指、示指搓丸样震颤。震颤频率一般在 4~8Hz，静止时出现，大力动作时停止，紧张时加剧，睡眠时消失。经数年后累及同侧上下肢或对侧，严重者可出现头部、下颌、口唇、舌、咽喉部以及四肢震颤。令患者活动一侧肢体如握拳或松拳，可引起另侧肢体出现震颤，该试验有助于发现早期轻微震颤。后期除静止性震颤外，部分患者可合并动作性或姿势性震颤。

震颤首先出现于肢体的远端，通常会出现单侧手指搓丸样运动，其后会发展为同侧下肢和对侧肢体在静止时出现不自主的有节律颤抖，变换位置或运动时，症状可减轻或停止。震颤会随情绪变化而加剧。

具体表现为缓慢节律性震颤，往往是从一侧手指开始，波及整个上肢、下肢、下颌、口唇和头部。典型的震颤表现为静止性震颤，就是指患者在静止的状况下，出现不自主的颤抖。主要累及上肢，两手像搓丸子那样颤动着，有时下肢也有震颤。个别患者可累及下颌、唇、舌和颈部等。每秒钟 4~6 次震颤，幅度不定，精神紧张时会加剧。不少患者还伴有 5~8 次/秒的体位性震颤。部分患者没有震颤，尤其是发病年龄在 70 岁以上者。

二、肌强直

肌强直（rigidity）：肌强直是 PD 的主要症状之一，主要是由于主动肌和拮抗肌均衡性张力增高所致。如果在被动运动中始终存在，则被称之为“铅管样强直或张力”，若同时伴有震颤时，被动运动时可感到有齿轮样感觉，则称之为“齿轮样强直或张力”。肌强直最早发生在患侧的腕、踝，特别是患者劳累后，轻缓地被动运动腕、踝关节时可感到齿轮样肌张力增高。由于肌张力的增高，可给患者带来一系列的异常症状，如瞬目、咀嚼、吞咽、行走等动作减少。

以下临床试验有助于发现轻微肌强直：①令患者运动对侧肢体，被检肢体肌强直可更明显。②头坠落试验（head dropping test）：患者仰卧位，快速撤离头下枕头时头常缓慢落下，而非迅速落下。③令患者把双肘置于桌上，使前臂与桌面成垂直位，两臂及腕部肌肉尽量放松，正常人此时腕关节与前臂约成90°屈曲，PD患者腕关节或多或少保持伸直，俨若竖立的路标，称为“路标现象”。老年患者肌强直引起关节疼痛，是肌张力增高使关节血供受阻所致。

早期多从单侧肢体开始，患者感觉关节僵硬及肌肉发紧。影响到面肌时，会出现表情呆板的“面具脸”；影响到躯干、四肢及膝关节屈曲的“三曲姿势”。指间关节伸直，手指内收，拇指对掌，这也是震颤麻痹的特殊手姿。就是肌肉僵直，致使四肢、颈部、面部的肌肉发硬，肢体活动时有费力、沉重和无力感，可出现面部表情僵硬和眨眼动作减少，造成“面具脸”，身体向前弯曲，走路、转颈和转身动作特别缓慢、困难。行走时上肢协同摆动动作消失，步幅缩短，结合屈曲体态，可使患者以碎步、前冲动作行走，我们把它称为“慌张步态”。随着病情的发展，穿衣、洗脸、刷牙等日常生活活动都出现困难。另外，有的患者还可出现自主神经功能紊乱，如油脂脸、多汗、垂涎、大小便困难和直立性低血压，也可出现忧郁和痴呆的症状。

神经性肌强直的病变部位可以是局部或全身，常影响面部和四肢，睡眠、神经阻滞、麻醉等手段无法阻止肌肉僵直，肌电图检查是较为重要的检查方法。本病起病缓慢，进行性加重，特征为肉眼可见肩部、大腿、小腿肌肉不自主地连续颤动，有时颤动较缓慢，呈波浪式，称为颤搐。上述肌肉连续颤动可持续数分钟至数小时，偶可累及口、咽、面部及呼吸肌。轻者睡眠后可减轻或消失，重者睡眠中仍可出现。其次，运动患肢或重复运动后，肌肉转僵硬，出现肌肉痉挛性疼痛，持续数分钟至数小时方能松弛，酷似肌强直，肌肉叩诊不出现肌丘，称假性肌强直。病程发展数年后，因腕及手部肌肉持续性收缩呈爪状，足部肌肉痉挛，以致行走时，足趾先着地，姿势异常。此外，有多汗及大汗。肌电图显示束颤电位呈双重波、三重波或多重波，僵硬肌肉呈持续性、不规则的运动电位，波幅及形状变化较大，随着运动可诱发强烈的发放，并持续于肌肉松弛过程中，运动及感觉传导速度减慢。

三、运动迟缓

运动迟缓（bradykinesia）：表现随意动作减少，包括始动困难和运动迟缓，因肌张力增高、姿势反射障碍出现一系列特征性运动障碍症状，如起床、翻身、步行和变换方向时运动迟缓，面部表情肌活动减少，常双眼凝视，瞬目减少，呈面具脸（maskedface），手指精细动作如扣纽扣、系鞋带等困难，书写时字愈写愈小，为写字过小征（micrographia）等。

PD 患者的运动缓慢或不能是致残的主要原因。过去认为 PD 的运动不能是由肌强直所致，事实上两者并无因果关系。现已初步证明，PD 的运动减少和不能是一个很复杂的症状，它主要和皮质下锥体外系的驱动装置功能或锥体外系下行运动激活装置障碍有关。因为对运动不能的患者进行手术治疗后，肌强直症状明显改善，但其运动频度并非像服用多巴药物呈成一致性改善。

早期患者上肢的精细动作变慢，如系鞋带、扣纽扣等动作比以前缓慢许多，甚至无法顺利完成。行走时起步困难，一旦开步，身体前倾，步伐小而越走越快，不能及时停步，即“慌张步态”。

四、姿势步态障碍

姿势反射障碍是带给 PD 患者生活困难的主要症状，它仅次于运动减少或运动不能。患者四肢、躯干和颈部肌强直呈特殊屈曲体姿，头部前倾，躯干俯屈，上肢肘关节屈曲，腕关节伸直，前臂内收，指间关节伸直，拇指对掌；下肢股关节与膝关节均略呈弯曲，早期下肢拖曳，逐渐变为小步态，起步困难，起步后前冲，愈走愈快，不能及时停步或转弯，称之为“慌张步态”（festination），行走时上肢摆动减少或消失；转弯时因躯干僵硬，躯干与头部连带小步转弯，与姿势平衡障碍导致重心不稳有关。患者害怕跌倒，遇小障碍物也要停步不前。随疾病进展姿势障碍加重，晚期自坐位、卧位起立困难。目前对 PD 患者这种固有的姿势反射障碍的机制尚无明确解释，有人认为该症状主要与苍白球经丘脑至皮质的传出环路损害有关。

（一）临床分析

1. 步态观察

注意全身姿势和步态，包括步行节律、稳定性、流畅性、对称性、重心偏移、手臂摆动、诸关节姿态与角度、患者神态与表情、辅助装置（矫形器、助行器）的作用等。在自然步态观察的基础上，可以要求患者加快步速，减少足接触面（踮足或足跟步行）或步宽（两足沿中线步行），以凸显异常；也可以通过增大接触面或给予支撑（足矫形垫或矫形器），以改善异常，从而协助评估。

2. 诊断性治疗

诊断性神经阻滞（局部麻醉剂注射）有助于鉴别肢体畸形的原因和指导康复治疗。关节畸形可以分为动态畸形和静态畸形。动态畸形指肌肉痉挛或张力过高导致肌肉控制失平衡，使关节活动受限，诊断性治疗可明显改善功能。静态畸形指骨骼畸形以及关节或肌肉挛缩导致的关节活动受限，诊断性治疗无变化。

3. 步态障碍的病因和病理基础

步态障碍主要表现为活动障碍、安全性降低和疼痛。异常步态的代偿导致步行能耗增加。障碍的主要原因为神经肌肉因素和骨关节因素。

①骨关节因素：由于运动损伤、骨关节疾病、先天畸形、截肢、手术等造成的躯干、骨盆、髋、膝、踝、足静态畸形和两下肢长度不一致。疼痛和关节松弛等也对步态产生明显影响。

②神经肌肉因素：中枢神经损伤，包括中风、脑外伤、脊髓损伤和疾病、脑瘫、帕金森氏综合征等造成的痉挛步态、偏瘫步态、剪刀步态、共济失调步态、蹒跚步态等。原发性原因主要是肌肉张力失衡和肌肉痉挛；继发性因素包括关节和肌腱挛缩畸形、代偿性步态改变等。外周神经损伤，包括神经丛损伤、神经干损伤、外周神经病变等导致的特定肌肉无力性步态，例如臀大肌步态、臀中肌步态、股四头肌步态等。原发因素为肌肉失神经支配，肌肉无力或瘫痪；继发因素包括肌肉萎缩、关节和肌腱挛缩畸形、代偿性步态改变；儿童患者可伴有继发性骨骼发育异常，导致步态异常。

4. 临床观察的局限性

①时间局限：由于步行速度较快，临床肉眼很难同时观察到瞬间变化的情况，例如足在摆动相的旋转，足跟着地时的旋转倾斜、髋、膝、踝关节角度变化等。

②空间局限：由于人的视觉局限，因此难以进行三维方向观察。

③记忆局限：人的记忆能力难以对长期纵向变化进行客观和全面对比分析。

④思维局限：步态的临床观察主要依赖个人的观察能力和经验，缺乏客观数据，难以进行定量评估，从而在一定程度上影响评估的客观性和准确性。

（二）运动学分析

1. 定义

运动学是研究步行时肢体运动时间和空间变化规律的科学方法，主要包括步行整体时间与空间测定和肢体节段性运动方向测定。

2. 时间、空间参数测定

（1）足印法

足印法是步态分析最早期和简易的方法之一。在足底涂上墨汁，在步行通道（一般为4~6m）铺上白纸。受试者走过白纸，留下足迹，便可以测量距离。也可以在黑色通道上均匀撒上白色粉末，让患者赤足通过通道，留下足迹。获得的参数包括：①步长指一足着地至对侧足着地的平均距离。国内也有称之为步幅。②步长时间指一足着地至对侧足着地的平均时间。③步幅指一足着地至同一足再次着地的距离，也有称为跨步长。④步行周期指平均步幅时间，相当于支撑相与摆动相之和。⑤步频指平均步数（步/min），步频=60（s）+步长平均时间（s）。由于步长时间两足不同，所以一般取其均值。有人按左右步长单独计算步频，以表示两侧步长的差异。⑥步速指步行的平均速度（m/s），步速=步幅+步行周期。⑦步宽：也称之为支撑基础，指两脚跟中心点或重力点之间的水平距离，也有采用两足内侧缘或外侧缘之间的最短水平距离。左右足分别计算。⑧足偏角指足中心线与同侧步行直线之间的夹角。左右足分别计算。

（2）足开关

足开关是一种微型的电子开关，装置在类似于鞋垫形状的测定板内，分别置放于前脚掌（掌开关）和脚跟（跟开关）。电子开关由足跟触地首先触发跟开关，前脚掌触地时触发掌开关，脚跟离地时关闭跟开关，脚尖离地时关闭掌开关。这是最常用的时间定位标志。除了可以迅速获得上述参数外，还可以获得下列资料：①第一双支撑相，跟开关触发至掌开关触发的时间。②单足支撑相，跟开关与掌开关同时触发的时间。③第二双支撑相，跟开关关闭和掌开关关闭之间的时间。④摆动相，掌开关关闭至下次跟开关触发的时间。⑤各时相在步行周期的比例。

（3）电子步态垫

电子步态垫是足印法和足开关的结合，其长度为3~4m，有10 000个压感电阻均匀分布在垫下。受试者通过该垫时，足底的压力直接被监测，并转换为数字信号，通过计算机立即求出上述所有参数。

3. 节段性运动

测定节段性运动是指步行时特定关节或运动中心的三维动态分析，即步行时关节各方向活动角度的动态变化及其与步行时相之间的关系。

4. 常用的分析方式

①同步摄像分析在4~8米的步行通道的周围设置2~6台摄像机，同时记录受试者步行图像，并采用同步慢放的方式，将受试者的动作分解进行观察和分析。

②三维数字化分析通过2~6台检测仪（数字化检测仪或特殊摄像机）连续获取受试者步行时关节标记物的信号，通过计算机转换为数字信号，分析受试者的三维运动特征。同一标记物被两台以上的检测仪同时获取时，即可进行三维图像重建和分析。输出结果包括数字化重建的三维步态、各关节三维角度变化、速率和时相。关节标记物一般置放于需要观察的关节或重力中心。

③关节角度计分析：采用特制的关节角度计固定于被测关节，记录关节活动的角度改变，转换为数字信号并用计算机重建步态。优点是操作简便，特别是上肢检查十分方便；缺点是难以正确记录旋转和倾斜活动。

（三）动力学分析

1. 定义

动力学分析是对步行时作用力、反作用力强度、方向和时间的研究方法。牛顿第三定律（作用力=反作用力）是动力学分析的理论基础。

2. 测定方法

①测力平台：步行时人体GRF可以通过测力平台记录，以分析力的强度、方向和时间。测力平台一般平行设置在步行通道的中间，可以平行或前后放置，关键是保证连续记录一个步行周期的压力。测力平台测定身体运动时的垂直力和剪力。垂直力是体重施加给测力平台的垂直应力，而剪力是肢体行进时产生的前后/左右方向的力。与运动学参数结合可以分析内力，即肌肉、肌腱、韧带和关节所产生的控制外力的动力，一般以力矩表示。

②足测力板：采用特制超薄的测力垫直接插入到受试者鞋内，测定站立或步行时足底受力分布及重心移动的静态或动态变化，协助设计合适的矫形鞋和步态分析。

（四）动态肌电图

1. 定义

动态肌电图指在活动状态同步检测多块肌肉电活动的测定方法，揭示肌肉活动与步态关系的肌肉电生理研究，是临床步态分析必不可少的环节。

2. 生理基础

肌肉收缩是步行的基础因素，涉及肌肉收缩的时相和力量。肌肉活动具有步行速度及环境依赖性。参与步行控制的肌肉数量和质量均有很大的冗余或储备力，从而使关节运动与肌肉活动之间出现复杂的关联。步态异常既可以是原发性神经肌肉功能障碍的结果，也可能由于骨关节功能的障碍，导致继发性肌肉活动异常。因此，动态肌电图对于这些问题的鉴别起关键作用。

3. 方法

表浅肌肉一般采用表面电极，置放于接近肌腹，同时与相邻肌肉距离最远的部位。深部肌肉可以采用植入式线电极，其导线表面有绝缘物质覆盖，导线两端裸露，一端与肌肉接触，另一端与肌电图仪连接。

第五节　帕金森病的内科治疗

一、概述

最新指南建议首选 MAO-B 及受体激动剂，它们具有神经保护机制，可能具有疾病修饰的作用。当然，选择药物方面，我们还需要区分青年帕金森患者与老年患者的用药区别，对不同类型患者制定长远的治疗策略。因为药物治疗只能是控制症状，提高生活质量，但并不改变疾病的进程或者逆转疾病，所以在长期、终身治疗基础上，我们还需要关注药物的副作用。对于中青年患者，如果疾病程度对于生活和工作影响不太大，首选 MAO-B 及受体激动剂，可适当推迟左旋多巴的启动时间，但如果疾病程度较重，MAO-B 及受体激动剂剂量已经达到个人最大耐受量，仍不能很好地控制症状，影响了正常工作和生活，那就没有任何理由去推迟左旋多巴的使用了。实际上，研究表明，左旋多巴每天总量控制在 300~400mg 以下，运动并发症的发生率将大大降低。而并不像有些患者认为，现在不用左旋多巴，是为了将来可以更好地使用它。其实随着病情进展，左旋多巴的疗效也会受到影响，简单说归为二个因素：外周因素（胃的排空延迟、食物蛋白及血浆药物浓度的半衰期短）；中枢因素包括脉冲式释放、储存能力的损害及多巴胺受体的变化等。对于年纪较大的患者（>65 岁以上），考虑患者的生活质量能得到更好更有效的改善，左旋多巴可尽早使用。但也要注意药物剂量把握，目前最新观点，是建议多种药物联合，小剂量多靶点的治疗，可让 PD 患者更获益，又可以减少药物的副作用发生。总之，年龄的因素是相对而言，更重要的是 PD 患者症状的程度和生活质量的影响，我们不要过分恐惧药物的副作用，而放弃自己的生活质量，尤其是年轻患者。

（一）药物治疗原则

PD 的药物治疗属于对症治疗，并且在其应用初期多数都有一些副作用，消化道的症状最常见，如恶心、呕吐等。所以每一种抗 PD 药物的应用要采取“滴定”的方法：即从小剂量开始，缓慢增加剂量，在可耐受的副作用的剂量范围内，达到最佳的疗效时便以该剂量维持治疗。“最佳的疗效”应该根据患者的具体情况来制定预期治疗目标。一般来讲，治疗目标分三个层次：①对年轻的、早期的 PD 患者的治疗目标是保持或恢复工作能力，即第一目标。这类患者按 Hoehn-Yahr 分期多处于Ⅰ期和Ⅱ期. ②对中晚期 PD 患者的最低治疗目标是保持或恢复生活自理能力，即第二目标。这类患者按 Hoehn-Yahr 分期多处于Ⅲ期。③对晚期 PD 患者的最低治疗目标是减轻痛苦，延长生命，即第三目标。这类患者按 Hoehn-Yahr 分期多处于Ⅳ期和Ⅴ期。

PD 的早期治疗

制订 PD 的治疗方案要受下列因素的制约，即年龄、病情的轻重、患者的经济能力和对药物的反应。对新近诊断的早期 PD 患者，如果症状轻微，没有影响到功能，可以先不服药，加强功能锻炼。在可能的情况下，服用一些神经保护剂。虽然，目前没有明确的神经保护药物治疗 PD，但氧化压力的假说仍然是 PD 病因的重要理论学说，所以可以让患者服用抗氧化药物如维生素 E、辅酶 Q10 等。B 型单胺氧化酶抑制剂（MAO-BI）-司兰吉宁，在理论上存在神经保护的潜在益处，同时可改善 PD 的症状，延缓左旋多巴的应用，在确诊 PD 后可以使用该药。对已影响到运动功能的患者则应予药物治疗，首先应确定患者有无认知功能的障碍，如有则直接选用左旋多巴；如无认知功能障碍，年龄则是应考虑的首要因素。对小于 65 岁的患者，可以首先考虑非多巴胺能药物：

（1）金刚烷胺

该药对多数患者的主要症状均有改善作用，并且认为该药对预防异动症有一定作用，适用于早期或各期的患者。但它对震颤的作用稍差，疗效维持时间较短，约数月到 1 年以上。

（2）抗胆碱制剂

常用的药物为安坦，该药对震颤效果较好，因而较适合以震颤为主的早期 PD 患者。应用该药前要注意患者的年龄和认知功能。通常对 65 岁以上或有认知功能损害的患者应避免使用。

如果经过上述处理，不能达到预期目标，或患者的病情影响功能，应考虑应用下列两类药物：①多巴胺受体激动剂：尽管多巴胺受体激动剂疗效不及左旋多巴，但由于该类药物能够推迟左旋多巴的应用和可能存在的神经保护作用，现多倾向用于早期患者的治疗，尤其是对 40 岁以前发病的年轻患者。国内现有的多巴胺受体激动剂有吡贝地尔（piribedil，泰舒达）、克瑞帕、协良行和溴隐亭。吡贝地尔可激动 D2/D3 多巴胺受体，泰舒达是其缓释剂，对震颤的效果较好，对僵直和运动迟缓也有一定的改善作用。可以用

50mg，每日 1 次到 3 次。缺点是消化道的副作用较重，少数患者不能耐受。协良行对 PD 的各个症状都有较好疗效，尤其是对夜间尿频的症状有一定的改善作用。在最初应用的时候，要从 0.025mg 每日 1 次开始，以后每 3 到 5 天增加 0.025mg，直到取得预定目标。对国人来讲，其剂量可用到 0.3～1mg/每天。溴隐亭因其副作用较大，目前用于 PD 的治疗较少。但个别患者对其也有良好的反应，可以试用。克瑞帕是溴隐亭的同类药物，但其副反应小，对僵直有较好的疗效，并有抗氧化等神经保护作用。②复方左旋多巴制剂：该类药物是疗效最优且耐受良好的 PD 治疗药物，在患者的症状已影响到日常生活和工作时应考虑给予复方左旋多巴。左旋多巴应从很低的剂量开始，如美多巴 1/4 片，1 日 3 次，而后逐渐“滴定”至有效。在早期，每日复方左旋多巴的剂量一般在 300～450mg 之间即可。普通型的左旋多巴起效快速，并且比较便宜。控释片疗效持续时间长，因此对夜间的症状控制好。固定每天 3 次或者 4 次的给药比脉冲式给药好。至于多巴胺受体激动剂和左旋多巴制剂，先用哪种，要根据患者的情况综合考虑。对年龄相对较小、病情较轻的患者可以考虑用多巴胺受体激动剂，反之考虑用左旋多巴制剂。如果单独用药效果不好，可以考虑联合用药，而不应一味增加某一药物的剂量。对于年龄大于 65 岁或者症状严重、明显功能损害的患者可以直接选用左旋多巴制剂治疗，以后根据情况，考虑合并使用多巴胺受体激动剂或其他药物。

（二）PD 的中晚期治疗

持续多巴胺能刺激（CDS）：一般来讲，左旋多巴的“蜜月期”为 5 年左右，此后便出现运动波动、异动症和精神症状等并发症。出现运动波动等副作用，目前认为主要是由于左旋多巴的半衰期短，在血液和脑内的浓度波动明显，随着病情的进展，神经元不断地变性，其缓冲能力消失，造成了对多巴胺受体的脉冲式刺激，使其受体受到过度高或低的激活，从而出现各种运动波动的症状。因此，提出 CDS 的治疗策略，这是 PD 的治疗理念的最新进展。

实现 CDS，可通过以下几个途径：①改变左旋多巴剂型、给药方式或途径：如改用缓释剂、增加给药次数、持续静脉灌注、持续肠道给药（经皮胃造口术植入十二指肠或空肠管，外接一个微泵，灌注卡比多巴/左旋多巴：5/20mg/ml 胶体混悬液）。②选用半衰期较长的多巴胺受体激动剂。③阿扑吗啡的静脉或皮下注射。④儿茶酚胺氧位甲基转移酶（COMT）抑制剂（COMTI）的应用：COMT 是左旋多巴的一个降解酶，抑制其活性可稳定左旋多巴的血浆浓度、增加左旋多巴的生物利用度和作用时间、增加左旋多巴通过血脑屏障，避免峰值浓度的产生而引起症状波动。目前，COMTI 的应用是实现 CDS 最理想的药物，已经上市的药物有恩他卡朋（商品名珂丹），可以显著增加“开”的时间，相应减少

“关”的时间，它应和复方左旋多巴同时服用，单独使用无效。

由于珂丹的价格问题，许多患者不能承受，对出现运动波动的患者，还可以采用以下相应的对策：

1. **运动波动**

剂末现象：该现象表现为左旋多巴的疗效持续时间缩短，“晨僵”是发生在清晨的剂末现象。处理：调整左旋多巴，增加左旋多巴给药次数，换用或交替使用左旋多巴控释剂；酶抑制剂，使用MAO-BI或COMTI，稳定血中左旋多巴和脑内多巴胺的浓度。加用或增加多巴胺受体激动剂的剂量。改善左旋多巴的吸收：减少蛋白摄入，使用莫沙比利等胃肠动力药促进胃肠运动。“开-关”现象（on-off phenomena）：症状波动变得更加突然，不可预测，通常和给药时间没有关系。处理：减少左旋多巴的剂量，增加多巴胺受体激动剂。协良行具有D1、D2受体双重激动作用，对部分患者可能有效。其他患者可尝试持续给予多巴胺能药物，左旋多巴直肠灌注、阿扑吗啡持续皮下给药有一定效果。冻结现象：表现为起始运动的短暂困难。这种现象的药物效果不好，可以通过步态训练来解决。

2. **异动症**

异动症常表现为躯干和肢体的不自主或舞蹈样动作或肌张力的异常，有以下三种类型：峰剂量的异动症或肌张力障碍是异动症最常见的形式。处理：换用缓释剂型；降低左旋多巴的剂量，增加给药次数；增加多巴胺受体激动剂；加用COMTI。个别患者应用小剂量左旋多巴也出现明显异动症，可单用多巴胺受体激动剂治疗。在经过上述处理都无效的情况下，可用少量的抗精神病药物如氯氮平来控制剂峰期的异动症。关期异动症或肌张力障碍：在每剂左旋多巴疗效消退时出现，以腿、足痉挛多见。对肌张力障碍在夜间或清晨出现的患者可在睡前加用左旋多巴控释剂或多巴胺受体激动剂；对清晨肌张力障碍也可在清晨醒后马上服用一剂美多巴，最好是水溶片，美多巴快；如果主要在白天出现，用长效多巴胺受体激动剂（如协良行）效果较好。局部注射肉毒素对缓解局部的痛性痉挛有较好的效果。双相异动症：上述两种异动症在同一患者中出现，处理起来很困难，主要见于起病年龄较轻的患者，药物剂量的调整和前面所谈的差不多。

（三）治疗帕金森病的新观点

1. **综合治疗**

随着对病因学和发病机制认识的深入，人们倾向于饮食控制、营养补充及多种药物联用的非手术综合治疗方案，而不再首选左旋多巴，延迟使用左旋多巴或者仅作为辅助用药，以减缓运动并发症的发生；早期使用多巴胺神经元激动剂、抗胆碱能药、金刚烷胺和单胺氧化酶 B 抑制剂司来吉兰对轻、中度患者的疗效较好。而 COMT 抑制剂与多巴制剂合用对出现“开-关”现象和剂末效应的患者效果好。但随着病情进展，都须加用左旋多巴和多巴胺受体激动剂。与左旋多巴相比，应用多巴胺受体激动剂作用较弱，但较少出现运动并发症。

2. 规范化治疗

从循证医学的观点出发，根据荟萃分析，制定临床指南，按照指南进行规范化治疗。美国健康研究及健康质量管理局（AHRQ）对 49 项随机对照研究（RCT）进行了荟萃分析，指出：①早期帕金森病用多巴胺激动剂加左旋多巴治疗可以控制帕金森病症状，疗效优于单用左旋多巴。②无论短期还是长期（1 年以上）研究，均提示联合应用多巴胺激动剂和左旋多巴比单用左旋多巴可以更大幅度地改善 UPDRS 评分。③如果接受多巴胺激动剂治疗的患者自由加用左旋多巴，单纯左旋多巴治疗组 UPDRS 评分改善程度大于多巴胺激动剂治疗组（无论加或不加左旋多巴）。④没有证据表明不同的多巴胺激动剂之间治疗效果有差异。⑤司来吉兰加左旋多巴治疗帕金森病的疗效并不比左旋多巴单药好。⑥晚期帕金森病用 COMT 抑制剂加左旋多巴治疗，其效果明显优于单用左旋多巴，而且可以减少左旋多巴用量。但目前还缺乏长期（7 个月以上）结果，COMT 抑制剂的肝毒性虽然少见，但可能是一个潜在的致死性副作用。上述发现在某些方面与美国神经病学会的研究结果接近。美国神经病学会的循证医学研究发现，左旋多巴对症治疗的效果好，但易产生症状波动和异动症。相反，多巴胺激动剂对症状的缓解作用小，但产生的迟发运动症状轻。司来吉兰曾被认为具有神经保护作用，但美国神经病学会的循证参考认为证据不充分，不能作为神经保护剂使用。而且，司来吉兰的多种副作用也限制了它的使用。在动物试验中曾发现左旋多巴/卡比多巴的控释剂型较非控释剂型产生的症状波动少，但临床试验发现二者产生的症状波动没有差异，而且非控释剂型的花费少于控释剂型。

3. 个体化治疗

治疗方案需个体化，不仅要考虑病情特点，还要考虑患者的年龄、职业以及经济承受能力等影响因素。影响药物治疗决策的因素包括：

①疾病发展阶段：早期进行神经保护和神经修复，避免并发症，保持工作能力是首先要考虑的。晚期运动并发症对症治疗，治疗精神症状和自主神经症状，保持日常生活能力更加重要。

②症状谱：帕金森病表现复杂，有多种运动症状和非运动症状以及并发症；非运动症状有时比运动症状更突出。

③职业类型和特定工作能力的减退：如果患者日常生活能力有明显减退，要考虑使用

左旋多巴。轻、中度残疾使用多巴胺激动剂可能有效。如果症状需要最小量治疗，可给予金刚烷胺和抗胆碱能药。

④年龄：发病年龄小于 65 岁者，一般能较好地耐受药物，发生副作用的可能性小。对年轻患者而言抗胆碱能药可能是最理想的用药。老年患者经常出现严重的精神和认知副作用，金刚烷胺和抗胆碱能药要慎用。在老年患者，多巴胺激动剂也能引起更多的副作用。

⑤花费/效益：在可以控制症状的情况下，减少患者花费和并发症，提高生活质量。经济条件困难的患者最适合的选择是息宁和溴隐亭。

⑥并发症：如果患者肾功能下降或肝酶升高，要限制使用金刚烷胺和 COMT 抑制剂。心律失常者慎用司来吉兰。体位性低血压者慎用多巴胺激动剂。

⑦耐受性和药物相互作用：如果患者需要集中注意力或不能耐受精神状态改变或早已有认知障碍，多巴胺激动剂不是最佳选择。金刚烷胺和多巴胺激动剂可以加重踝部的水肿。此外，治疗方案的个体化，还包括根据药物的副作用和患者的治疗反应调整用药。随着疾病的进展，需要对患者进行重新评价。

（四）治疗帕金森病的一般策略

根据上述观点，很多国家都调整了帕金森病的治疗策略。但迄今为止并没有一致的治疗指南。以下是治疗方案中比较具有共性的部分，反映出当前治疗帕金森病的一般策略：

1. 早期

轻微的、功能尚完善的患者，主要采取非药物治疗，以改变生活方式（多做主动运动、理疗、职业治疗、减少饮食中的动物蛋白）为主。若疾病影响患者的日常生活和工作能力，则采用药物治疗。药物可选用金刚烷胺、司来吉兰、抗胆碱能药（针对震颤）。

2. 中期

左旋多巴，多巴胺激动剂+左旋多巴，COMT 抑制剂。

3. 长期维持

以左旋多巴为主，辅以司来吉兰、抗胆碱能药、COMT 抑制剂、金刚烷胺。长期用药的患者要注意根据副作用相应调整左旋多巴的用法并适当增减其他药物。

4. 晚期

实验性药物，外科手术（苍白球切开术、丘脑切开术、放射外科、神经刺激）等。

（五）对症治疗

迄今，除了胎儿中脑组织移植治疗 PD 的方法以外，所有的抗 PD 治疗都是对症治疗。

左旋多巴（L-Dopa）仍然是目前治疗PD最有效的药物，但通常要与多巴脱羧酶抑制剂合用以减少其外周副作用，并可同时提高药物的吸收。在PD的长期治疗中多数患者会出现一些药物的并发症，目前对何时开始用左旋多巴治疗仍有争论，有作者认为只有在PD患者的症状影响到工作或生活能力时才考虑药物治疗。虽然随着病情进展，一些患者对左旋多巴的反应性会降低并出现其他的运动并发症，但多数患者在整个病程中都能得到左旋多巴治疗的益处。研究发现，出现明显的残疾时才开始使用左旋多巴治疗的患者较在病程早期就使用左旋多巴治疗的患者会更早地出现运动并发症且寿命明显缩短。目前认为病程后期出现的运动并发症与疾病的严重程度以及左旋多巴治疗的剂量和持续时间等因素有关。此外，关于左旋多巴有毒的观点正受到挑战。迄今尚无确切的在体动物实验和临床证据证实左旋多巴可以加速神经变性过程。相反，有些研究提示左旋多巴还具有神经营养因子样作用，可以延迟PD的病情进展。不管怎样，在左旋多巴的长期治疗中多数患者尤其是早发病例（发病年龄<4岁）易出现一些与左旋多巴有关的运动并发症，这可能与左旋多巴对多巴胺受体的脉冲式刺激以及突触后的改变有关。因此，早期治疗应当以改善PD患者的生活质量为目的。抗胆碱能药、金刚烷胺和单胺氧化酶B抑制剂司来吉兰（Selegiline）对轻中度患者的疗效较好。但随着病情进展，都须加用左旋多巴和多巴胺受体激动剂。与左旋多巴相比，应用多巴胺受体激动剂较少出现运动并发症，可能因其血浆半衰期长，更接近生理状态下多巴胺从黑质多巴胺神经元的释放。因此，有作者认为PD的对症治疗尤其是早发病例应以多巴胺受体激动剂开始。当病情进展、症状加重时再加用左旋多巴。国外新开发的一些多巴胺受体激动剂如普拉克索（Pramipexole）等具有更好的疗效和更少的副作用。若患者对左旋多巴治疗的反应不佳，对新患者要考虑诊断是否正确，对长期治疗的患者则要考虑左旋多巴抵抗。后者在增加左旋多巴或多巴胺受体激动剂时症状不会减轻，反而会加重。这时要考虑小心地将药物减量。外科治疗对抗药性震颤有效。在晚期并发症的处理中，对剂末现象的处理包括：左旋多巴小量多次给药、使用左旋多巴控释片（由于其生物利用度较标准剂型低，通常要增加每日用药总量）、加用多巴胺受体激动剂、加用延长左旋多巴作用时间的药物司来吉兰和儿茶酚-O-甲基转移酶抑制剂（COMT-I）卡托朋、恩他卡朋（Entacapone）。COMT-I可以延长左旋多巴的作用时间，显著减少“关”的时间，但可能增加运动障碍或诱发幻觉，这时需要减少左旋多巴的用量。一些严重的不可预测的运动波动则极难处理。左旋多巴水溶剂按小时给药或十二指肠滴注，阿扑吗啡或麦角乙脲持续静脉泵注对运动波动非常有效。应用十二指肠左旋多巴持续静脉滴注或者加用促进胃排空的药物如吗丁啉对药物起效延迟有效。减少左旋多巴的用量可能对“剂峰型”和“高原坡型”运动障碍有效，但药量过小则可能增加“关”的时间或导致用药无效。有时合用多巴胺受体激动剂和左旋多巴可能会改善严重的运动波动和运动障碍。动物实验显示，新的谷氨酸拮抗剂对控制“剂峰型”运动障碍有效。对那些出现

“关”期痛性肌张力障碍的患者注射肉毒毒素可能有效。外科治疗对所有类型的运动障碍以及“关”期的各种症状均有一定疗效。对PD患者抑郁症状的处理与非PD患者相同。由于PD患者多为老年人，可能对三环类抗抑郁剂的抗胆碱能作用非常敏感，建议小量使用。鉴于选择性的5-羟色胺再摄取抑制剂可能加重PD症状并与司来吉兰相互拮抗，建议避免使用。

当出现视幻觉时，首先要排除系统性疾病，是否合并感染或代谢性疾病。同时，撤除毒副作用相对较大的抗PD药物如金刚烷胺和司来吉兰。多巴胺受体激动剂和左旋多巴应当减至能够控制症状的最小剂量。出现较严重的幻觉或精神病时，要使用非典型抗精神病药。目前最常用和最有效的是氯氮平，其副作用有意识模糊、镇静、低血压、癫痫发作和粒细胞缺乏症等。利培酮（Risperidone）通常会加重PD症状，建议不用。昂丹司琼（Ondansetron）是5-HT3受体拮抗剂，对治疗幻觉有效。对那些不伴精神错乱的患者应用电惊厥疗法可能有效，同时可以改善运动波动等症状。药物“休假”疗法可能对部分患者的运动波动有效，但切忌突然停药，否则可能引起致死性恶性综合征。对PD合并痴呆的治疗是一个难点，目前尚无确切有效的方法。虽然新的胆碱能药物已应用于阿尔茨海默（Alzheimer）病的治疗，但尚未应用于合并痴呆的PD患者。因为增强纹状体胆碱能活性可能加重PD症状。

（六）神经保护治疗

目前的抗PD治疗均不能减缓PD的病情进展。研究显示，司来吉兰可以推迟左旋多巴的使用，减缓残疾的发生。后来发现，司来吉兰并不能延迟与左旋多巴有关的运动障碍和运动波动的出现。1995年在英国进行的一项临床研究显示，合并应用司来吉兰和左旋多巴的患者的死亡率较单独接受左旋多巴治疗的患者显著增高。这就提出了使用司来吉兰的安全性问题。有作者指出该临床研究的实验设计有缺陷，在司来吉兰治疗组包括了较多的重患者。后来的实验研究提示司来吉兰具有神经保护作用，能够通过其脱甲基衍生物的转录效应阻断神经元凋亡，该作用并不依赖其对MAO-B的抑制作用。另外，司来吉兰还可降低脑中一种可能与PD发病有关的内源性神经毒素1-苯基-1，2，3，4-四羟异喹啉的浓度，支持司来吉兰可能具有神经保护作用。同时，新近进行的有关司来吉兰的临床研究，包括一些大的队列研究均未显示接受司来吉兰治疗的患者的死亡率会增高。

二、内科药物的选择

在治疗帕金森病（PD）前应首先区分疾病类型，PD可分为原发性、继发性、遗传变性性及异质性四类，后三类则各自称为相应的帕金森综合征。各种抗PD药物仅是改善症状的对症治疗，但从疗效来看，则以原发性最好，遗传变性性及异质性基本无效。首选低效抗 PD 药物或多巴胺受体激动剂及单胺氧化酶抑制剂，尤其是 65 岁以下的早期、轻症病例，65 岁以上及重症患者则首选高效抗 PD 药物。一般以一种药物治疗，如效果不佳或晚期、重症患者也可应用两种或两种以上药物并用。各种药物均须从小剂量开始，逐渐递增，长期服药，强调治疗个人化。在出现药物副作用及疗效下降时，据情况调整药物的投入及药物品种，以获得最佳效果。虽经努力调整药物仍未奏效，可考虑外科治疗，但仍需药物辅助。

（一）低效抗 PD 药

1. 金刚烷胺（amantadine）

主要是提高黑质多巴胺（DA）神经元活性，促进纹状体神经末梢释放 DA，实际该药为兴奋性氨基酸（EAA）受体拮抗剂归属于 NMDA 受体。Metman 则认为本药可明显缓解左旋多巴所致运动障碍，且并不加重 PD 症状。类似的还有抗胆碱药物、美金刚胺。金刚烷胺还有拟精神病药物作用及抗病毒作用，能影响学习和记忆力，改变神经元超微结构。一般 50~100mg，每日 3 次，对少动、肌僵直疗效好，有效率 60%~80%。

2. 抗胆碱能药

主要抑制纹状体内胆碱能（Ach）活性，使纹状体内 DA 和 Ach 的消长趋于相对的平衡。此类药物对震颤疗效较好，常用安坦（artane）2~20mg/d 或安克痉（akineton）2~120mg/d。因嗜睡、口干、视力模糊、排便困难及诱发青光眼而使患者不能耐受。

（二）高效抗 PD 药

1. 左旋多巴（LD）系列药

由于 LD 在脑外被多巴脱羧酶（DDC）分解成 DA，从而更易进入脑内，因能减少 LD 用量，提高疗效，减少副反应。故当今广泛使用复方多巴胺制剂，常用美多巴（madopar，内含 LD0.1~0.2g 及苄丝肼 25~50mg）或息宁（sinemet，内含 LD0.2g 及卡比多巴 50mg），第 1 周 0.5~1 片/d，每隔 1 周增加 0.5~1 片/d，最大量不超过 4~8 片/d。苄丝肼及卡比多巴均为 DDC 抑制剂。LD 在肠道的吸收可受某些氨基酸竞争的影响，故空腹服药或低蛋白饮食能提高药物的吸收。

2. LD 系列药物副作用及对策

①消化系统：常见纳差、恶心、呕吐、腹痛。可应用抗胆碱药、吗丁斯处理。

②循环系统：常见的是直立性低血压、心绞痛、心律失常及心肌损害，故老年患者在

应用前宜评估心血管功能或首选复方左旋多巴，并用 B-受体阻滞剂（如心得安等）及双氢麦角碱。心肌损害须停服 LD。

③精神障碍：以幻觉、谵妄、抑郁为主，需与 PD 的精神障碍鉴别。一般宜减少用药量或加服抗精神病药物。

3. LD 长期治疗综合征

一般发生在治疗 3~5 年后。

①运动障碍常见于 LD 显效的患者，此与脱神经性过敏及纹状体内 DA 浓度超过 DA 受体阈值有关。这种不自主的异动症，都发生在血浆 DA 水平最高峰值时（峰值异动）或整个药物有效期间持续存在（方波运动障碍），减量或停药后可改善或使症状消失，也可加服舒必利或泰必利。

②剂末恶化与服药周期有关，是可以预知的，当 DA 浓度降低时出现无动状态，应调整为小量多次，每天总剂量不变或稍增量即可。运动障碍及无动状态同时存在，也可称为日内波动现象。

③开关现象症状加重与缓解的波动与服药时间无关，是不能预知的，此与 DA 受体功能不稳定有关。宜减量或停药 1~2 周，也可改用 DA 激动剂或低效抗 PD 药。条件许可，剂末恶化及开关现象的患者可启用息宁控释片，每日小于 018g 或美多巴流体动力学平衡系统。

④冻结发作特别是晨僵及早晨足部肌张力障碍，可于夜间用多巴控释片，如有夜醒，加用 1 次 LD 或夜间应用多巴胺激动剂。有时为了提高疗效降低副反应，可采用假日疗法，隔日服药疗效最佳。或短期休假疗法，停用 LD7~10d，然后重新从小剂量开始治疗，此举可减少 LD 药量 50%，减少副反应 30%。

（三）多巴胺受体激动剂（DARA）

用于改善运动波动症状，减少 LD 用量及改善抑郁情绪。此外，还具有抗氧化及脑神经保护作用。

1. 阿扑吗啡类

难忍的呕吐可用 DA 拮抗剂哌双咪酮。

2. 麦角胺碱类

（1）溴隐亭：能选择性地作用于 D2 受体的突触后膜，提高中枢 DA 的活性，先从 1.0~2.5mg/d 开始，渐增至 10~20mg/d，长期应用疗效也会下降，副作用同 LD。此药应用 10 年以上还可发生胸膜、肺或腹膜后纤维变性。

（2）疏丙麦角林：能同时作用于 D1、D2 受体，活性大于溴隐亭 10 倍以上，作用时间较之长 4 倍。我国临床研究表明：150~300μg/d，即可取得良好效果

3. 含氮杂环类

吡贝地尔（泰舒达）：属于缓释型 DA 受体激动剂，对纹状体 D2 受体和伏膈核 D3 受体有很强的亲和力。研究表明本药能降低 DA 在脑内的降解，其效应 42%在边缘系统，31%在额叶皮层，32%在纹状体，故能提高注意力和警觉性，明显改善震颤和 PD 的运动障碍，如加用周围性 DA 拮抗剂吗丁啉后，可增加吡贝地尔疗效。日服 0.10~0.15g 可改善主要症状 30%~50%。

4. 其他非麦角类

如 ropinirole 及 pramipexole 也可应用。

（四）单胺氧化酶（MAO-B）抑制剂

DA 由 MAO 及 COMT 催化代谢，最终代谢产物为高香草酸（HVA），应用 MAO 抑制剂可使多巴胺用量减少。目前常用丙炔苯丙胺，代谢产物为安非他命，提示临床使用要谨慎。但动物实验证明能保护神经细胞及减少自由基生成，欧美临床观察丙炔苯丙胺+维生素 E 抗氧化治疗方案（DATATOP）较对照组的运动波动发生率低及 LD 用量少，也可延缓病程及推迟使用 LD。

（五）儿茶酚-氧位-甲基转移酶（COMT）抑制剂

前已述及 COMT 是 DA 在体内重要代谢酶之一，当周围 DA 脱羧酶被抑制时，COMT 能使 DA 降解为 3-氧甲基多巴（3-OMD），故能引起或加重运动波动症状，应用 COMT 抑制剂则能提高疗效，防止运动波动的发生。托卡朋和安托卡朋已开始用于临床，前者可使 3-OMD 生成减少 90%，LD 生物利用度（ADC）增加 2 倍，半衰期延长 2 倍。后者可使 3-OMD 生成度减少 60%，LD 利用度（ADC）提高 30%。二者均为 0.1~0.2g/次，1 日 3 次。较常见的副作用是腹泻及肝酶升高。

三、辅助药物的选择

抗组胺药有微弱的抗 Ach 性能。胞二磷胆碱有活化酪氨酸羧酶作用，促进 DA 生成。去铁胺能减轻 DA 神经元变性。作为 EAA 抑制剂的拉莫三嗪可抑制谷氨酸的释放，预防 PD 患者因谷氨酸高度兴奋而导致黑质神经元死亡。其他抗氧化剂 VC、VE、SOD、β-胡萝卜素及改善生物能量代谢药物，如维生素 B 族、辅酶 Q10 等均可选用。为取得最佳药物

治疗效果，减少 PD 的并发症及药物副作用，建议采用 DARA 或 COMT+L-DOPA/DDCI 三联疗法替代目前的 L-DOPA/DDCI 二联疗法。DATATOP 则尚须继续探讨。如条件许可宜根据 LD 效应室药物浓度-效应关系来指导 PD 的治疗。

除美多巴和息宁以外，其他治疗帕金森的药物包括抗胆碱药、金刚烷胺、多巴胺受体激动剂、单胺氧化酶-B 抑制剂、COMT 抑制剂等。

（一）抗胆碱药

抗胆碱药物能抑制乙酰胆碱的作用，纠正乙酰胆碱和多巴胺的不平衡。适用于早期轻症的患者，对震颤和肌僵直有一定疗效。常用药物为安坦，口服 2~4mg，每日 3 次。副作用有口干、眼花、无汗、面红、恶心、失眠、便秘、小便潴留、幻觉和妄想。停药和减少剂量后即可消失。有青光眼或前列腺肥大者禁用。在老年人可致智能障碍。

（二）金刚烷胺

金刚烷胺能促进多巴胺的释放，并有轻度的激动多巴胺受体的作用。也有认为金刚烷胺有间接抗乙酰胆碱的功能，常用剂量为 100mg，日服 3 次。对轻症效果较好，本药副作用小。

（三）多巴胺受体激动剂

由于麦角类受体激动剂（溴隐亭、协良行）有造成肺与心脏瓣膜纤维化的风险，现已少用。推荐使用非麦角类受体激动剂包括：

1. 泰舒达

多巴胺 D2 受体的激动剂，能刺激中脑皮质和边缘叶通路 D3 受体，改善患者智能和情感障碍，降低谷胺酰胺和自由基水平。

2. 森福罗（普拉克索）

森福罗是新一代非麦角类多巴胺受体激动剂，可避免因长期使用左旋多巴造成的神经损害，减少左旋多巴的剂量，它还可选择性地作用于 D2/D3 受体，从而能控制震颤等运动相关症状，同时缓解精神心理症状，是治疗帕金森病的新药。

（四）单胺氧化酶-B 抑制剂

多巴胺在脑内通过 MAO-B 氧化降解，并在其代谢过程中产生大量氧自由基损伤神经元。另外，MPTP 是通过 MAO-B 氧化为有毒的 MPP+，因此，抑制 MAO-B 的活性既能延长多巴胺在脑内的停留时间，增强疗效，减少左旋多巴的用量及其副作用，又能间接起到保护神经元的作用。常用的药物有咪多吡（司来吉兰）、思吉宁。

（五）COMT 抑制剂（恩他卡朋）

该药可稳定左旋多巴在血中的浓度，从而减少其用药量及其副作用。能延长左旋多巴半衰期、防止或推迟运动波动和“异动”现象出现，常用剂量为 200mg，日服 3 次。

参考文献

[1] 高媛媛．神经内科常见疾病检查与治疗［M］．哈尔滨：黑龙江科学技术出版社，2021.

[2] 魏佳军，曾非．神经内科疑难危重病临床诊疗策略［M］．武汉：华中科学技术大学出版社，2021.

[3] 滕军放，刘章锁，王伟．神经内科疾病100问［M］．郑州：郑州大学出版社，2021.

[4] 王为光．现代内科疾病临床诊疗［M］．北京：中国纺织出版社，2021.

[5] 赵晓宁．内科疾病诊断与治疗精要［M］．郑州：河南大学出版社有限责任公司，2021.

[6] 金琦．内科临床诊断与治疗要点［M］．北京：中国纺织出版社，2021.

[7] 黄佳滨．实用内科疾病诊治实践［M］．北京：中国纺织出版社，2021.

[8] 赵淑堂．临床内科常见病理论与诊断精要［M］．哈尔滨：黑龙江科学技术出版社，2021.

[9] 李艳丽，张亚娟，郭森．神经内科疾病诊断与治疗［M］．北京：中国纺织出版社，2020.

[10] 刘增玲．神经内科常见疾病诊断指南［M］．长春：吉林科学技术出版社，2020.

[11] 黎红，李昆泉，庞敬涛．神经内科疾病临床诊疗学［M］．天津：天津科学技术出版社，2020.

[12] 毛洪兵．神经内科常见病诊疗与康复［M］．长春：吉林科学技术出版社，2020.

[13] 黄勇华，刘宇，马辉．神经内科副主任/主任医师职称考试强化训练4000题［M］．沈阳：辽宁科学技术出版社，2020.

[14] 陶子荣，戴玉．神经内科护理查房［M］．北京：化学工业出版社，2020.

[15] 陈艳芳．神经内科诊断与治疗精要［M］．哈尔滨：黑龙江科学技术出版社，2020.

[16] 张世生．临床神经内科诊断学［M］．沈阳：沈阳出版社，2020.

[17] 牛奔．新编神经内科诊疗精要［M］．天津：天津科学技术出版社，2020.

[18] 于春华．神经内科常见病诊疗［M］．上海：上海交通大学出版社，2020.

[19] 费才莲，尹又，杨亚娟．神经内科疾病小课堂［M］．北京：化学工业出版社，2020.

［20］曾湘良．神经内科疾病诊疗指南［M］．天津：天津科学技术出版社，2020.
［21］宋丽娟．神经内科疾病诊治方案［M］．沈阳：沈阳出版社，2020.
［22］刘丽霞．新编神经内科治疗方案［M］．沈阳：沈阳出版社，2020.
［23］张雪芳．神经内科临床诊疗方法［M］．北京：科学技术文献出版社，2020.
［24］陈亮．神经内科疾病的检查技术与治疗［M］．天津：天津科学技术出版社，2020.
［25］吴海科．神经内科诊断与治疗［M］．西安：西安交通大学出版社，2019.
［26］关雪莲．神经内科疾病诊断与治疗［M］．长春：吉林科学技术出版社，2019.
［27］韦颖辉．神经内科疾病诊断与治疗［M］．天津：天津科学技术出版社，2019.
［28］李杰．神经内科疾病诊断与防治［M］．青岛：中国海洋大学出版社，2019.
［29］徐敏．神经内科临床诊疗实践［M］．天津：天津科学技术出版社，2019.
［30］苗丽霞．神经内科疾病诊治思维［M］．长春：吉林科学技术出版社，2019.
［31］廖祖宁．神经内科临床诊断与治疗［M］．北京：科学技术文献出版社，2019.
［32］孙洁．神经内科疾病诊疗与康复［M］．长春：吉林科学技术出版社，2019.
［33］崔艳艳．临床神经内科疾病诊疗精粹［M］．长春：吉林科学技术出版社，2019.
［34］关欣颖．新编神经内科疾病救治精要［M］．郑州：河南大学出版社，2019.
［35］范楷．神经内科常见疾病临床诊疗实践［M］．长春：吉林科学技术出版社，2019.
［36］宋立华．神经内科疾病临床诊疗学［M］．长春：吉林科学技术出版社，2019.
［37］李德清．临床神经内科疾病诊疗实践［M］．长春：吉林科学技术出版社，2019.
［38］张晋霞．神经内科常见病诊治精要［M］．长春：吉林科学技术出版社，2019.
［39］王海霞．神经内科疾病诊疗新进展［M］．天津：天津科学技术出版社，2019.
［40］杨晓华．神经内科疾病中西医治疗［M］．武汉：湖北科学技术出版社，2019.
［41］张红梅．神经内科常见病诊治新进展［M］．北京：科学技术文献出版社，2019.